面诊是中医常用的诊病手段之一，即通过观察面部各个部位的色泽、形态变化，以获得人体内脏生理和病理信息，诊断疾病。面诊方法独特、疗效灵验、经济安全、易学易用，在“就医难，看病贵”的今天，学会面诊可以让你省去经常跑医院的麻烦，更节省许多不必要的医疗费用。

观脸知健康

张汝峰 编著

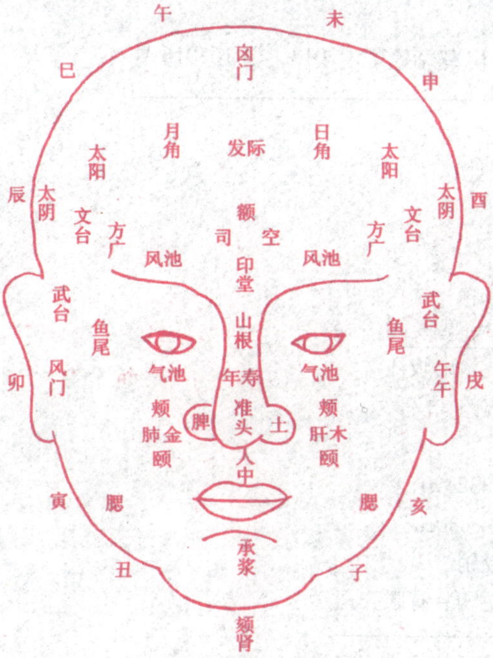

天津出版传媒集团
天津科学技术出版社

图书在版编目（CIP）数据

观脸知健康 / 张汝峰编著 . -- 天津 : 天津科学技术出版社 . 2013.9（2020.10 重印）

ISBN 978-7-5308-8103-3

Ⅰ. ①观… Ⅱ. ①张… Ⅲ. ①望诊（中医）- 基本知识 Ⅳ. ① R241.2

中国版本图书馆 CIP 数据核字（2013）第 165016 号

观脸知健康

GUANLIAN ZHI JIANKANG

策 划 人：杨 譞

责任编辑：袁向远

责任印制：兰 毅

出　　版：天津出版传媒集团 / 天津科学技术出版社

地　　址：天津市西康路 35 号

邮　　编：300051

电　　话：（022）23332490

网　　址：www.tjkjcbs.com.cn

发　　行：新华书店经销

印　　刷：三河市万龙印装有限公司

开本 720 × 1020　1/16　印张 14　字数 289 000

2020 年 10 月第 1 版第 2 次印刷

定价：45.00 元

前言

当周围有人面色发生变化时，我们会很自然地想到：“这人面色不好！很可能是病了。”当你的面部出现皱纹时，你知道不同部位出现皱纹、褶子是代表身体哪里出现建康危机，身体哪里开始老化了吗？当你的面部出现痤疮、黑痣时，你是否只注意到它影响了你面部的美观？有没有想到，这可能是身体健康状况在下滑而向我们发出的警讯，五脏六腑在向我们求救。

面部是人体健康的晴雨表。人的面部为脏腑气血的外荣，又为经脉所聚，所以脏腑气血的盛衰，邪气对气血的扰乱，都会在面部有所反映。从面部的诊察，不仅能知道面部本身病变，而且可以了解正气的盛衰及邪气的深浅，推测病情的进退顺逆，确定其预后。

面诊就是透过面部反射区观察脏腑疾病与健康状况的诊法，即医生运用望、闻、问、切的诊断方法对面部整体及五官进行观察，从而判断人体全身与局部的病变情况。通过对面部形态、颜色、肌肤、瑕点分布等方面的观察，从而得知脏腑、经络、气血功能的状态，简而言之就是“看五官，观气色，辨脏腑之病”。通过诊断或预测疾病的发生和发展，给我们提供治疗和预防的根据。

中医面诊积累了我国历代医家几千年来诊断疾病的宝贵经验，在我国有着悠久的历史。面诊是中医常用的诊病手段之一，即通过观察面部各个部位的色泽、形态变化，以获得人体内脏生理和病理信息，诊断疾病。面诊方法独特、疗效灵验、经济安全、易学易用，在“就医难，看病贵”的今天，学会面诊非常有价值，帮助人们省去经常跑医院的麻烦，更节省许多不必要的医疗费用。每天观察一下脸部变化，你可以大致掌握身体的状况。你不用再因为身体上的一点儿不适而整日提心吊胆、忧心忡忡，来回地跑医院，你不会再因为粗心大意而导致自已小病变大病、大病变重病，第一时间发现疾病，在最佳时间开始治疗，随时掌握疾病进程。

本书从面诊的理论常识入手，深入浅出地分析面诊知识，手把手教会读者面诊诊病的方法，包括头诊、眼诊、耳诊、鼻诊、舌诊、齿诊、望人中、望唇舌等，帮助读者在家就能通过面诊诊病，方便读者在短时间内掌握自我诊病的常识，易于学习与掌握，具有很强的指导性和实用性。本书将详尽的图解与文字有机地结合，在方便阅读的同时，你可以更直观地参照图解来对照自身面部的变化特征，诊断自身病痛，并通过观察图解呈现出来的对应病症来有效去除病灶、预防疾病的发生，是一本综合性的读物。本书适合各年龄段和关注自身健康的人使用，是一部居家必备的自查、自诊的中医保健书。

目录

第七章　口唇：内脏健康与否的信号灯

第八章　牙齿：骨骼发育及老化的标志

第九章　舌：从形态、大小、颜色、舌苔了解体质

第一章

观脸
可以知健康

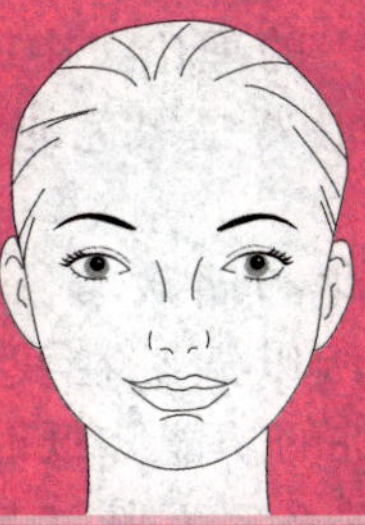

人的内脏与脸部的五官存在着一一对应的关系，如果内脏发生病变，脸的相应部位也会随之出现异常。也就是说，通过观察人脸部的异常变化，我们就可以得知内脏的健康状况。所以说，观脸可以知健康。

脸是健康状况的晴雨表

人的脸部变化可以反映身体状态。在每天洗脸的时候，你是否在镜子中仔细地观察过自己的脸部变化呢？你可能注意到自己有时脸色发黄，有时眼皮肿肿的，有时眼圈发黑，有时脸上冒出了痘痘。其实这些都在提示你身体存在着某些健康问题。比如脸上出现痘痘，是由于身体摄取了过多的营养，或者是身体的某个部位发炎而产生了多余的热量。

通过脸部我们可以了解身体其他器官的健康状况，这是因为，脸部与身体，尤其是五脏六腑之间是具有对应关系的。在这里，我们借鉴了中医有关面色与五脏——心、肝、脾、肺、肾——的理论。中医认为：心是红色的；肝是青色的；脾胃是黄色的；肺是白色的；肾是黑色的。我们可以根据面部颜色来判断五脏器官的健康状况。

五脏的主要生理功能是生化和储藏精、气、血、津液和神，而精、气、神又是人体生命活动的根本，所以五脏在我们的生命活动中起着重要的作用，是我们健康的根本。当五脏的功能降低时，也会影响到六腑的功能。也就是说，六腑与五脏具有对应关系，五脏又与脸部的五官相对应，其对应关系如下：

小肠 → 心脏 → 舌头

胆 → 肝脏 → 眼睛

胃 → 脾脏 → 口

大肠 → 肺脏 → 鼻子

膀胱 → 肾脏 → 耳朵

（注：六腑中的三焦，是依其功能来定义的，并无实体，而且对于三焦，自古以来就有很多说法和解释，故此处将三焦略去。）

肝开窍于目，心开窍于舌，脾开窍于口，肺开窍于鼻，肾开窍于耳。肝有病者，必会有眼黄、眼涩、畏光、流泪等病象；脾有病者，必有口中乏味、食而不化、唇干裂等病象；肺有病者，必会出现鼻塞、流涕、打喷嚏、流鼻血、不辨香臭等病象；心有病者、必会出现舌尖红，或舌头转动不灵，吐字不清等病象；肾有病者，必会出现耳中蝉鸣、或痒，或背，或聋等病象。

由此我们可以看出，五官与五脏是具有对应关系的，西医的解剖学也得出了同样的结论，证实了这一观点。

在闲暇时，我们不妨观察一下自己的脸，随时掌握自己的健康状况。当然，有些人可能会碰到这样的困扰：我对着镜子看了半天，怎么觉得我哪儿都有问题呢？其实这是很正常的。因为人的身体是一个有机的整体，而五脏虽然功能不同，但都不是孤立存在的，它们通过经络联系在一起，相互协调配合，共同维持人体的正常活动，同时在病理上也是相互影响的。不可能有这样的一个人：他只有一个脏器是病态的，而其他的却完全正常。这种情况是不存在的。

五脏之间也存在着相生相克的关系，它们之间是有连带作用的。若相生则表现为相互滋生助长；若相克则表现为相互克制。

肝藏血以济心，心之热以温脾，脾化生营养以充肺，肺清肃下行助肾水，肾之精以养肝。肝的畅达可疏泄脾的壅塞，脾的运化可抑制肾的泛滥，肾的滋润可防止心的亢奋，心阳热可约制肺清降太过，肺清降可抑制肝阳上亢。所以，肝病可传脾，脾病可传肾，肾病可传心，心病可传肺，肺病可传肝。

五脏之间的相生相克关系如下图所示。

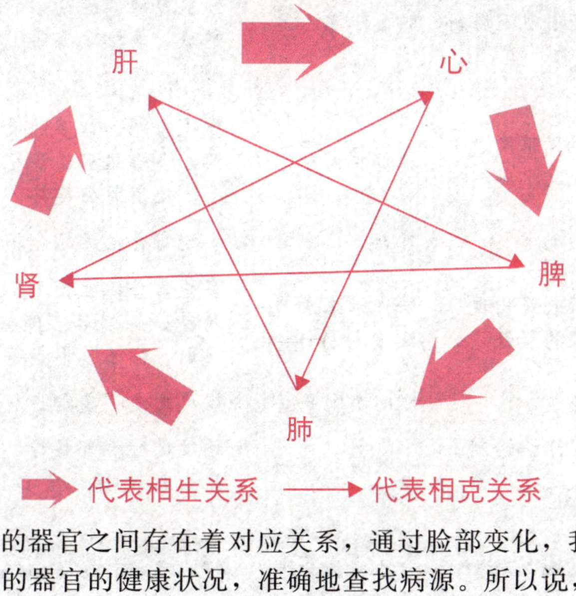

脸部与身体的器官之间存在着对应关系，通过脸部变化，我们可以准确地把握与其相对应的器官的健康状况，准确地查找病源。所以说，脸是健康状况的晴雨表。

脸部出现异常的原因及调理办法

部 位	异常表现	引起原因	调理办法
前额	出现痘斑	肝脏内毒素过多	少食用含糖量过高的食物，避免饮酒过量
前额	皱纹增加	肝脏负担过重	必须戒酒，少吃动物脂肪，适当节食
嘴角	出现细微的皱纹	缺铁	补充铁质，多食用含铁的食物，如菠菜、动物肝脏、瘦肉、木耳和蘑菇等
嘴唇	上嘴唇肿胀	胃痉挛	多吃有暖胃功能的食物，如土豆、鸡肉、牛肉、羊肉、胡萝卜、大枣、扁豆等
嘴唇	下嘴唇肿胀	便秘	多喝水，少喝茶、咖啡和碳酸类饮料，少喝酒，多运动
嘴唇	干燥、脱皮、皲裂	缺乏维生素B	补充B族维生素，多吃富含B族维生素的食物，如牛奶、豆类、动物肝脏、绿叶蔬菜等
下颌	长痘	女性月经来潮引起	通过身体按摩或是淋巴引流来避免
太阳穴	附近出现小粉刺	胆囊阻塞	进行体内大扫除。如每天保持足够的饮水量，多运动多排汗，保持充足的睡眠，多摄取海带、水果、奶制品等碱性食物
眼睛下方	出现黑眼圈、眼袋及水肿	肾负担太重	少吃含糖和盐多的食物，少喝咖啡和茶，多喝热水，多吃小红萝卜、白萝卜，饮用蒲公英茶
下眼睑	呈白色	贫血	多吃富含铁质的食物
眼睛四周	干涩或是出现干燥的裂纹	缺少维生素B_2及维生素B_6	多吃富含维生素B_2及维生素B_6的食物，如奶制品、鳝鱼、紫菜、芹菜、鸡肉、橘子、香蕉等
眉间	有竖纹	脂肪摄取量过多	少吃肉类、高脂肪及烧烤食物
鼻子两侧	出现黑头粉刺、干燥脱皮现象	血液循环不畅	适度进行脸部按摩，大量补充锌、维生素B_2和维生素B_6
鼻尖	出现红色血管	食用过多的巧克力、甜食等零食	将此类零食换成果仁、水果或酸奶
鼻子	通红	心脏负担过重	立即休息，少摄入脂肪，戒烟
脸颊两侧	出现粉刺	暴饮暴食	节制饮食，多食用有利于身体排毒的食物，如苹果、韭菜等

部　位	异常表现	引起原因	调理办法
脸颊	发灰	肺部功能不佳	多去户外散步、慢跑并补充绿色蔬菜，增加蛋白质、矿物质和粗纤维的摄入
脸颊	容易水肿，并出现清晰的微血管纹路	皮肤缺氧	多参加户外运动，保持良好的睡眠，多吃新鲜的水果和蔬菜，少抽烟

观脸可知体质

体质，即身体素质，是在遗传的基础上受后天环境的影响，所形成的功能、结构和代谢上的固有特性，是机体的体格形态和生理功能的总和。它是由脏腑之盛衰、气血之盈亏所决定的。

这里我们借鉴中医学阴阳学说从生理功能特点方面对体质加以分类。“阴阳匀平，命之曰人”“阴平阳秘，精神乃治”。因此，理想的体质应是阴阳平和的，但是阴阳的平衡是阴阳消长的动态平衡，所以总是存在偏阴或偏阳的状态，但只要不超过机体的调节和适应能力，均属于正常生理状态。人体正常体质大致可分为阴阳平和质、偏阳质和偏阴质 3 种类型。通过一些脸部特征，我们可以对一个人的体质类型做出大致的判断。

面色与肤色虽有五色之偏，但都明润含蓄，目光有神；身体强壮，胖瘦适度，或虽胖而不臃滞，虽瘦而有精神；性格随和、开朗，食量适中，二便调畅，对自身调节和对外适应的能力都很强，这样的人属于阴阳平和质。阴阳平和质是功能较协调的体质，具有这种体质的人，不易感受外邪，少生疾病，即使患病，往往也能自愈或易于治愈。并且，这种体质的人往往精力充沛，工作潜力大，夜眠安稳，休息效率高。如果后天调养得宜，没有暴力外伤或慢性病患，则其体质不易改变，容易长寿。

小贴士

体质分类上所使用的阴虚、阳虚、阳亢以及痰饮、脾虚、肝旺等名词术语，与中医辨证论治中所使用的征候名称是不同的概念，它反映的是一种在非疾病状态下就已存在的个体特异性。

面色略微偏红或微微苍黑，或是油性皮肤；形体偏瘦，但比较结实；性格外向，喜欢运动，易急躁，自制力较差；食量较大，消化吸收功能健旺，这样的人属于偏阳质。偏阳质是具有偏于亢奋、偏热、多动等特性的体质。这类体质的人平时畏热、喜冷，或体温略微偏高，动则易出汗，喜饮水；精力旺盛，动作敏捷，反应快，性欲旺盛。

偏阳质的人对风、暑、热邪的易感性较强，受邪发病后多表现为热证、实证，并化燥、伤阴，皮肤易生疖疮。内伤为病多见火旺、阳亢或兼阴虚之证，容易发生眩晕、头痛、心悸、失眠以及出血等病症。此类体质的人阳气偏亢，多动少静，有耗阴之热。若操劳过度，思虑不节，纵欲失精，则必将加速阴伤，而发展演化为临床常见的阳亢、阴虚、痰火等病理性体质。

面色偏白而无华；形体偏胖，但较弱，容易疲劳；性格内向，喜静少动，或胆小易惊；食量较小，消化吸收功能一般，这样的人属于偏阴质。偏阴质是具有偏阳不足、偏寒、多静等特性的体质。具有这种体质的人，平时畏寒、喜热，或体温偏低，精力偏弱，动作迟缓，反应较慢。

偏阴质者对寒、湿之邪的易感性较强，受邪后多从寒化，表证不发热或发热不高，并易传里或直中内脏，冬天易生冻疮。内伤杂病多见阴盛、阳虚之证。容易发生湿滞、水肿、痰饮、瘀血等病症，具有这种体质的人，阳气偏弱，易致阳气不足，脏腑功能偏弱，水湿内生，从而形成临床常见的阳虚、痰湿、痰饮等病理性体质。

应当指出，以上的分类是一般性的，因为每个人的体质都是特殊的，只能说大致符合某一类型，所以切忌生搬硬套。

观脸能找出最适合自己的养生方法

每个人都是由五脏六腑、皮肤、血液等构成的有机整体，身体功能每天都在遵循着同样的规律运转着。但是每个人的体质仍然存在着很大的差异。

虽然我们每个人的生理构成是相同的，但是人体内的血液、水分和能量，在质与量的平衡上却是不同的，因此我们不能对每个人都说“多运动”“多喝水”“多吃水果”。每个人的身体状况都是不同的，不能千篇一律用同一种方法来取得生理平衡，应该因人而异，找出最适合自己的养生方法。

上面提到过，人的体质有阴阳之分。体质偏阴、偏寒的人，脸色苍白、肤色淡、容易出汗，这类人都怕冷，且容易贫血，因此要忌生冷，要选择偏温热的食物；而体质偏阳、偏热的人多脸色赤红，这类人代谢旺盛，易烦躁，常便秘，因此不宜过多摄入温热性质的食物，应该多吃一些寒凉滋润的食物。

如果一个人五心（胸心、两手心、两足心）烦热，面红上火，咽干口燥，消瘦盗汗（夜里睡醒出汗），舌红少苔，这就是阴虚的表现。阴虚的人缺少阴气，属于体质偏热。阴虚的人需要养阴，至于养阴的方法则有很多种，比如说多喝水。水是阴阳气化的基础，是延续生命的根本，所以阴虚的人一定要多喝水。除此之外，还可以多到海边、山林、河流、高山等阴气较多的地方活动，多吃一些诸如藕、竹笋、菱角、冬小麦、地瓜等养阴的食物。

如果一个人面色淡白无华或形体白胖，畏寒喜暖，口淡唇白、经常出汗，舌淡胖、边缘有齿印，这就是阳虚的表现。阳虚的人缺少阳气，体质偏寒。阳虚的养生之道就在于养阳，而在五脏之中，肾是阳气之根本，脾是阳气生化之源，所以肾和脾要着重调养。另外，阳虚的人不要吃性寒生冷的食物，要多选择温热的食物，如狗肉、羊肉、荔枝、胡椒、肉桂、茴香等。

由此可见，通过观脸，我们就可以判断出自己属于哪种体质，只有了解自己的基本体质，“量体裁衣”，才能找出最适合自己的养生方法。

知识链接

季节和气候也会影响人的体质。我国有春温、夏热、秋凉、冬寒的气候特点。因此，在春夏之季，要注意养阳；在秋冬之季，要注意养阴。而一天的 24 小时中，上午 12 时的阳气最盛，深夜的阴气最盛，要选择在体内阳气旺盛时进食，因为阴气旺盛时进食会阻碍身体血气运行。所以，还要根据四季和昼夜的变化来调养自己的身体。

观脸诊病的方法：望、闻、问、切

通过观察脸部的变化，可以辨别疾病，但是如果仅仅凭借表面的观察，有时候难免会产生误差。因此，我们要在观察的基础上，借鉴中医中望、闻、问、切的诊断方法，更准确、更有效地判断病情。

我国古代名医扁鹊早在公元前 5 世纪，就以“切脉、望色、听声、写（犹审）形”等方法为人诊病。虽然人体疾病的病理变化大都蕴藏于内，但通过望其外部的神色，听其声音，嗅其气味，切其脉候，问其所苦，就能判断出疾病的本质。其原理就在于“从外知内”，也就是“司外揣内”。

疾病的具体情况是十分复杂的，不能仅仅依靠单一的诊断方法，而要将四诊融合在一起，做到四诊合参，这样才能准确地找出病因，了解病情。《医门法律》中就曾有过“望闻问切，医之不可缺一”的说法。

中医的 4 种诊法各有千秋，难分伯仲，现将其简要介绍如下，以供参考。

望诊法 通过观察患者的身体或局部表现、分泌物和排泄物等，判断健康状况的一种诊断方法。历代的医学实践证明：人的表面，尤其是面部和舌部，与五脏六腑的关系最为密切，因此，只要仔细观察人的外表，就可以推断出内部的变化。

闻诊法 通过听声音（听觉）和闻气味（嗅觉）来辨别患者的声息和气味变化，由此诊断出寒、热、虚、实之症。

问诊法 通过询问个人的基本情况来进行诊断的方法。

切诊法 通过触及患者的身体，进而了解病情并做出诊断的方法。切诊又可以分为切脉和按触两种方法。

那么，这 4 种方法该如何自我运用呢？

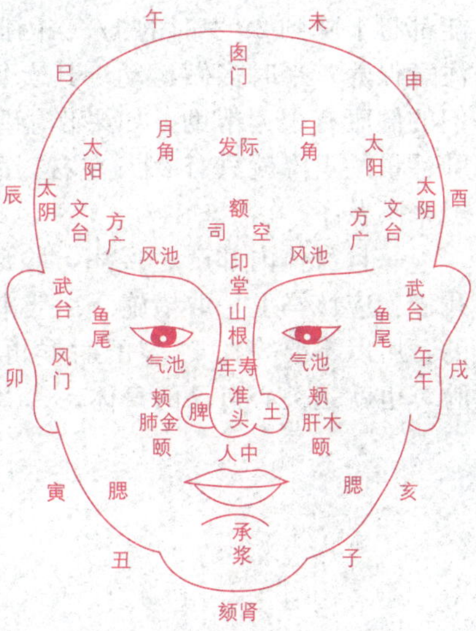

古代望诊面部图

在观脸时，要选择一个良好的环境，如在白天光线比较充足的时候，在自己情绪稳定、精神放松的情况下进行。首先观察自己的面部特征，包括面色、精神状态等，还要注意看看舌头，因为舌与脏腑关系密切，脏腑的病变可以直接从舌的变化上看出来；其次要听闻自己说话的声音、呼吸以及口腔呼气气息和排泄物的气味，判断寒、热、虚、实之症；接下来要回顾自己的日常生活情况：寒热情况、出汗情况、疼痛情况、饮食口味、睡眠情况、二便情况，女性还要回顾自己的月经和白带的情况，也可以回顾自己的患病经历或者家族病史等；最后，如果有这方面的知识，还可以自行切脉按触诊断。通过按触身体以及脉象的变化，结合以上病理信息，综合分析自己的疾病根源，做出诊断。

以上 4 种方法是在观脸的过程中经常用到的，在实际的应用过程中，要注意灵活运用，多角度、全方位地了解病情，将所有的症状综合起来进行分析，最后得出结论。

从 20 岁开始对自己的健康负责

脸部关系着体内的五脏六腑，关系着人的健康，脸部的任何异常变化都是在提示我们：健康出现了问题。所以对自己的脸负责，也就是对自己的健康负责。

大多数人都认为人是从中年开始衰老的。其实据有关结果显示：人在 20 岁以后，尤其是在 25 岁以后，身体的功能就开始走下坡路了。

人在 15～19 岁的时候生理功能最好。从 20 岁开始，每过 10 年，身体的新陈代谢率就减慢 2%。也就是说，在这段时间里，如果你摄取了大量的热量，就会使脂肪储存在体内，而等到你发现自己该减肥的时候，就已经不那么容易了。而且从 20 岁开始，肌肉的强度和肺功能也开始下降。到了 70 岁，身体的所有功能都将下降到 20 岁时的 1/3。因此我们一定要有危机意识，从 20 岁开始，就要注意保养，平时多做运动。其实每天只要花几分钟的时间运动一下，就会对我们的健康有很大帮助。如果你能坚持每天做几次深呼吸，那么到 70 岁的时候，肺活量的下降就只有 20%左右。而如果到 70 岁的时候才开始做深呼吸，那就已经来不及了。

一旦身体内部产生疾病，脸部是最先向我们亮起警灯的，发现脸部的变化我们就应该马上采取措施。一般来说，这种变化都是从 20 多岁的时候开始出现的，所以不要等到 40 岁的时候再去想办法补救，从 20 岁开始，就关心自己的脸，也就是关心自己的身体。

第二章

脸色：透露内脏的弱点

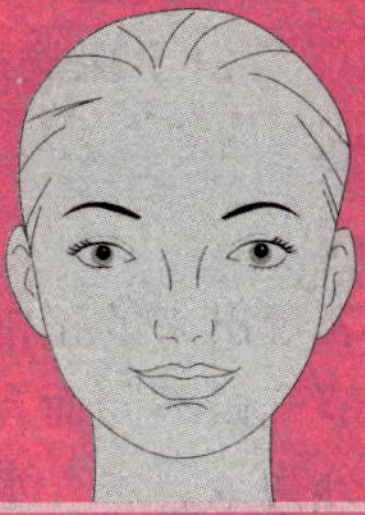

脸色，是指一个人面部皮肤的颜色和光泽，它是衡量健康的重要指标。脸色不好，不仅影响个人美观，也预示着健康状况出了问题。

在《温证指归》中有过这样的记载："脏腑精华毕陈于面，人能望面部之色以知脏腑之病，而不能望脏腑之色以决生死之机。彼洞见脏腑一望而决生死者，大都观其外而知其内，使今之人理色脉而通神明，以为治病把握胸有成竹，奏效可以十全。"

可见一个人的面色与其内部脏腑之间有着密切的关系。

面部颜色：常色与病色

人的面色各不相同，就人种来说，就有黄、白、黑3色人种，我国人群多属于黄色人种。即便同是黄种人，人与人之间也还会有许多面色上的差异。

面色的差异可能是由于体质强弱、气候和季节变化、生活环境或生活习惯所造成的正常的面色差异，也可能是由于疾病所导致的病色差异。那么什么是常色与病色，又该怎样区分它们呢？

◆常色

常色是指人在健康状态下所表现出来的正常的面部颜色和光泽。

人的常色可因体质禀赋、季节气候不同而有所差异，有主色和客色之分。

古人按五行理论将人的体质分为金、木、水、火、土5种类型，并认为金型人肤色稍白，木型人肤色稍青，水型人肤色稍黑，火型人肤色稍红，土型人肤色稍黄，此即为主色。

按五行理论，春季面色稍青，夏季面色稍赤，长夏面色稍黄，秋季面色稍白，冬季面色稍黑。天热时人体脉络扩张，气血充盈，面色则稍赤，天寒时人体脉络收缩，血行减少而迟滞，面色则稍白或稍青。随季节、气温不同而有变化的肤色称为客色。

由此可见，主色是与生俱来的或者是后天的生活环境所造成的，是长期稳定不变的面色；而客色则是随着自然环境或者是生活条件而变化的。

例如常坐办公室的人面色会白一些；而在田间劳作的农民面色则暗一些；在高原上生活的人面色则红一些。另外，"七情"也会影响面色的变化：愤怒时面色发红；惊恐时面色发白；忧思时面色发黄。再者，我们的生活习惯也会影响面色：常喝酒的人面色赤红；剧烈运动的人面色偏红等。所有这些情况都会造成人面色的差异。当然，这都属于正常的面色，并不是由疾病造成的。

正常的面色虽然各不相同，但都应该是光鲜润泽的。

◆病色

病色是指人在疾病中所表现出来的不正常的面部颜色和光泽。

面部皮肤枯槁晦暗、面部颜色鲜明暴露，或是突然出现某种明显的颜色等面色异常现象，这都是病色的表现。

病色又有善色和恶色之分。如果患者患病不久，体内的精气还比较充足，脏腑的功能也没有严重失调，表现出来的面色也会比较光润，这样的面色称为善色。此时，患者的病还比较轻，属于阳证病变，如能及时治疗，则会很快恢复；如果患者患病已久，体内的精气严重不足，且脏腑的功能也已严重失调，表现出来的面色就会枯槁晦暗，这样的面色称为恶色。此时，患者的病已深入脏腑，转化成较严重的阴证病变，很难治愈。

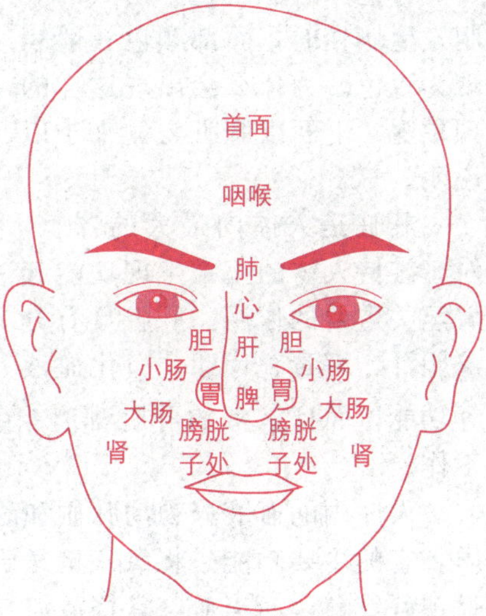

面部色诊分属脏腑图

善色与恶色是可以相互转化的。如果患者能够好好调理，安心静养，积极配合治疗，其面色就会逐渐由恶色转为善色，减缓病情；相反，如果患者不注意调养，不配合治疗，善色也会转成恶色，加重病情，使其恶化。

常色与善色、恶色鉴别表

五　色	常　色	善　色	恶　色
青	如以缟（白绢，半透明而有光泽）裹绀	如翠羽	如草兹（枯死的青草）
红	如以缟裹朱	如鸡冠	如衃血（凝结的死血）
黄	如以缟裹栝楼实	如蟹腹	如枳实
白	如以缟裹红	如豕膏（猪油）	如枯骨
黑	如以缟裹紫	如乌羽	如炲（烟气凝聚而成的黑灰）

（说明：以红色为例，面色如以缟裹朱砂，红色隐约内含而有光泽，具有润泽含蓄的特点，故为常色；面色赤如鸡冠，色红显露但有光泽，说明已属病态，但脏腑精气未衰，故为善色；面色赤如衃血，红黑暴露晦暗，说明脏腑精气已衰，故为恶色。）

青：肝胆之色

肝和胆在组织结构上直接相连，关系密切，它们共同维系着人的新陈代谢和生理运动。胆汁是“借肝之余气”所生成，并受肝的疏泄功能所调节和控制。因此，在病理方面肝、胆也是相互影响的。如果肝脏的功能受损，会导致胆汁的分泌排泄障碍，胆汁上逆；相反，如果胆汁的分泌排泄出现障碍，也会引起肝气的郁结。

青色为肝胆之色，当人的肝胆发生病变时，面部颜色一般表现为青色。为什么会出现这样的现象呢？下面以肝脏为例来予以说明。

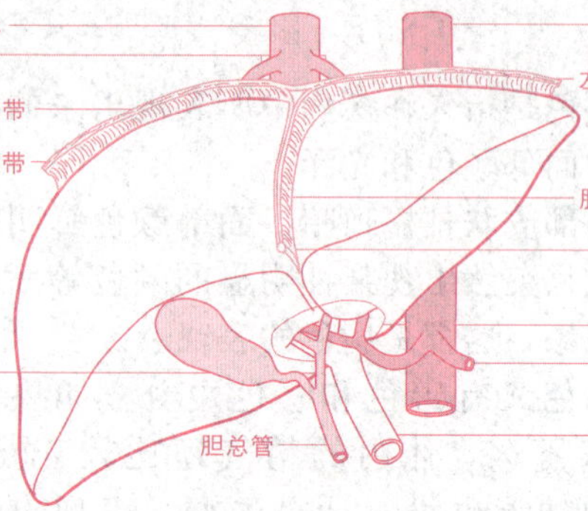

肝的结构

肝脏是人体内最大的器官，对于维持人体的正常生理功能起着至关重要的作用。肝脏具有分泌胆汁、解毒、代谢、净化血液等功能，而且正常的肝脏都有自我修复能力，即使只剩下一部分也可以照常工作。

人体内的血液分为动脉血和静脉血两种。占血液 1/3 的血红素是一种蛋白质，它的主要功能是将氧气运送到全身各细胞。血红素一旦和氧气结合，就会呈现鲜红色，而当血红素释放氧气并和二氧化碳结合时就会呈现暗红色。鲜红色的血为动脉血，暗红色的血为静脉血。肝脏有净化静脉血液的功能，一旦肝脏发生病变，不能正常运行，那么血液中的废物就无法彻底清除，血液也会变得越来越浑浊，越来越黏稠，致使血流不畅。这时人的面色就会表现为青色，严重者甚至会出现青筋暴露的现象，这说明病情已经加重，发展成了静脉曲张。

面色与症状、病因对照表

面色	症状	病因
面色青黄	眩晕呕吐，痰厥头痛	太阴之病（脾虚湿盛）
面色青灰，口唇青紫	胸痛如窒，大汗淋漓，脉微欲绝	血行不畅，心血闭阻，心阳不振
女性面青	少食多怒，月经不调，经行腹痛	情志不畅，心情抑郁，肝气郁结，肝强脾弱
儿童面色乍赤乍青乍白	腹中作痛，其痛时作时止，时吐清水	虫积作痛
小儿面青	咳嗽气喘，呼吸急促	风寒袭肺

由肝脏病变引起的面色发青：

1. 面部的双眉之间、鼻梁以及嘴唇四周发青，同时伴有浑身发热、出汗的症状。出现这种状况主要是由于肝脏功能失调所引起的，肝病血不养筋，使气血运行受阻，肝风内动，则会出现抽搐惊风。多见于儿童身上。

2. 面色苍白、淡黑或青黑，同时伴有脘腹剧痛等症状。主要是由于肝病气机失于疏泄，阴寒内盛，阳气不振，导致血液运行发生瘀滞而引起的。

小贴士

肝病是健康“最大的隐形杀手”

肝病没有明显的症状，潜伏期长，发病快。即使在前期会出现腹胀、胸口闷、食欲降低、伤风感冒、发烧、作呕等症状，也很难引起人们的注意。大多数情况下，人们只会把它当作一般的疾病来处理，买点药吃就行了，也不去医院检查。如此一来，最佳的治疗时间在疏忽大意中就这样被错过了，等到发现的时候，病情早就已经恶化了。肝病虽然可怕，但是只要我们能及时发现，它是不会致命的。所以我们一定要在日常生活中注意保护自己的肝，养成良好的生活习惯，多喝水、少沾烟酒，少吃含有毒素或染色素的食物，少吃刺激性的食物，并且定期到医院体检。

由其他原因引起的面色发青：

1. 面色发青，同时伴有头、身疼痛等症状。这是寒证的征象，寒主凝滞、收引，是阴邪之气，可以损害人体的阳气，寒盛而留于血脉，就会导致气血运行发生瘀滞，从而使人的面色发青。

2. 面部发青、发灰，嘴唇发青、发紫，同时伴有胸部刺痛等症状。这是痛症所引起的，寒凝血脉，心阳衰弱，经脉气血不通，不通则痛。

另外，成年人也会由于惊吓恐惧或天气寒冷等原因出现面色发青的现象，但这种现象只是暂时的，随着心情和天气的转变就会消失。

知识链接

春季是养肝的好时节，我们可以通过饮食来调养肝脏。鸡肝是养肝的首选，因其味甘而温，不仅有补血养肝的功效，而且可以温胃，比其他动物肝脏都要好。其次是鸭血和菠菜。鸭血有养肝补血的功效，而菠菜具有滋阴润燥、舒肝养血的作用，它们都是养肝的佳品。此外，多吃富含蛋白质和维生素的食物，少吃富含动物脂肪的食物，多吃新鲜的水果等，也是养肝的基础。

赤：心与小肠之色

心与小肠互为表里，二者经脉相连，气血相通。心之气通于小肠，小肠之气也通于心。当心火过旺时，也会相应出现小便短赤、灼热疼痛等小肠热证和症候，称为“心移热于小肠”。相反，如果小肠出现实热，也会顺经上于心，出现心烦等症状。

赤色，为心与小肠之色。当心与小肠出现病变时，面部颜色一般表现为赤色。为什么会出现这样的反应呢？下面以心脏为例予以说明。

心脏是脏腑中最重要的器官，领导着人体内的五脏六腑，使它们进行协调的运转，分工合作，构成一个有机的整体。早在《内经》中就有过“心者五脏六腑之大主”的记载。心脏有促进血液循环以及维持细胞正常代谢等功能。

小贴士

手机挂在胸前危害心脏

将手机挂在胸前是有害健康的，尤其是对心脏不利。目前，出现在我国市场上的手机很多都未标明辐射量。而实际上，大多数手机的电磁辐射都是超标的。尤其是在手机刚拨出或是刚接入的几秒内，辐射量是最大的。我们可能都有这样的体会：当手机放在电脑或电视旁边时，一旦有电话打来，电脑或电视都会出现杂音。对人体也是一样，把手机挂在胸前，紧贴心脏，当有电话打来时会直接影响心脏。所以不要将手机挂在胸前或者放在上衣的口袋里，而且在手机刚接入或刚拨出的时候最好使手机远离身体。

当心脏的功能健全时，可以有效促进体内热气的循环，使人体内的热气保持在一种平衡的状态。而当心脏无法正常工作时，就会导致血液循环不良，从而使人体内的热气分布不均，造成人脸色赤红。而根据“热气上升，冷气下沉”的自然法则，体内的热气也会向上升，出现上半身热下半身冷的情况，而且腿部也很容易因为积攒了过多的水分而产生水肿的现象。

面色与症状、病因对照表

面色	症状	病因
赤色	咽干，咳嗽，痰黄	热咳
赤色	目白，愁眉苦脸	忧愁思虑之证
面赤而光	口苦足冷	上热下寒之证
面赤而郁	恶寒尿赤	下热上寒之证
面赤如醉	口渴	胃热证
两颧潮红	咳嗽盗汗	肺痨
两颊暗红	心悸水肿	风湿
女性产后面赤	咳嗽，头痛	产后感冒
小儿面赤	气粗，涕泪交流，战栗恶寒	痘疹

此外，热证也会导致人的面色泛红。由于体内发热，使血液的运行速度加快，从而使人的面色泛红。而热证又有实热和虚热之分，不同的热证表现出来的面色也不相同，面色赤甚为实热，面色赤微为虚热。一般来讲，看起来满面通红的人，大都是由于外界的热邪入侵，或者是脏腑中的热毒郁积所致，属于实热；而两颧潮红娇嫩的，则是由于阴虚所致，属于虚热。对于肺病患者来讲，如果出现面色泛红的现象，则说明病情已经较为严重，很难治愈了。还有一种情况被称为真寒假热，指的是久治不愈的患者，平常的情况下都是面色苍白，但有时也会出现游移不定的嫩红色，并且嫩红带白，出现这种状况则说明患者已经发生了严重的真寒假热证。

人在兴奋的时候，或者在剧烈运动以后，也会出现满脸涨红的现象，这是由于在兴奋时或剧烈运动后，人的心跳加快，使血液大量流入血管而造成的，当然这种现象只是暂时的，平静下来就会自动消失了。

知识链接

心脏的养护之道就是饮食尽量清淡，少吃含有脂肪的食物。此外，保持愉快的心情和乐观的生活态度也是保障心脏健康的重要因素。在一年四季中，夏季是心脏最累的季节，所以要多注意调养，可以吃一点鸡血、鸭血、猪血、大枣等来补补心血。

黄：脾胃之色

脾和胃在生理上为表里关系，在功能上也是相辅相成的。胃负责接收食物，而脾负责消化食物。胃气主降，脾气主升，脾胃是人体内五脏六腑气机升降的枢纽。早在古代就有“有胃气则生，无胃气则亡”的说法，在《脾胃论》中也有“百病皆由脾胃衰而生”“治脾胃即可以安五脏”的记载。可见，脾和胃消化吸收功能的好坏，直接关系到人的健康与长寿，是人的后天之根本。

那么，从脸部如何看出一个人的脾胃健康与否呢？脾胃健康的人，面色红润有光泽，且精力充沛；而脾胃功能不健全的人，则会面色萎黄，神疲力乏。

黄色是脾胃之色，脾胃不好的人，面色都会发黄。这是因为脾胃是血液生成的物质来源，当脾胃不能正常工作时，食物的消化与吸收效率就会降低，造成贫血。同时，血液中的红细胞数量也会减少，使人的面色表现为偏黄色。血管是通过流经其中的少量血液来达到运送营养及氧气的目的的，而有贫血倾向的人由于营养不良，血管的营养也供应不上，所以血管都比较脆弱。脾胃不好的人经常会出现皮下出血或者瘀青等状况，就是因为血管没有得到充分的营养而造成的。

黄色是脾虚湿蕴的征象，主虚证、湿证。当脾脏中有水湿停驻时，气血运行就会受阻，导致患者的面色呈现黄色，这种情况称为湿证；当患者的脾胃等脏腑功能发生异常时，面色也会呈现黄色，这种情况称为虚证。

湿证有湿热和寒湿之分。

- 湿热：面色红黄，鲜明如橘子色，属阳黄。
- 寒湿：面色暗黄，如烟熏之色，属阴黄。
- 黄疸：黄疸是湿证中的特例，表现为患者的全身、面部、双眼、手指甲、脚趾甲都发黄。黄疸也分阳黄和阴黄两种，面色鲜明的属阳黄，面色晦暗的属阴黄。

虚证也可分为以下几种，不同的虚证，面部表现出来的黄色也略有不同。

- 胃虚热证：面色发黄且面部枯瘦。

- 胃虚寒证：面色淡黄，食欲不振。
- 脾气虚：面色发黄且颜色虚浮，精神倦怠，食少腹胀。
- 脾胃虚弱：面色枯槁淡黄，毫无光泽。
- 脾胃虚寒：黄而兼白，腹痛呆纳。
- 脾虚肝旺：黄而兼青，腹痛欲泻。
- 肝郁脾虚：面色萎黄且带有红点。

小贴士

冰西瓜会伤脾胃

西瓜是一种寒性水果，吃多了会给脾胃造成负担，如果是冰镇的，更会伤及脾胃。尤其是那些脾胃虚弱、寒湿较盛的人，更不宜多吃西瓜。而且西瓜的冷藏时间要控制在3个小时以内，如果冷藏的时间过长，不但影响西瓜本身的美味，也会伤及脾胃，威胁健康。另外，由于西瓜中含有大量的水分，可以冲淡胃液，从而导致消化不良，降低胃道的抗病能力，引起腹泻、腹痛等不良反应，所以，我们在享受美味的同时，也一定要对自己的健康负责，不要食用冷藏时间过长的西瓜，也不要过量食用西瓜。

如果女性出现面色熏黄的现象，则可能是月经不调的表现；鼻尖青黄者，可能是淋病的征兆；如果出现面目青黄、腹痛、身体渐瘦等现象，则很可能是体内的蛔虫在作祟。

如果是肾病患者出现面色发黄的现象，则说明病情已经加重，很难治愈。

知识链接

夏天是养脾的好时节。夏天人体的新陈代谢会比较快，对营养的需求也比较大，兼之很多人都会出现苦夏的现象，所以必须要加强脾胃功能才能保证营养的供给。增加豆类食物的摄入量是个不错的办法，如绿豆、扁豆、青豆、黑豆、黄豆、四季豆等都有健脾利湿的作用。此外，肉类和山药也是健脾的佳品。

白：肺与大肠之色

肺与大肠互为表里，通过经络相络属。肺是人体重要的呼吸器官，大肠是人体重要的排泄器官。肺主气，主气机之升降，主宣发与肃降；大肠主传导，并依赖肺的肃降功能来完成其排泄糟粕的作用。两者相互关联，相互影响。

津液是人体内各种正常水液的总称，有滋润和濡养的作用。通过肺的宣发和肃降作用，可以使津液输布全身，并向下布散。如果肺功能出现障碍，津液就不能下达，使大肠传导不畅，出现大便秘结的症状；反过来说，如果大肠之气不畅，也会影响肺的肃降而产生咳嗽的症状。所以在治疗咳嗽的时候，有时需要利肺气，有时则需要在利肺气的同时通大肠。

小贴士

苹果是肺健康的绿色屏障

有研究显示，一天吃一个苹果，对肺大有好处。随着现在吸烟人口比例的增加，即使你不吸烟，也会因为身边的人吸烟而导致被动吸烟，其危害一样是很大的。苹果中含有高水平的抗氧化剂黄酮类称为橡黄素，可以保护肺部不受污染并抵御吸烟的侵害。实验表明：经常吃苹果的人的肺活量比不吃苹果的人高138毫升。每天吃一个苹果，虽然不能阻止肺功能随年龄的增长而下降，但是，苹果可以减慢由污染物引起的肺功能恶化，为肺添一道绿色的屏障，保护肺的健康。

白色是肺与大肠之色，当肺或大肠的功能不佳时，就会出现面色苍白的现象。当肺部的功能受损时，会导致皮肤变得比较虚弱，从而使其制造黑色素的能力下降，面色看起来就会偏白。实际上，不只是肺，其他的呼吸器官如鼻子、咽喉、气管、支气管等出现病变时，也会造成人的脸色偏白。

面色与症状、病因对照表

面　色	症　状	病　因
淡白	呼吸张口、短气	肺萎
出现斑状色素脱失	无其他不适	白癜风
淡白	咳嗽痰白、鼻塞流涕、恶寒发热	风寒咳嗽
甚白	咳嗽短气、多汗恶风	肺气不足
甚白	咳嗽少气、痰黏难出、腰膝酸软	肾虚喘证

白色主寒证和虚证，是气血虚弱不能荣养机体的表现。

虚证可分为气虚、血虚和阳虚3种情况。

气虚：面白少泽，淡白或苍白，伴随食欲不振、四肢无力等。如出现咳嗽有痰、胸闷纳呆的症状，则是肺脾气虚的表现。

血虚：面色发白黄瘦、暗淡无光，有时还会出现像鸡皮一样黄白的脸色。如面见崩露且目脱色，唇干口燥，则是血虚气亏证的表现。

阳虚：面色虚浮且苍白，有时也会出现面色晦暗的症状。如出现面白水肿，小便不利，小腹胀满的症状，则是肾阳虚证的表现。如果面色突然变得苍白，并且全身出冷汗，则是阳气暴脱的表现。

还有一种情况就是气血两虚，这类患者常表现为面色苍白且没有光泽、头晕心悸、少气懒言等症状。

脾胃虚寒的患者或者是里寒证患者也会出现面色偏白的现象。

如果是肝病患者出现了面色偏白的现象，则说明病情已经加重，很难治愈了。

知识链接

秋季，由于天气转凉，呼吸道的疾病也进入了一个高发季节，因此，秋季尤其要注意养肺。在日常生活中，多注意休息，多锻炼，避免过度吸烟和饮酒，早晚注意添加衣物，尽量用凉水洗脸，增加抗寒能力，在饮食上也要多摄入高蛋白以及富含维生素的食物。只有保证肺健康，才能降低人体感染呼吸道疾病的概率。

黑：肾与膀胱之色

肾与膀胱互为表里，彼此络属。我们前面讲过脾胃是人的后天之根本，而肾则是人的先天之根本，主宰着人体的生长发育、生殖及维持水液的代谢平衡。膀胱是人体储尿和排尿的器官，它的排尿功能主要依赖肾的气化作用。当肾气不足时，气化功能也相应减退，进而出现排尿困难的现象；当肾气虚弱、固摄无权的时候，膀胱就会开阖失常，出现小便失禁、尿频、遗尿等症状。

黑色是肾与膀胱之色，面色发黑的人，可能是肾与膀胱出了问题，通常情况下会出现腹大、喘咳、盗汗、水肿、腹痛等症状。下面以肾为例来予以说明。

肾脏有过滤的功能，当血液流经肾脏时，它会主动将血液中的废物过滤掉，转化成尿液交由膀胱排出体外。如果肾脏发生了病变，影响了它的过滤功能，就会导致体内的废物不能及时排出体外，由此造成脸部的色素沉淀，使人看上去面色发黑，既而由脸部扩散至全身。肾脏还有调节体内水分含量的功能，所以当肾脏出现功能障碍时，也会使人出现局部水肿的现象，而脸部皮肤却很干燥。

黑色是阴寒水盛之色，主肾虚证、寒证、痛证、瘀血、水饮等证。

- 肾虚证：分为肾阳虚和肾阴虚。肾阳虚证是由于血液运行受阻而引起的，患者通常会出现面黑而暗淡，畏寒怕冷等症状；肾阴虚证是由于肾精亏虚，导致虚火内盛引起的，患者通常会出现面黑且干焦、齿槁等症状。
- 寒证：面色深黑，一般由体内血液运行受阻引起。
- 痛证：面黑，一般由肾风骨痹疼痛引起。
- 瘀血证：面色黯黑而肌肤甲错。
- 水饮证：眼眶四周的皮肤发黑，一般由肾虚水泛、气血运行受阻引起。

还有一种比较严重的情况就是心肾两虚，如果心脏病患者出现了额头发黑的情况，则说明病情已经加重，很难治愈了。

脸上不同部位发黑也代表着不同的疾病征兆。

- 眼下青黑：面色如蒙尘，即将生病的征兆。
- 眼角或青或黑：大病将发。
- 颧与额黑：肾病的征兆。
- 眼眶灰黑：肾虚的征兆。
- 鼻头微黑：内有水气的征兆。

◆酒后喝茶有害肾健康

有些人喝过酒后，总是习惯再喝杯茶来解酒，其实在酒后喝茶，对人体的危害更大，尤其是对肾脏。喝茶虽然有诸多好处，但是，任何事物都是具有两面性的，如果饮用方法或饮用时间不当，也会对健康不利，酒后喝茶损害肾脏就是其一，如李时珍在《本草纲目》中有过这样的记载："酒后饮茶伤肾，腰腿坠重，膀胱冷痛，兼患痰饮水肿。"我们知道，肝脏具有解毒的功效，在正常情况下，酒精在进入肝脏后，首先转化为乙醛，再由乙醛转化为乙酸，之后再分解成水和二氧化碳，经由肾脏排出体外。而茶中含有茶碱，茶碱具有利尿的作用，人如果在喝酒后马上喝茶，会使乙醛还没来得及分解就进入肾脏，而乙醛对肾脏又具有很大的损害作用。所以千万不要在酒后喝茶，尤其是不要喝浓茶，可选择吃一些水果或喝一点果汁，来达到醒酒的目的。

知识链接

保证充足的睡眠和适当的运动可以养肾，而一些食物也具有补肾的功效，最佳选择当属动物的肾脏。中医中有以脏补脏的说法，动物的肾脏既有滋补又有强身壮体的功效，是补肾的首选。海参和虾也都是补肾的佳品。此外，肉类、鸡蛋、樱桃、山药等也有一定的补肾功效。

脸　颊

脸颊占据着人脸部的大部分位置，也分布着众多的血管，因此，当人的身体发生变化或是受到外界影响的时候，脸颊的变化是最明显的。

通过观察脸颊，我们可以看出呼吸道的状况、血液循环的状况以及冷热状态等身体的重要指标，了解我们的健康状况。如果脸颊颜色出现了变化，或者是脸颊的肤质变差，那就很可能是呼吸或者是血液循环出现了问题，要多加注意。正常的脸颊颜色是具有透明感的粉红色，且皮肤光滑有弹性。但是，有时候我们也会出现一些异常的脸颊颜色和肤质问题，那么这些异常又在向我们预示哪些健康隐患呢？

小贴士

女性选择化妆品要慎重

化妆品没有好与不好，只有适合与不适合，要选择最适合自己的，而不是最贵的。化妆品如果选择不当，还会出现过敏、脱皮、瘙痒等不适，甚至引起皮肤病。脸颊是最敏感的地方，所以千万不要冒险在脸上做实验，不要使用含有化学成分或含有激素的化妆品，不要为了贪图一时的效果而毁了自己的皮肤。如果没什么特殊情况，也不要常常更换化妆品，以免引起不良反应。

● 脸颊赤红：脸颊赤红一般是由于人体的体温调节功能失常，导致身体的热量都集中在头部而引起的。比如说人在营养过剩、剧烈运动或者是精神处于极度的兴奋状态时都会导致脸颊赤红，还有在人遭受细菌感染造成身体发热的时候，也会出现脸颊赤红的现象。当人体的体温调节严重失调时，就会使体内的热量分配严重不均，造成全身的血流障碍，出现头部充血的现象。这时，脸颊会明显发红，且容易出汗、心悸、气喘等，这是出现血栓的前兆，要立即进行治疗。

● 脸颊苍白：脸颊苍白可能是因为血液中的血红素不足引起的，也可能是因为皮肤制造黑色素的功能降低而引起。患有贫血以及呼吸器官虚弱以及会出现脸颊苍白的现象。还有一些人在受到惊吓或天气寒冷的情况下，会暂时表现为脸颊苍白。一些身体虚弱的人，也可能会有脸颊苍白的现象出现。

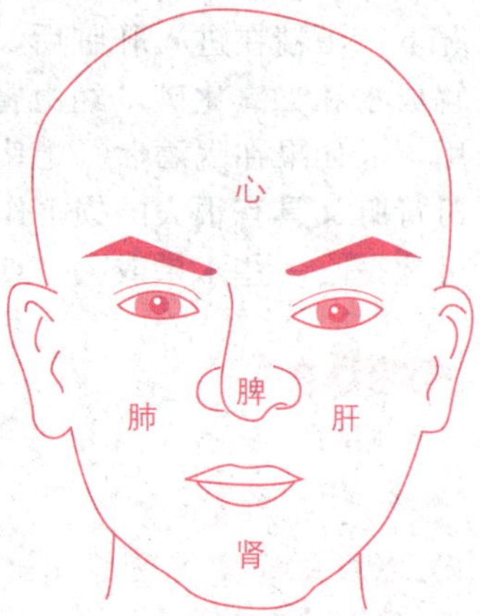

面部分属五脏图

● 脸颊长痘：脸颊长痘是因为油脂分泌过多，使得细菌入侵而引起发炎化脓的结果。饮食过量或者是便秘都会导致脸上长痘。如果是左侧脸颊长痘则说明肝功能不顺畅，有热毒，此时，应该多注意休息，时常到室外去透透气、散散步；如果是右侧脸颊长痘则说明肺功能失常，此时，应多注意保养呼吸道，避免进食刺激性食物。

● 脸颊毛孔粗大：脸颊的毛孔粗大主要是由于皮脂减少而形成的。另外，肠胃功能不佳的人，肤质也会相对较差。因此，要多注意饮食，多摄取维生素 C。

35 种病态面容

生活中，我们经常可以发现一些人的面容与正常人有着明显的不同，这样的面容被称为病态面容。病态面容都是由于疾病而形成的异常面部表现，是疾病的征象。下面将 35 种常见的病态面容及其特征、病症列表如下：

病态面容对照表

名　称	面容特征	病　症
水肿面容	面部皮肤肿胀或按之凹陷不起	水肿病
满月面容	面颊胖大，状满如月，皮肤发红而伴有皮肤痤疮，儿童或妇女还会长小胡须	皮质醇增多症
痉挛面容	一侧面部肌肉阵发性不规则抽搐或口角抽搐	面神经瘫痪后遗症或三叉神经痛
麻疹面容	双眼发红，畏光流泪，分泌物多	皮疹
二尖瓣面容	面色黄而水肿，面颊暗红，口唇青紫，舌心晦暗，心慌气短	风湿性心脏病

名　称	面容特征	病　症
瘫痪面容	单侧面部肌肉瘫痪，表情动作完全丧失，眼裂扩大，鼻唇沟变浅，口角下坠	面神经炎所致的周围性面瘫
醉酒面容	面色潮红，醉眼蒙眬，面容如醉酒时的样子	肺源性心脏病、高原病或潜水病
假面具面容	面部无表情，像戴了面具一样	帕金森病或脑炎
狮状面容	面部布满高低不平的结与斑块，眉毛、睫毛、汗毛、胡须部分或全部脱落	瘤型麻风病
苦笑面容	面部肌肉痉挛，牙关紧闭，呈苦笑样	破伤风
甲亢面容	眼球凸出，眼裂开大，面黄肌瘦，兴奋不安，心悸，出汗，烦躁易怒等	甲亢
伤寒面容	反应迟钝，表情淡漠，舌红少苔，气短懒言，甚至出现意识不清	肠伤寒、脑炎、脑脊髓膜炎
肢端肥大症面容	头颅增大，颧骨突起，面部变长，下颌骨增大并向前突出，唇舌变厚，耳鼻增大	肢端肥大症
呆小病面容	面容发育不良，头发干枯，鼻梁扁平而宽，眼睑水肿，鼻头上翻，舌常伸出口外	呆小症
黑变病面容	面部出现淡褐色、深褐色或灰黑色的点状色素沉着，严重者连成一片	慢性中毒
白化病面容	面部呈乳白色或粉红色，头发为白色或淡黄色	白化病
猩红热面容	面部潮红，口鼻周围较苍白，即环口苍白圈	猩红热
煤气中毒面容	面部、口唇、眼睑结膜出现樱桃红色	煤气中毒
蛔虫病面容	在前额或两颧出现粟疹，面色萎黄，唇红	蛔虫病
阿狄森综合征面容	面部灰黑，前额最明显，口唇发青	肾上腺皮质功能不全
恶液质面容	面部肌肉瘦削，眼窝凹陷，面色晦暗或萎黄，表情痛苦或淡漠	重病晚期，如癌症
糖尿病面容	面色黄白，有红斑和丘疹	糖尿病
黑色面容	面色棕黑无光泽，兼有青灰	肝病
紫绀面容	面部和口唇出现青紫色	缺氧
急性病面容	面色苍白或潮红，表情痛苦，鼻翼翕动	急性发热疾病，如肺炎，疟疾
慢性病面容	面色灰暗、憔悴、萎黄，表情淡漠	慢性消耗性疾病，如严重结核病，肝硬化，癌症
肺结核面容	面瘦且白，下午两颊出现绯红，眼睛有神	肺结核
甲状腺功能减退症面容	面白且水肿，眼睑水肿松弛，眼裂变小，表情迟钝	甲状腺功能减退症

名　称	面容特征	病　症
软骨发育不良症面容	头大面小，眉间隆起，鼻呈鞍状	软骨发育不良症
手足徐动症面容	头部扭动，舌头时而伸出口外	手足徐动症
先天愚型面容	鼻梁扁平，口常呈半张开状，舌尖伸出口外，表情痴呆	遗传性染色体病
重症肌无力面容	单侧或双侧眼睑下垂，皱纹增多，眼眉抬高，仰头伸脖	重症肌无力
斧头状面容	头部骨象显露，呈皮包骨样，正面看去如上大下小的斧头状	肌萎缩病
眉骨隆起面容	眉骨隆起	小儿脑积水、佝偻病、肢端肥大症、地中海贫血等
破坏性面容	正常的面容或五官毁坏，出现一些不规则的收缩性瘢痕	外伤、烫伤、梅毒、恶性皮肤肿瘤等

满面通红

很多人总是认为面色红润就代表健康，其实不然，有一部分面红的人主要是由于循环血量充足，血液流动加快，致使体温升高，毛细血管扩张，形成“满面红光”。

面色发红与身体内部的发热关系密切。《灵枢·五色》说：“黄赤为热。”在日常生活中，正常人常会因为周围气温升高、情绪激动、饮酒等出现两颊泛红的状态。这是面部暂时性皮肤毛细血管扩张的表现。病态的脸红多见于热症，尤其是发生高热时。还有一种类型的结核病患者，由于长期低热，一到下午，两面颧部总是呈绯红色。原因就是体内血容量减少，甲状腺分泌增加，甲状腺素的分泌高峰又多在午后。因此，结核病人两颧发红多见于午后。

当煤气中毒时，脸部会泛出樱桃红色；如皮肤呈现赤红，显示体内的红血球含量偏高，或心脏、肝脏出了问题，特别是红色见于面颊及腮上时，更要提防心脏病的发生；如果是面色通红，且伴有口渴甚至抽搐，则以急性感染所引起的高热性疾病最为常见。

此外，造成皮肤发红的皮肤疾病也非常普遍。如患有红皮病者，全身的皮肤都会变红，且会有鳞屑脱落；若感染荨麻疹，皮肤会突然发痒，且有形状和大小不定的红色扁平肿块；若是感染药疹、风疹、中毒疹、猩红热等疾病，则会产生红色小颗粒；在发红的皮肤上，若长出一粒粒小疙瘩，而且会痒，则是感染汗疹的症状；若是感染急性湿疹或接触性皮肤炎，也会有同样症状，疙瘩最后会变成小水疱，用手抓后容易糜烂，流出分泌物。

面色苍白

面色苍白是由于脸部毛细血管充盈不足而引起的，中医认为这是体质差的表现。此外，如大出血、休克引起毛细血管强烈收缩，甲状腺功能减退、慢性肾炎、铅中毒等，也会引起脸色苍白的现象。

健康人的脸色是白里透红，经常不出门在家里待着的人皮肤也白，可病态的白是色如白蜡，常见于如下病症：虚寒病症、贫血及某些肺症患者，可见面色苍白；心脏病二尖瓣关闭不全者，其面部也可能呈现苍白之征象；面色灰白而发紫，表情淡漠，是心脏病晚期的病危面容，倘灰暗之色日重，则是风湿性心脏病二尖瓣狭窄的特征；肝病见白色为难治之病；白色见于两眉之间，是肺脏有病；甲状腺机能减退症、慢性肾炎等患者的面色，较正常人苍白；铅中毒时，患者以面色灰白为主要特征，医学上称为“铅容”；寄生虫病、白血病等患者，长期室内工作及营养不良者亦见此色。肠道寄生虫病，面部可见白点或白斑；此外，出血性疾病、经常痔疮出血、妇女月经过多，也会造成面色苍白；休克病人因面部血液循环受阻，脸色也会发白。中医认为，面色苍白属于虚症和寒症。如有些人，面色较白，体型肥胖，中医称这些人为气虚，或阳虚之体。这些人尽管体胖，但体质较差，容易得感冒。

为数不少的女性看上去面无血色，皮肤苍白或萎黄，这些人常有疲乏无力、头晕健忘、心慌气短、月经失调等症状，并伴有皮肤萎缩、干燥，毛发干燥易脱落，或指（趾）甲脆薄而扁平、凹陷、易分裂成层等现象，这些都是缺铁性贫血的表现，化验血即可明确诊断。缺铁性贫血是由于体内储存铁的缺乏，影响血红蛋白的合成所引起的。患者多有缺铁的病史，如分娩失血过多、月经量过多等引起的失血；多次分娩、哺乳、妊娠所致的需铁量增多；钩虫病等寄生虫感染影响铁的吸收；食物中铁缺乏以及铁吸收障碍等。改善缺铁性贫血，首先要除去引起贫血的病因，还要补充含铁丰富的食物。治以补血，可选择以下食疗方：

1. 菠菜猪肝汤

新鲜连根菠菜 200～300 克，猪肝 150 克。将菠菜洗净，切段，猪肝切片；锅内水烧开后，加入生姜丝和少量盐，再放入猪肝和菠菜，水沸后肝熟，饮汤食肝及菜。可佐餐食用。猪肝、菠菜两味同用能补血，用于缺铁性贫血、面色苍白者的补养和治疗。

2. 三红补血益颜粥

红枣 12 枚，枸杞 30 克，血糯米 50 克，红糖 30 克。洗净红枣、枸杞、血糯米，置于铁锅中加清水，先用旺火煮沸，改用文火煨粥，粥成时加入红糖，调匀。每日 1 剂，早、晚分服。此粥有养肝益血、补肾固精、丰肌泽肤的功效，适用于营养不良、缺铁性贫血、面色苍白、皮肤较干燥及身体瘦弱者。体胖者忌食此粥。

3. 胶芪枣汤

阿胶 9 克，黄芪 18 克，大枣 10 枚。先水煎黄芪、大枣，水沸 1 小时后取汤，将阿胶纳入汤药中溶化，服用。每日1剂。阿胶补益血液，黄芪、大枣补气生血，三味同用能补气养血，用于贫血的补养和治疗。

面色萎黄

虽说我们中国人天生是黄种人，但并不是所有的黄皮肤都是健康的表现。精神或是身体的异样都会造成人面色呈现不健康的萎黄。

一般脸色发黄的原因有：心情紧张、抑郁、烦闷，此时体内某些营养物质就会消耗过多而呈现不足，激素（女性激素）分泌随之减少，可导致月经稀少、经量减少或闭经，继而体内代谢功能下降、精神萎靡、形体消瘦、面色干黄。

身体有病的人，其正常的代谢机能紊乱，肠胃功能下降，肌肤因消耗过多而吸入不足导致干燥，体内病变代谢物排除不畅显露于肌肤而萎黄。因此，面色不佳、精神不振的人应随时就医，查找病因，做到无病早防、有病早治。已婚育龄妇女，应每年做一次妇科普查，若身体稍有不适，面色欠佳应及时就医。

面色枯黄的女性，在排除甲亢、糖尿病、肺结核、月经过多等疾病外，要考虑饮食习惯和皮肤护理。不少女性为保持体形苗条而节食减肥，如果饮食控制不得当，就会造成营养不良，出现面色萎黄的症状。以下是几种改善面黄症状的验方：

治面黄食少。用苍术500克、熟地黄250克、干姜（炮）25克至50克（夏天25克，冬天50克），共研细，加糊成丸，如梧子大。每服五十丸。温水送下。

脾胃有虫，食即痛所致面黄无色，用芜荑仁100克，和面炒成黄色，研为末。每服二匙，米汤送下。

五疳八痢所致面黄肌瘦，用大干蟾蜍一个（烧存性）、皂角（去皮弦）5克（烧存性）、蛤粉（水飞）15克、麝香5克，共研为末，糊成丸子，如粟米大。每服三四十丸，空心服，米汤送下，一天服两次，此方名“五疳保童丸”。

湿痰咳嗽所致面黄体重，贪睡易惊，消化力弱，脉缓，用半夏、天南星各50克，白术75克，共研为末加薄糊做成丸子，如梧子大。每服50～70丸姜汤送下。此方名“白术丸”。

小贴士

生理期不做黄脸婆的健康疗法

女性因其生理有周期耗血多的特点，若不善于养血，就容易出现面色萎黄、唇甲苍白、肢涩、发枯、头晕、眼花、乏力、气急等血虚症。严重贫血者，还极易过早发生皱纹、白发、步履蹒跚等早衰症状。

血足，皮肤才能红润，面色才有光泽，女性若要追求面容靓丽，身材窈窕，必须重视养血，养血则要注意以下几个方面：

1. 神养：心情愉快，性格开朗，不仅可以增进机体的免疫力，而且有利于身心健康，同时还能促进身体骨骼里的骨髓造血功能旺盛起来，使得皮肤红润，面有光泽。所以，应该经常保持乐观的心态。

2. 睡养：保证有充足睡眠及充沛的精力和体力，并做到起居有时、娱乐有度、劳逸结合。要学会科学生活，养成科学健康的生活方式，不熬夜，不偏食，不吃零食，戒烟限酒，不在月经期或产褥期等特殊生理阶段同房等。

3. 动养：要经常参加体育锻炼，特别是生育过的女性，更要经常参加一些力所能及的体育锻炼和户外活动，每天至少半小时。如健美操、跑步、散步、打球、游泳、跳舞等，可增强体力和骨髓造血功能。

4. 食养：女性日常应适当多吃些富含“造血原料”的优质蛋白质、必需的微量元素（铁、铜等）、叶酸和维生素 B_{12} 等的食物，如动物肝脏、肾脏、血、鱼、虾、蛋类、豆制品、黑木耳、黑芝麻、红枣、花生以及新鲜的蔬菜、水果等。

5. 药养：贫血者应进补养血药膳。可用党参 15 克、红枣 15 枚，煎汤代茶饮；也可用麦芽糖 60 克，红枣 20 枚，加水适量煮熟食用；还可食用首乌 20 克，枸杞 20 克，粳米 60 克，红枣 15 枚，红糖适量煮粥，有补血养血的功效；贫血严重者可加服硫酸亚铁片等。

面黄虚浮

如果你不仅面色发黄，还伴随着皮肤虚浮，那么可能是你的脾出现了问题。

面黄虚浮者，属脾虚湿蕴。因脾运不健，机体失养，水湿内停，泛溢肌肤所致。脾虚湿盛症的临床表现是带下量多、色白或淡黄、质稠无味、绵绵不断、面色萎黄、四肢不温、神倦乏力、足跗时肿、舌淡、苔白或腻、脉缓而弱。

脾为后天之本，气血生化之源。脾能把吃进去的食物化为水谷精微，再进一步转化成气血。脾脏功能健运，则气血旺盛，让人面色红润，肌肤弹性良好，反之，脾失健运，气血、津液不足，不能营养颜面，人必然精神萎靡，面色苍白或萎黄不泽。

脾有运化水湿的功能，当脾虚后，最常见的症状就是湿的代谢失调，也就是说湿气代谢不出，留滞体内，形成湿邪而致病。临床上所谓的湿盛，就是我们经常所说的水湿（分），它有外湿和内湿的区分。外湿是由于气候潮湿或涉水淋雨或居室潮湿，使外来水湿入侵人体而引起；内湿是一种病理产物，常与消化功能有关。若体虚消化不良或暴饮暴食，吃过多油腻、甜食，则脾就不能正常运化而使水湿内停；脾虚之人也易招来外湿的入侵，外湿也常因阻脾胃使湿从内生，所以两者既各自独立又相互关联。脾虚的人要及时调养，假如在脾虚期间受孕，那么后代也会有脾虚的症状出现。

脾虚的人群要多食清淡、清利、凉性食物，如各种瓜类、梨、葡萄、柚子等，并多饮水，禁忌辛辣煎炸和热性食物，忌烟、酒。也不宜暴饮暴食，且要少吃肥腻食品、甜味品，以保持良好的消化功能，避免水湿内停或湿从外入，这是预防湿热的关键。

对于脾虚湿盛，我们可以用一些食疗药膳来缓解：

1. 白果黄芪乌鸡汤

配方：白果 30 克，黄芪 50 克，乌鸡 1 只（约 500 克），米酒 50 毫升。

制法：将乌鸡去内脏、头足，洗净，把白果放入鸡腹中，用线缝口，与黄芪一起放入砂锅内，加酒及水适量，用文火炖熟，调味即可。

功效：健脾益气，固肾止带。

用法：分次饮汤食肉。

2. 扁豆山药茶

配方：白扁豆、山药各 20 克。

制法：将白扁豆炒黄，捣碎，山药切片，二者水煎取汁，加糖令溶。

功效：健脾益气，化湿止带。

用法：代茶频饮。

3. 三味薏米羹

配方：薏米、山药、莲子各 30 克。

制法：以上三味洗净，加水适量，用文火熬成粥。

功效：健脾益气，化湿止带。

用法：早晚食用，连用 7 日。

面色黧黑

面色黧黑见于黄褐斑、阿狄森氏病、皮肤黑变病等疾病，以颜面部或周身皮肤出现黄褐、青紫，甚则灰黑色为主要表现。

一般而言面色黧黑分为以下三种情况：

1. 肾阳不足面色黧黑

由于久病劳损，或房事不节，肾气虚弱，渐至肾阳不足，不能温养血脉，气血凝滞所致。所以出现腰膝酸软，耳鸣耳聋，形寒肢冷，尿少身肿，脉沉细无力等症状。治宜用温补肾阳之法，方选右归丸化裁；若肾虚水泛，宜用温肾利水之法，方选真武汤与济生肾气丸化裁。

2. 肾精亏耗面色黧黑

由于房劳过度，或热病伤及肝肾之阴，肾精亏损，精气不能上荣于面，所以面黧黑无泽，耳轮焦干，又见腰膝酸软，头晕耳鸣，遗精早泄，发脱齿摇，口燥咽干等肾精匮乏之症。治宜补肾益精之法，方选左归丸加紫河车等。本证与肾阳不足面色黧黑的病因有相似之处，但肾阳不足面色黧黑以肾阳虚衰（腰酸肢冷，尿少身肿，舌淡胖嫩）为主症；此则以肾精不足（头晕耳鸣失听、遗精早泄、脚心热、舌质红）为主症。

3. 瘀血内阻面色黧黑

由于久病或外伤等原因使气滞血结，或因寒凝血滞，使血行不畅，或因内出血，血不归经，瘀于脉外所致。除见面色黧黑外，尚有肌肤甲错，毛发不荣，妇女兼有月经不调，腹内肿块，唇青舌暗，或有瘀斑，脉细涩等瘀血内阻的表现。治当活血化瘀，方选大黄虫丸或膈下逐瘀汤等化裁。

第三章

皮肤：内脏疾病的报警器

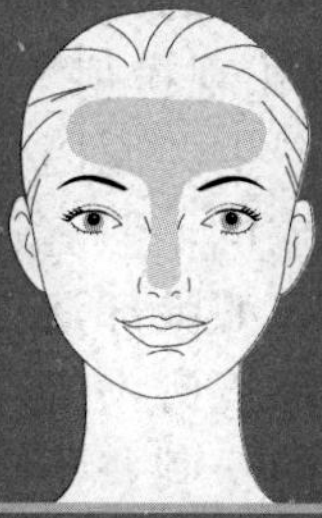

皮肤是抵御外来侵袭、保障人体健康的第一道防线，是人体健康的情报站。而且皮肤与内脏有着密切的联系，当内脏出现健康隐患时，皮肤会首先发出报警信号，提醒我们是哪个内脏器官出现了问题。不同部位的皮肤与不同的内脏器官相对应，哪个器官出现了问题，就会在与其相对应部位的皮肤上反映出来。通过观察皮肤的色泽与肤质，就可以预知潜藏在身体中的疾病，这对疾病的早发现、早治疗有很大的帮助。所以我们说皮肤是内脏疾病的报警器。

粉刺、黑痣

粉刺和黑痣是面部皮肤的两种病态形式，预示着内脏的健康隐患。当面部出现粉刺或黑痣时，就要注意内脏的健康了。

◆粉刺

当人体内的热气过多或者是体内的废物排除不干净的时候，脸部就很容易出现粉刺。

粉刺是一种化脓性症状，其产生的原因有很多种，一般是由内在因素造成的，但有时也会因为平常的一些不良习惯，如脸部清洗不彻底、使用化妆品不当以及环境污染等外在因素造成。由外在因素造成的粉刺并不会危及人体健康，通过选用合适的化妆品以及注意个人卫生等就可以得到改善。而由内在因素造成的则都与内脏有关。

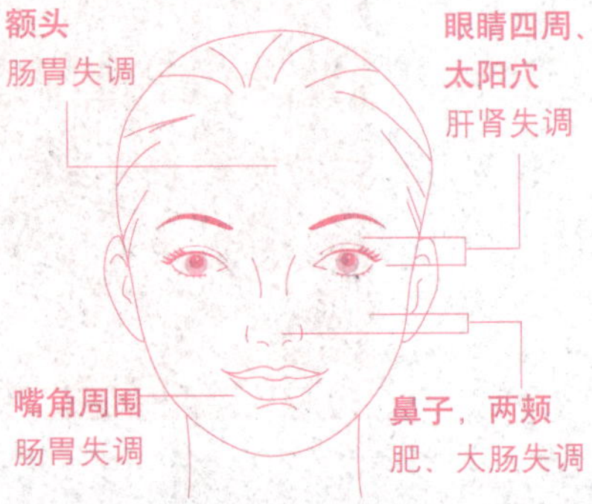

粉刺出现的位置及反映的内脏状况

通常情况下，粉刺出现的位置可以准确地反映出内脏的健康状况，如果粉刺出现在额头或嘴角四周，则是肠胃失调的征兆；如果出现在眼睛四周或太阳穴，则是肝肾失调的征兆；如果出现在鼻子和两颊，则是肺和大肠失调的征兆。

人在青春期的时候，由于体内的新陈代谢旺盛，容易造成内分泌失调，从而形成粉刺，也就是我们通常所说的青春痘。而成年人如果出现粉刺，则多半是因为过度疲劳和营养失调等原因造成的，应注意保持良好的生活和饮食习惯，保证充足的睡眠。

另外，粉刺的颜色也会透露身体的健康信息。一般来说，粉刺红肿且疼痛的人体质较好，抵抗能力强；而粉刺呈现白色且无疼痛感的人则体质较差，抵抗能力也相对较弱。通常情况下，年轻人容易出现红肿的粉刺，而年长的人则容易出现白色的粉刺。

◆黑痣

人的皮肤主要由 3 种色调构成：黑色、黄色和红色。皮肤中黑色素的多少决定着皮肤黑色的深浅；角质层的厚度决定黄色的浓淡；血管分布的疏密决定红色的隐现。当真皮中含有过多的黑色素时，就会形成黑痣。人的面部出现黑痣，一般是由于体内有小的脉络瘀阻而造成的。有黑痣的人通常呼吸系统和内脏都不太好，平时要多注意保养。

小贴士

祛除黑痣要当心

如果黑痣祛除的不彻底，或者没有进行消毒处理，就很可能留下瘢痕或引起感染，甚至产生癌变，后果不堪设想。对于那些无关紧要的黑痣，最好不要动它。但是那些经常产生摩擦的黑痣是必须祛除的，否则时间长了就会产生癌变。对于必须祛除的黑痣，一定要到正规的医院进行治疗，千万不能草率行事。

黑痣是一种良性肿瘤。一般的黑痣不会对人的生命构成威胁，但是要注意观察其变化，防止其发生癌变。黑痣有皮内痣、交界痣和混合痣 3 种。黑痣的颜色呈浅褐、深褐或墨黑色，颜色较深且均匀的，一般为皮内痣，不易发生癌变；黑痣的颜色呈淡棕、棕黑或蓝黑色的，一般为交界痣，有可能发生癌变；混合痣看上去与皮内痣相似，但是因其含有交界痣的成分，因此也会发生癌变。

黑痣癌变有哪些信号传递给我们呢？如果出现下面的情况，就要注意了：黑痣在短期内忽然增大且颜色加深；黑痣的边缘发红且有痒痛感；在黑痣的周围出现卫星痣。

对于黑痣，我们千万不能掉以轻心，因为如果处理不当，就会使其恶化。对于那些于我们健康无碍的黑痣，最好不要祛除它，如果祛除得不干净，反倒容易产生癌变。另外，也不要总是用手去抓，反复刺激也会造成黑痣恶化。

皱　纹

随着年龄的增长，在我们的额头、嘴角、眼睛周围等处都会出现皱纹。有些人可能以为这是正常的生理现象，其实，皱纹的生成与我们的内脏健康也有密切的关系。

皱纹的形成与肝脏关系密切。肝脏具有净化血液的功能，当肝脏发生病变时，就无法完全发挥其净化血液的功能，导致血质不佳，从而形成皱纹。因此，在中医学上，皱纹也有“肝斑”的说法。

当人处于睡眠状态的时候，其他内脏的活动也相对减少，肝脏就是在这个时间将血液净化，并提供新的养分供第二天使用的。而人的作息时间是有规律的，那就是适应自然的规律，如果我们违背了自然规律，就会出现身体疲劳、精神不振等症状。

我们可能都有这样的体验，虽然晚上睡得晚，可是早上起得也很晚，总的来说睡眠还是很充足的，可为什么还是总觉得困呢？这是因为睡眠不仅要讲究时间，更要讲究质量。睡眠的时间虽然不短，但是却违背了自然规律，质量当然也不会好。而规律的就寝时间是在晚上的10～11点，如果超过了这个时间，就很难保证睡眠质量了。如果睡眠质量不好，那么肝脏就会长期处于紧张的状态，使其净化血液的效率降低，导致血质不佳而形成皱纹。

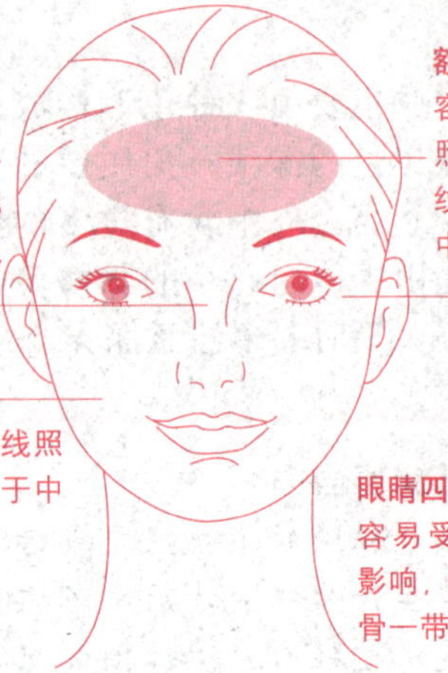

脸上最常出现皱纹的部位

小贴士

吃盐过多容易长皱纹

盐分是身体所必需的主要成分，我们必须保证每天都有一定的摄入量，才能使机体正常运行。但是如果摄取的盐分过多不但会让脸上长出皱纹，还会危害人的身体健康。食盐的成分是氯化钠，当盐进入人体的血液和体液的时候，是以氯离子和钠离子的形式存在的。如果盐分摄取过多，就会使体内的钠离子增加，导致面部的细胞缺水，从而使皮肤老化，形成皱纹。而且吃盐过多还会引发高血压等疾病，对人体健康极为不利。所以我们一定要控制盐的摄入量，医学专家建议以每天不超过6克为宜。

皱纹出现在脸部的不同位置，预示着不同的内脏存在健康隐忧。

- 皱纹出现在额头：肝脏负担过重，应少吃动物肝脏，多吃一些清淡的蔬菜。
- 面颊出现斜纹：如果同时伴有头晕、头痛、心悸、失眠等症状，则很可能是高血压的征兆，应多吃淀粉、玉米、土豆、茄子、海带等，少摄入脂肪、糖和盐等。
- 眼角出现鱼尾纹：听力下降、偏头痛的表现，应多食用容易消化的和营养丰富的食物。
- 鼻梁出现皱纹：可能是肾和膀胱出了问题，要尽量少吃凉的食物。

当自己的面部出现一些异常的皱纹而自己又不能判断时，一定要及时到医院检查，以免耽误病情，给治疗带来麻烦。

知识链接

对于皱纹的成因，有以下 3 种说法。

紫外线照射：强烈的阳光是皮肤健康的杀手，而大量的紫外线照射更是会让人的皮肤过早的衰老并出现皱纹，因为紫外线可以促使真皮内的胶原蛋白和弹力纤维变形，导致皱纹的生成。

血液循环不畅：由于血液循环功能出现障碍，皮肤所需要的营养供应不及时，久而久之就会出现皱纹。

老化：由于年龄增长，致使皮肤的新陈代谢功能减退，形成皱纹。

皮肤暗沉

皮肤暗沉是指皮肤又黑又黄，而且没有光泽的状况。出现暗沉的部位可能是眼睛周围，可能是 T 字区，而大多数情况下则是整个脸部。在出现暗沉的同时，皮肤也会变得很粗糙。皮肤暗沉不仅影响个人的美观，而且还与内脏的健康有关。所以千万不要忽视皮肤的忽然暗沉，因为它很可能是由内脏的功能衰退造成的。

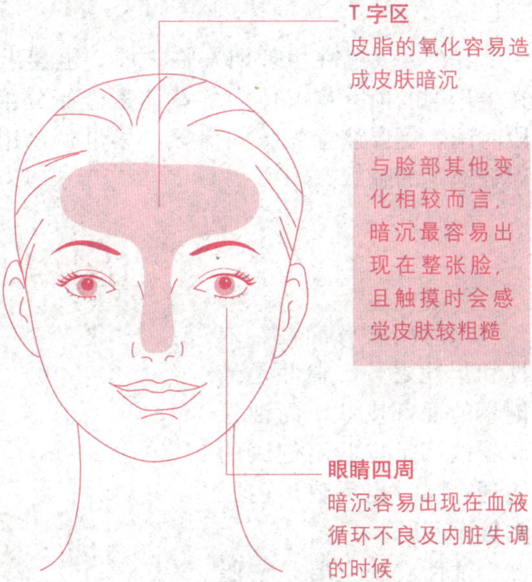

皮肤暗沉容易出现的位置

皮肤出现暗沉，可能预示着以下健康问题。

● 睡眠不足或过度疲劳。人在睡眠不足或过度疲劳的状态下，会造成肝脏及肠胃功能失调，致使血液无法供应皮肤所需要的营养，进而出现皮肤暗沉的现象。由这种原因造成的皮肤暗沉是可以通过增进睡眠质量和营养状况来改善的。

● 血液循环不良。如果血液循环不顺畅，皮肤代谢出来的废物就难以排出体外，皮肤也难以得到新的营养，同时由于皮肤下流动的血液质量不佳，皮肤的透明度也会随之降低，致使皮肤暗沉现象出现。运动可以促进血液循环，是改善皮肤暗沉的好方法。

● 代谢速率低。人的皮肤细胞是有生理周期的，一般来说，以 28 天为一个生理周期。也就是说，皮肤细胞每 28 天会再生一次。而新形成的细胞在经过两周后才能移到皮肤的表层，原来的老化细胞也会随之脱落，从而完成皮肤的代谢。可是如果代谢速率低下，就会造成新细胞移上来而老化细胞还没有脱落的现象，久而久之，这些老化细胞堆积增厚就会出现面色暗沉的现象。

● 内脏的老化。随着年龄的增长，人体的内脏器官都会随之老化，功能减退，最后出现新陈代谢停滞的状况，这时人的皮肤也会呈现暗沉的状态。这种暗沉是很难改变的。因此如果是中年以后出现的皮肤暗沉，一般都很难消除。

小贴士

喝咖啡也会造成皮肤暗沉

由于现在的工作压力越来越大，很多人经常要工作到很晚，而咖啡就成了这些人的首选佳品，因为咖啡中含有咖啡因，有提神的作用。其实，咖啡虽有提神的功效，但也是有碍健康的。因为咖啡中的咖啡因有利尿的作用，会将人体内的水分排出体外，造成人体缺水的现象。不但如此，咖啡因还会产生黑色素，使皮肤变得暗沉。因此，咖啡不宜多喝。如果你习惯了早晨起床的时候喝一杯咖啡，不妨将它换成一杯水或是一杯果汁，这样对健康更为有利。

另外，女性在生理期来临之前，也会出现面部皮肤暗沉的现象。这是因为在生理期的前一周，体内的黄体素开始分泌并活化黑色素的结果。所以，在这段时间，更要注意皮肤的保养，尽量少食用油脂和甜食，避免紫外线的照射并保证充足的睡眠。

油性皮肤

人的皮肤有油性、中性和干性之分。中性是最健康的面部皮肤，而油性和干性都是皮肤不健康的表现，同时也反映出内脏的健康问题。

油性皮肤主要是皮脂分泌过多而引起的。油性皮肤的人脸上总是油汪汪的，且皮肤表面比较粗糙。分泌油脂最多的地方是T字区，也有些人T字区是油性皮肤，而两颊却是干性皮肤。

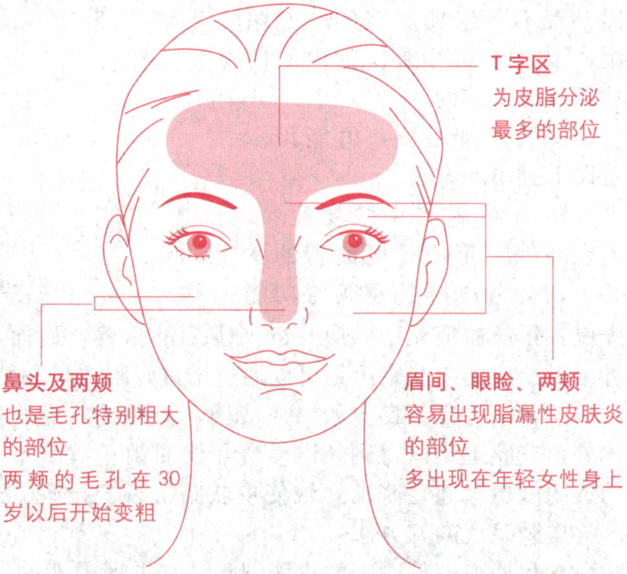

脸上容易出油的部位

油性皮肤是人体新陈代谢不平衡的信号。青年人由于新陈代谢旺盛而导致了过多的皮脂分泌，因此脸上经常会出油，这是青春期的正常现象，也是处在青春期的少男少女脸上容易长青春痘的主要原因。而随着年龄的增长，这种情况一般都会有所改善，有的人甚至会转变为干性皮肤。如果人过了中年以后仍然是油光满面，那就是人体新陈代谢功能降低的表现。这与我们的饮食习惯也是有很大关系的。年轻的时候，新陈代谢旺盛，即使食用了过多的油脂也可以很快分解；到了中年以后，由于摄取的热量没有变，而人体的代谢功能却下降了，所以使体内多余的热量无法分解，从而出现脸部出油的现象。如果我们能够注意调节饮食，这种情况也是可以改善的。

中医中也有一种说法，就是将油性皮肤与肾脏功能衰弱结合在一起，认为脂肪是人体内水分过多的另一种形式，因此油性皮肤的出现，也可能是肾脏不健康的表现。

知识链接

对于油性皮肤，我们要采取内调外治的方式。除了彻底清洗面部，使用去油的护肤品外，还要注意多从日常的饮食与生活习惯中进行调养。多吃一些凉性的食物，如冬瓜、萝卜、白菜、黄花菜、西瓜、柚子等，少吃一些辛辣、油腻的食物，如奶油制品、猪肉、花生、巧克力、核桃等。此外，还要保持良好的生活习惯，多做运动，按时就寝。只要我们注意调养，油性皮肤是可以改善的。

干性皮肤

干性皮肤是由于皮脂腺不够活跃、皮脂分泌过少而引起的。干性皮肤比较干燥、紧绷，尤其是脸颊比较严重。干性皮肤分为缺水和缺油两种情况，中老年人大多是因为缺水而皮肤发干，年轻人则多是因为缺油而皮肤发干。

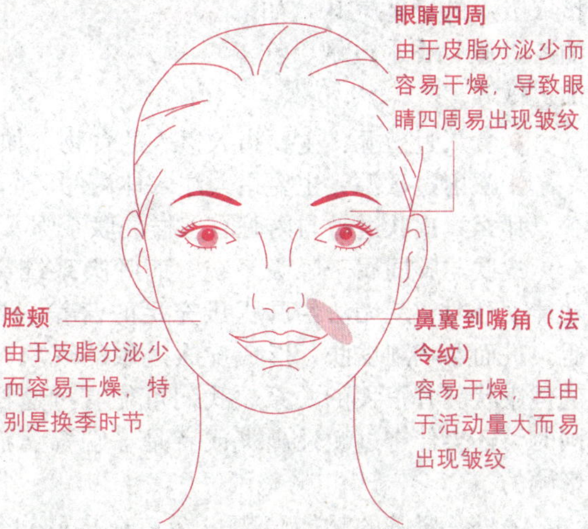

脸上容易干燥的部位

与油性皮肤相似，干性皮肤的形成也是与内脏的健康有关的。中年人皮肤发干是因为体内的水分不足，是年龄增长留下的痕迹。改善的方法就是补水，但只从外面补是不够的，还要考虑到身体内部的情况，检查是体内的哪个内脏出了问题。

我们知道，肾脏有调节体内水分的功能，因此要从根本上改善皮肤的干燥状况，就要从内部来改善，也就是通过加强肾脏的功能。而除了缺油以外，年轻人的皮肤干燥则多是因为贫血和血液循环不良等原因造成的。当人处在贫血状态时，输送给皮肤的血液量不足，皮肤的营养供应不充分，致使皮肤处于营养失调的状态当中，从而使人的面部皮肤表现为干性皮肤。

小贴士

干性皮肤的调养方法与油性皮肤恰好相反，要多用一些保湿补水的护肤品，多吃一些油脂和维生素含量高的食物，如牛奶、猪肝、鸡蛋、新鲜的水果及蔬菜等。当然保持良好的生活习惯和就寝习惯也是很必要的。

过敏性皮肤

过敏性皮肤是指针对特定的过敏源，出现变态反应的一种肤质。过敏源又可以分为接触过敏源、吸入过敏源、食入过敏源和注射过敏源4种。

- 接触过敏源：主要指人接触的物品，如接触金属物品过敏、衣物过敏等。
- 吸入过敏源：主要指人吸入的物体气味，如油漆过敏、香水过敏、汽油过敏等。

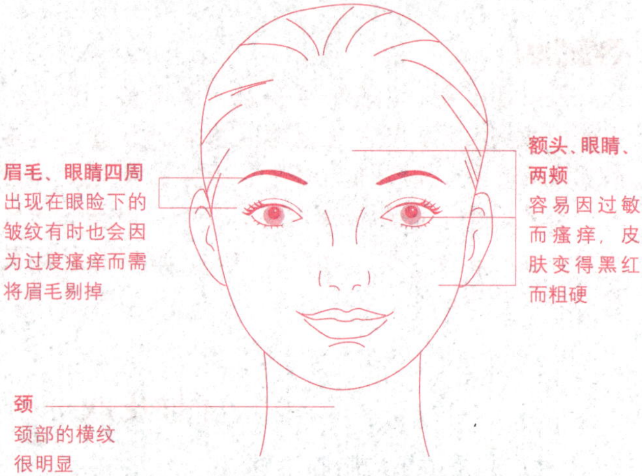

脸上容易过敏的部位

- 食入过敏源：主要指人摄入的食物，如香菜过敏、辣椒过敏等。
- 注射过敏源：主要指人注入体内的药品，如青霉素过敏等。

那么，皮肤过敏与内脏有怎样的联系呢？

皮肤与肺同属于呼吸系统，而呼吸系统又受到消化系统的影响。当脾胃的功能下降时，就无法给肺提供充足的营养，造成肺功能低下，引起呼吸系统障碍，进而影响到皮肤，形成皮肤过敏的现象。由此可见，皮肤过敏与肺及脾胃的健康状况有很大的关系。我们可能有过这样的经历：在出现过敏性皮肤炎的同时，还会伴有过敏性鼻炎或者是哮喘等病症的出现，原因就在于它们是相互影响的。

另外，肾脏的功能障碍也会造成皮肤过敏，出现如鼻炎等慢性病的症状。如果我们不注意这些内脏的健康，很可能会出现过敏的连锁反应，如由皮肤炎渐渐演变成鼻炎，这就是病症由皮肤深入到肺部的表现。因此，我们一定要做好防范措施，内外兼治，降低变态反应的发生概率。

过敏性皮肤一般都是先天遗传的，但并非不可改变，在中医学上就有“强化内脏，才能弥补部分遗传或体质上的缺陷”的说法，健康的身体是可以抑制过敏症状的。但是当我们出现变态现象时，千万不要依赖类固醇（一种脱敏药剂）来止痒。

在正常情况下，当皮肤出现瘙痒时，就表示身体正在发挥它本身的抵抗力。副肾有分泌类固醇激素的能力，并让人产生瘙痒感，其实瘙痒的过程就是对过敏的治疗，是身体与外界异物的对抗过程，无须药物，身体便可以自行治愈。而如果我们长期使用类固醇来止痒，就会使副肾的功能退化，反倒对身体无益。

小贴士

怎样预防皮肤过敏

预防皮肤过敏，最好的办法就是要尽量避免与过敏源的接触，但是过敏的情况很复杂，对于过敏源的判断也有待精确。即使是做过过敏源测试，也没有办法保证万无一失。以食物过敏为例，如果你对鸡蛋过敏，那么相应的有很多含有鸡蛋的加工食品也很可能会导致过敏。而另一方面，你可能对煮鸡蛋过敏，但是对煎鸡蛋却不过敏，可见，对于过敏源的判断并不能一概而论。因此，对于没有确切标明物质成分的加工食品，千万要慎重。有过敏状况的人要少吃成分不明的加工食品，少吃油炸类的食物，多吃一些新鲜的水果和蔬菜，因为一般的蔬果都不会致敏，而且其中所含的维生素C、维生素E和胡萝卜素还有预防炎症的功效。

皮肤松弛

随着年龄的增长，我们的脸部皮肤会出现松弛的现象。眼睛四周、脸颊、嘴角四周以及下颌都是容易出现松弛的部位。这不仅是一个正常的皮肤老化现象，而且也是内脏功能降低的外在表现，皮肤的松弛与我们的内脏健康是有着密切的关系的。

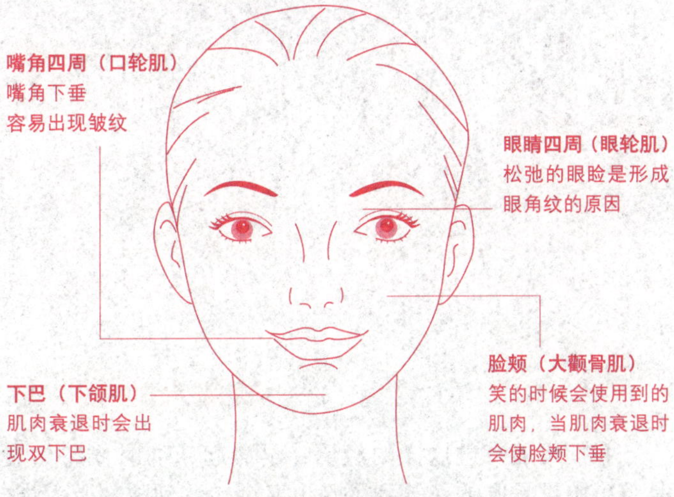

脸部容易松弛的部位

我们经常会看到这样的现象：年龄相同的人，有的人看起来年轻一些，有的人看起来则苍老一些。这是由于虽然年龄相同，但他们的皮肤状态却是不一样的。有些人的皮肤紧致，有弹性，这样的人看起来会相对年轻一些；而有些人的皮肤松弛，没有弹性，这样的人看起来就相对苍老一些。为什么会有这样的差异呢？

皮肤的松弛是由多方面原因造成的，可能是承受的压力太大，可能是平常的饮食有问题，也可能是一些习惯性的脸部表情造成的，但是最主要、最根本的原因还是在于人的内脏健康。一般情况下，肠胃虚弱的人比较容易出现脸部皮肤提早松弛的现象。这是因为肠胃虚弱会直接影响到营养的供给，得不到充足的营养，肌肉就会提前衰弱，从而使脸部皮肤呈现松弛的状态。

另外，肾脏的功能下降也是造成皮肤松弛的原因之一。肾脏具有调控人体内水分的作用，当肾脏出现功能障碍时，就会导致人体内的水分保持不住，皮肤也就得不到滋润，从而失去弹性，出现皮肤松弛的现象。

要改善脸部的皮肤松弛状况，不仅要通过按摩、面膜和美容液等手段来调养，而且还要从根本出发，改善内脏的功能，这样不仅可以使我们拥有美丽的外表，还可以拥有一个健康的身体。

在饮食方面，我们可以多摄取一些含有维生素A、维生素C和胶原蛋白的食物。维生素A是保持肌肤健康的主要元素，有显著的抗氧化作用；维生素C有防止胆固醇氧化的作用；而胶原蛋白则是赋予肌肤光滑和弹性的主要物质。维生素A主要存在于胡萝卜和动物肝脏中；维生素C可以通过食用石榴、柑橘、青椒来摄取；鱼皮、蹄膀和木耳中则含有丰富的胶原蛋白。我们平时可以多摄取这样的食物，以延缓皮肤的松弛速度。

知识链接

胶原蛋白

胶原蛋白是人体内含量最丰富的蛋白质，占蛋白质总量的30%以上。胶原蛋白是真皮层中支撑皮肤架构的主要黏合剂，其含量越高，结缔组织就越紧密，皮肤的弹性也就越好。随着年龄的增长，我们体内的胶原蛋白会不断流失，而人体本身合成胶原蛋白的能力却在下降，致使皮肤出现松弛、色泽晦暗、毛孔粗大等问题。所以到了一定的年龄，就一定要注意补充胶原蛋白，否则你的肌肤会衰老得更快。另外，维生素C有促进胶原蛋白形成的作用，一旦缺少了维生素C，也会使新的胶原蛋白难以形成，严重者还可能导致坏血病。所以一定要多吃水果和蔬菜，以保证体内的维生素C含量处于正常水平。

脸部水肿

我们可能有过这样的经历：早晨起床的时候忽然发现眼睑出现了水肿或者是整个脸都是肿的，等到了晚上又会转移到腿部及手指。这是怎么回事？

脸部的水肿可能提示以下生理问题。

● 血液循环不畅。由于天生体质较差，饮食口味偏重，经常久坐不动，经常熬夜以及睡前饮用大量的水等不良习惯，使人的血液循环不畅，大量的水停留在体内的微细血管或皮肤中，就会出现水肿的现象。不过随着时间的推移这种现象会自动消失。

● 生理周期到来。女性在月经前1周或半个月出现的水肿，大多与月经周期和内分泌有关，属正常的生理现象。

● 服用了某些药物。由于服用某些药物而导致的脸部水肿，在停药后即可自行消失。

上面所说的几种情况都属于生理水肿，会自动消失。但下面的几种情况就不一样了，因为脸部水肿还与内脏的健康有着密切的关系，如果排除以上生理因素，那么水肿的背后，就可能存在着内脏的健康隐忧。

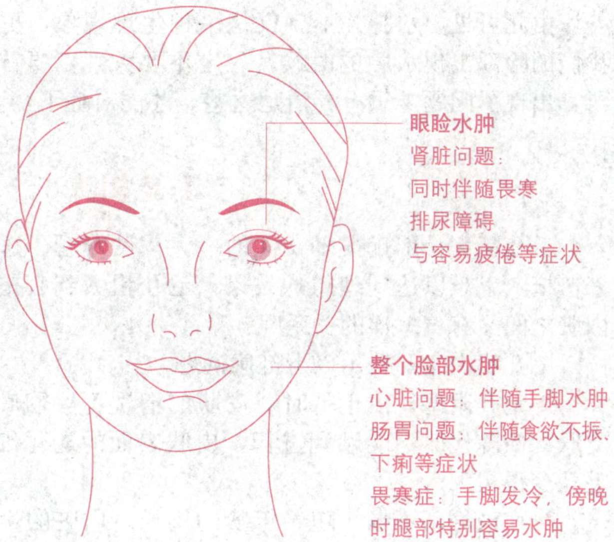
眼睑水肿
肾脏问题：
同时伴随畏寒
排尿障碍
与容易疲倦等症状
整个脸部水肿
心脏问题：伴随手脚水肿
肠胃问题：伴随食欲不振、
下痢等症状
畏寒症：手脚发冷，傍晚
时腿部特别容易水肿

脸部水肿的部位提示内脏有无失调

● 肾脏失调。由于肾脏出现功能障碍，就会使体内的水分失调，进而出现脸部水肿的现象。如果忽然出现眼睑水肿，并伴有咽喉肿痛等类似感冒的症状，则有可能是急性肾炎的征兆。如果因肾脏功能不佳而出现排尿障碍时，会造成体内水分停滞，由此出现眼睑水肿的现象。

● 心脏失调。由于心脏的功能衰弱，使血液循环能力也随之下降，进而出现水肿的现象。大多先发于下肢，劳累时会加重，休息可以缓解。

● 肠胃不佳。由于肠胃运转不佳，无法吸收到充足的水分，从而导致水肿现象的出现。一般会同时出现恶心、食欲不振等症状。

小贴士

消除脸部水肿的小窍门

脸部出现水肿不仅有损美观，而且还会影响人的心情。这里介绍几个消除水肿的小窍门，或许对你有所帮助。

1. 早上起床后用冰水洗脸，并在脸盆中浸泡 5 秒钟，抬起脸之后再用双手拍打脸颊，重复数次。

2. 先用热毛巾覆盖在脸上，再用冷毛巾覆盖，如此重复数次即可。

3. 晚上睡觉前 4 个小时，不要摄取过多的盐分和水分。

4. 泡热水澡时注意水不要太烫。

5. 良好的睡眠是消除水肿的最佳方法。

另外，如果能针对脸部肌肉做一些按摩，也可以起到消肿的目的。

另外，肌肉的衰弱也会引起脸部水肿。当肌肉衰弱时，人体的热气就无法从肌肉散发出去，而使人的体温偏低，体内的水分也就无法顺利排出体外。因此，肌肉的衰弱也会造成脸部出现水肿。

由此可见，水肿并不仅仅是一种生理现象，更关系着内脏的健康。所以当我们的脸部出现水肿的时候，一定不要大意，要首先判断是生理现象还是内部器官出现了问题，只有弄清楚这些，才能对症下药，及早康复。

毛孔粗大

毛孔粗大是困扰很多女性的一大皮肤难题。这种皮肤状况即使通过化妆品来遮掩，也难以达到理想的效果。毛孔粗大到底是什么原因造成的，它与人的内脏之间又有着怎样的关系呢？

毛孔粗大主要提示以下健康问题。

● 毛孔阻塞。由于平时对皮肤的清洗不够彻底，使毛孔被污物阻塞，导致皮肤的新陈代谢不能顺利进行，皮肤表面的老化细胞也就无法如期脱落，造成毛孔变得粗大。

● 血液循环不畅。随着年龄的增长，内脏的生理功能开始下降，血液循环也随之不畅，导致皮肤松弛老化，使毛孔变得粗大。抽烟与喝酒等不良习惯也会造成毛孔粗大。

● 皮脂分泌过剩。一般来说，油性皮肤的人比较容易出现这种情况。由于新陈代谢旺盛，分泌的皮脂过多，使得过多的皮脂都堆积在毛孔里，使毛孔膨胀，久而久之，就会出现毛孔粗大的现象。由于油性皮肤的形成与肾脏的健康有一定的关系，所以毛孔粗大的人也可能存在肾脏健康的隐忧，平时要多加注意。当然，干性皮肤的人如果平常不注意清洗和保养，也一样会因皮脂分泌而造成毛孔阻塞，从而使毛孔变得粗大，因此，不论你是油性皮肤还是干性皮肤，都不应对此掉以轻心。

小贴士

挤压粉刺会使毛孔变得粗大

有些人总是喜欢将刚长出来的粉刺挤掉，其实这样做不仅对皮肤无益，而且还会使毛孔变得粗大。这是因为挤压粉刺所产生的刺激会使表皮破裂，而位于表皮下面的真皮是没有再生能力的，一旦弄破真皮，真皮将无法再造出新细胞来弥补，于是就会出现凹凸不平的瘢痕，使毛孔变得粗大。而且用手挤压粉刺也不卫生，很容易引起发炎和感染。对付粉刺的最好办法是在平时多注意预防，防止粉刺再生。

毛孔粗大一旦形成就不太容易改变，但也不是毫无办法，主要还是从改善自身的新陈代谢功能入手，以内养外，往往会起到事半功倍的效果。平常再注意一下自己的饮食习惯、清洗方法，并选择合适的化妆品，毛孔粗大的问题也是可以改善的。

斑 痕

本来白皙清秀的面庞，莫名生出了一些细小的斑点，深深浅浅地极影响面容，而且也影响着好心情。实际上，脸上的斑点不仅影响外表的美观，更有可能是身体疾病所致。

面部产生色斑的原因很多，比如日光照射、疾病、药物、化妆品、情绪因素等。中医认为，大多数面斑产生的原因都是肝郁气滞，是内在循环系统被气滞阻断的表现，常常由不良情绪等引发。很多女性长斑者还伴有某些妇科疾病，如卵巢囊肿、子宫肌瘤、乳腺增生、月经不调等，所以女性长色斑时要特别警惕身体疾病。

此外，不同部位的色斑意味着身体的不同地方出现了状况：

1. 发际边长斑

多和妇科疾病有关，如女性激素不平衡、内分泌失调等。

2. 额头长斑

多见于性激素、肾上腺皮质激素、卵巢激素异常者，因此额头长斑者要注意自己的体内激素分泌问题。

3. 眼皮部位长斑

多见于妊娠与人流次数过多和女性激素不平衡者。

4. 眼周围长斑

子宫疾患、流产过多及激素不平衡引起的情绪不稳定者经常会有这种情况。

5. 面颊部长斑

多见于肝脏疾患和更年期者，肾上腺机能减弱者面部也有显现。

6. 太阳穴、眼尾部长斑

这种情况多和甲状腺功能减弱、妊娠、神经质及心理受到强烈打击等因素有关。

7. 鼻下长斑

卵巢疾患者经常会出现这种情况。

8. 嘴巴周围长斑

常见于进食量过多者以及胃肠功能不良者。

9. 下颌长斑

常见于白带过多、异常等妇科疾患。

针对引起面部色斑的不同原因，在日常生活中应该通过不同的方式来预防与调理。

如果是与疾病相关的色斑就应该及早去医治。尤其是妇科病，如乳腺增生、痛经、月经不调等就应该及时就医。这是预防长斑的根本方法。

睡眠与饮食对皮肤很重要，特别是睡眠。只有在不缺氧、不缺水的情况下，皮肤才会光彩照人，因此要多喝水，多喝汤，多吃水果。鸡蛋和瘦肉中的优质蛋白质对皮肤的光滑细腻也有帮助。

夏季应适当补充糖分，因为肝、肾、脾等脏器都需要糖分，而这些器官健康的人才能拥有红润光滑的肌肤。

注意防晒。由于斑点大部分都是因为肌肤老化、黑色素沉淀而引起，所以应在日常生活中注意防晒，帽子、遮阳伞、防晒护肤品都是防晒的好帮手。值得提醒的是，若不需要长时间暴露在阳光下就不需要使用防晒系数（SPF）很高的防晒品，一般 SPF15 的指数就足够了，使用 SPF30 以上的防晒品应在 2～3 小时内清洗掉，因为防晒系数太高的产品对皮肤有刺激作用。

黄褐斑

黄褐斑是一种发生在面部的常见的色素沉着病，中医学又称为“黧黑斑”“肝斑”，俗称“蝴蝶斑”。

黄褐斑多发生于中青年女性，因其严重影响面部皮肤的美容，往往给患者造成极大的心理负担和精神压力，属于一种损容性的皮肤病。近年来发病有增多的趋势，皮肤科门诊几乎每天都要接待大量的黄褐斑患者，其中很大一部分人由于不了解黄褐斑的发病原理及防治知识，盲目相信化妆品和美容换肤等治疗方法，不仅没有达到预期的效果，反而给皮肤造成了不必要的损伤。而且黄褐斑很有可能是内在疾病引起的，若忽略这一点而盲目祛斑，还会延误疾病的治疗。

黄褐斑的发病原因虽不十分清楚，但与下列因素有密切关系：

1. 生理变化：孕妇常始发于妊娠中期，故又称“妊娠斑”，分娩后逐渐消退，但也有部分人持续存在多年，这可能同孕激素和雌激素增多有关。

2. 身体内部的疾病在面部皮肤的一种表现。

生殖器官疾病所致：月经失调、痛经、子宫慢性疾病、附件慢性炎症、卵巢囊肿等生殖器官疾病可同时伴有面部黄褐斑。

内分泌病变：甲状腺功能减退、肾上腺皮质功能低下等可产生黄褐斑。

慢性疾病：慢性胃肠疾病、慢性肝肾疾病、慢性酒精中毒、结核病、恶性肿瘤等也可导致黄褐斑的产生。

3. 药物所致：口服避孕药引起的黄褐斑最为常见，停药后色斑可消退，也可持续存在。长期服用苯妥英钠、安体舒通、甲氰咪胍、乙烯雌酚等药物也可诱发黄褐斑。

4. 化妆品可诱发：黄褐斑的产生也可能与化妆品的某些成分有关，如氧化亚油酸、水杨酸盐、香料、防腐剂、铅、汞等重金属，劣质化妆品尤甚。

5. 日光照射：日光中的紫外线是促发本病的重要原因。皮肤经过强烈的紫外线照射，刺激皮肤黑色素细胞分裂、增殖，产生更多的黑色素颗粒，从而使皮肤晒黑，形成色素沉着。

6. 精神因素与本病也有密切关系：过度疲劳、休息不足、长期失眠、精神负担过重、精神创伤等都可以引起色素加深。

若出现黄褐斑，可尝试以下几种治疗手段：

1. 积极去看医生，排除原发病。

2. 去除病因：避免日光暴晒，选用宽光谱的防晒霜；避免口服避孕药或其他易致黄褐斑的药物；注意选择适合自己肤质的优质化妆品；注意情绪、心理的调整，保持良好的人格及心态；注意劳逸结合，保证充足的休息睡眠。

3. 内用治疗：西药可用维生素C、维生素E，二者合用有抑制黑色素形成。淡化色斑的作用。中成药可选用杞菊地黄丸、六味地黄丸、加味逍遥丸、参苓白术丸等。

4. 外用治疗：治疗黄褐斑的外用药较多，有氢醌霜、维A酸霜、过氧化氢溶液、SOD霜以及各种中药外用制剂，但其中一部分药物对皮肤有刺激性，可引起皮肤发红脱皮，甚至发生过敏反应，所以最好在医生指导下使用。

最后值得一提的是，黄褐斑对化学剥脱术（俗称换肤）和皮肤磨削术（俗称磨皮）的反应是无法预测的，这两种疗法均易发生瘢痕和严重的色素沉着，一般不主张使用。

此外，在饮食上要注意多摄取富含维生素C和维生素E的食物。这是因为维生素C为强还原剂，能抑制皮肤内多巴醌的氧化作用，使皮肤内的深色氧化型色素转化为还原型浅色素，从而抑制黑色素的形成。所以，我们在日常生活中，应多吃新鲜的蔬菜、水果，以防止黄褐斑的形成。

另一方面，随着年龄的增长，人体内过氧化脂质会增多，过氧化脂质的增多会使皮肤色素沉着产生斑点。而维生素E具有抗氧化功能，可抑制过氧化脂质的产生。因此，经常食用富含维生素E的食物，如新鲜的青色卷心菜、白芝麻、麦胚油等，也有助于防治黄褐斑。

黑　斑

黑斑又称“色斑”，多发生在面部，常见于女性，是一种严重影响美观并使人心烦的“病症”。研究证明，引起面部皮肤黑斑的成因有许多，归纳起来主要有以下几种因素：

1. 人们面部的皮肤如长时间暴露在阳光下，特别是在无遮掩的情况下受到紫外线的直接照射，容易引起色素沉着。使用劣质化妆品或长期使用与自身皮肤属性不一致的化妆品后，一部分人的皮肤会出现过敏反应或炎症，也可导致色素沉着而形成黑斑。

2. 女性内分泌（激素）失调、消化功能紊乱（如长期便秘者）以及肝脏机能减退、精神压力过重、严重的睡眠不足、贫血等多种原因，都可以引起黑斑的产生。

3. 皮肤的过早老化，也是导致黑斑产生的重要原因之一。面部的表皮细胞通常每隔25天至30天更换一次，如皮肤新陈代谢旺盛，即使色素沉着也会在较短的时间内随着角质层的脱落而自然消失。而随着年龄的增长，皮肤的新陈代谢日渐衰退、皮肤角质层的自然修复能力降低，结果使沉着的色素难以消退而变成黑斑。

医学专家认为，防治黑斑要讲究正确的方法，必须内外兼顾、科学合理，平常须注意以下几个方面：

1. 避免阳光直接照射，尤其是盛夏季节，紫外线对面部皮肤的损害较大，外出时须注意防护，带上遮光用品或涂擦防晒霜。

2. 多摄取一些富含维生素C的食物，如草莓、西红柿、西瓜、柑橘、杨梅、红枣等水果和绿叶类蔬菜。同时适量补充维生素E，避免食用辣椒、大蒜之类刺激性的食物。

3. 女性朋友如发现自己患有内分泌失调以及便秘等消化功能紊乱的疾病！应及时到正规医院治疗。常言道："内疏外通、永葆青春；肠道好、气色才更好。"切忌听信不实广告的鼓吹，自作主张乱服一些调理内分泌和清肠排毒的药物。

4. 避免长时期熬夜，注重补充水分，这点对于女性十分重要。

5. 冷冻及激光疗法，冷冻用的液态氮保存和使用要求特定的技术，激光需要专用的设备，所以只能限定于在正规的医疗机构进行治疗。治疗时间选择在春秋两季最为适宜。

腮　肿

一侧或两侧腮部以耳垂为中心肿起，边缘不清，按之有柔韧感或压痛者，常为痄腮。

痄腮即流行性腮腺炎，冬季易发此病，多见于5～10岁的儿童，是一种由病毒引起的急性传染病。该病主要通过飞沫及与病人接触后传染，多发于人群聚集处，如幼儿园、学校、军营等。一旦你的孩子患过流行性腮腺炎，将永远不再患此病，因为他已经能终身免疫。

本病前期症状一般较轻，表现为体温中度增高、头痛、肌肉酸痛等。腮腺肿大常是本病的首发体征，一般会持续7～10天，常一侧腮腺先肿，2～3天后对侧腮腺亦出现肿大，有时肿胀仅为单侧。腮腺肿大的特点是以耳垂为中心，向前、后、下扩大，边缘不清，触之有弹性感，有疼痛及触痛，表面皮肤不红，可有热感，张口、咀嚼特别是吃酸性食物时疼痛加重。流行性腮腺炎会给患儿带来很大痛苦，腮腺疼痛难忍，少数病人的胰腺、脑膜、脑、肝和心都会受到不同程度的损害。本病对机体的严重危害并不只是腮腺本身，而是它的并发症，应高度警惕和防治并发症。

治疗流行性腮腺炎可选用针灸治法，以手少阳经穴为主，毫针刺用泻法。此外还有一些其他的疗法：

1. 外治法

（1）青黛散以醋调敷腮部，每日3～4次。

（2）紫金锭（玉枢丹）或金黄散以水调匀后敷患部。

（3）天花粉、绿豆各等份，研成细末，加入冷开水调成糊状，外敷患部，每日3～4次。

（4）鲜蒲公英、鲜马齿苋、鲜芙蓉花叶、鲜丝瓜叶，任选一种，捣烂外敷患部。

2. 针灸疗法

针刺翳风、颊车、合谷等穴，强刺激。发热者，加曲池、少商；烦躁者，加神门；并发睾丸炎者，加血海、三阴交；抽搐者，加印堂、百会、人中。

3. 饮食疗法

银花牛蒡粥：金银花30克、牛蒡子15克，水煎取汁200毫升，另取粳米100克加水煮成稀粥，将起锅时加入药汁，并以白糖调味，分次服用。

蒲菊饮：蒲公英30克、野菊花30克，水煎取汁200毫升，加适量白糖调味，代茶频服。

板蓝根夏枯草饮：板蓝根30克、夏枯草20克，水煎取汁200毫升，加白糖适量，代茶频服。

海带海藻汤：海带、海藻各120克，水煎服。适用于痄腮合并睾丸肿痛。

脸上有皮屑

湿疹和牛皮癣是造成面部皮屑的最主要原因，不过面部的缺水或过敏也有可能造成面部出现皮屑。

湿疹是一种皮肤病，表现为部分皮肤，包括头皮发红并易剥落，也可发痒。牛皮癣是皮肤细胞不能正常地被新生的细胞覆盖，这是因为皮肤的新陈代谢不如细胞脱落快所致。这些未脱落的细胞就堆积在皮肤的表面并形成白色易剥脱的区域，最终以我们所熟知的皮屑大块脱落。

有时看起来像皮屑的情况实际上是头发上的洗头剂没有完全清洗干净，这种留在头发和头皮上的皂样物干后就剥脱下来。

除了湿疹和牛皮癣，面部出现皮屑还可能是以下原因造成的：

1. 皮肤缺水，这种情况须适当补水，平时常用化妆水，且一定要用化妆棉蘸着均匀地涂抹在脸上；

2. 使用美白功效的化妆品，有时候会引起角质层不均匀脱落，可适当用去角质的化妆品去一下角质；

3. 过敏，这种情况最好去医院看看，有时候过一阵就会慢慢改善，不用担心，多补充维生素就行；

4. 可能是天气的原因，等过了换季的时节会好点。

小贴士

预防皮肤干燥的DIY妙法

蜂蜜蛋黄补水面膜：此面膜能够供给皮肤充足的水分和营养，做法是取适量蛋黄，搅拌后加入鲜蛋和杏仁油并搅拌，均匀涂抹到面部后休息10分钟左右，然后用温水洗净即可。

猕猴桃补水面膜：此面膜能够供给皮肤充足的水分，同时还能有效去除皮肤暗斑、色斑，令皮肤变得更加白皙光泽。将猕猴桃粉碎后加入适量海藻粉后搅拌均匀，再将制作好的面膜涂抹到面部，10 分钟后洗净。

黄瓜眼部补水面膜：此面膜能够令皮肤变得更加光亮，非常适合深夜使用，将黄瓜切碎后和酸奶混合，然后用 2 个绿茶袋，并在其中加入混合好的黄瓜，放入冰箱 5 分钟，然后取出冰袋放在眼睛上部 10 分钟左右。

茶叶红糖补水面膜：茶叶所含的营养成分甚多，经常饮茶的人，皮肤显得滋润好看。将红茶和红糖各两汤匙，加水煲煎，以面粉打底，调匀敷面，15 分钟以后用湿毛巾擦净脸部。每月涂敷一次，1 个月后容颜就会变得滋润白皙。

第四章

眼：血液与精神状态的健康指标

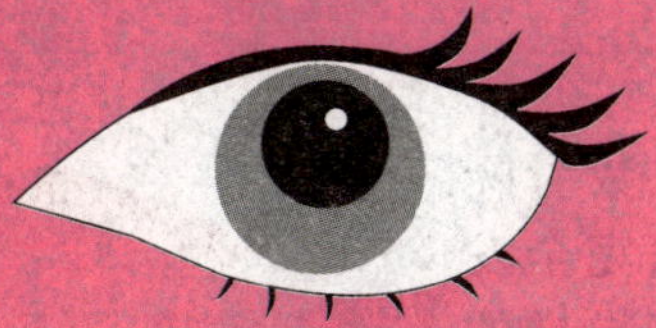

眼睛不但是人的灵魂之窗，也是人的健康之窗。它不但是人体接受、获取外界信息最多的器官，也是透露人体内部信息相对较多的器官。

透过眼睛，我们可以了解体内血液的质量和数量，了解肝脏是否在正常地工作。也就是说，通过观察眼睛的方方面面，比如说，眼周围、眼睛本身、眼睛的功能和眼睛的分泌物，可以清楚地知道我们的身体，尤其是血液和肝脏是否出现了健康问题。

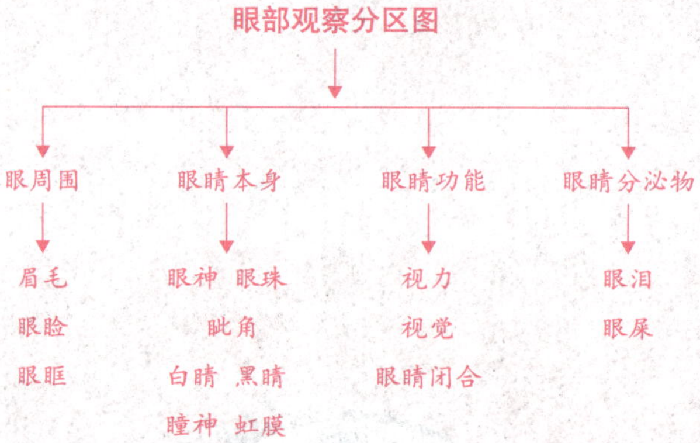

当体内血液的质量或数量降低时，我们的眼睛就无法完全发挥正常的运作机制，并有异样的感觉。而这些肩负重任的血液恰恰来自于有“血液储藏室”之称的肝脏。肝脏能够将来自身体各处的带有废物和毒素的血液集中并进行分解净化。当肝脏受损时，上述功能就不能很好地发挥作用，并且会非常明显地通过眼睛体现出来，如出现黑眼圈、皱纹、暗沉无光泽等。因此，当你感觉眼睛不舒服时，就应该注意血液和肝脏的健康问题了。

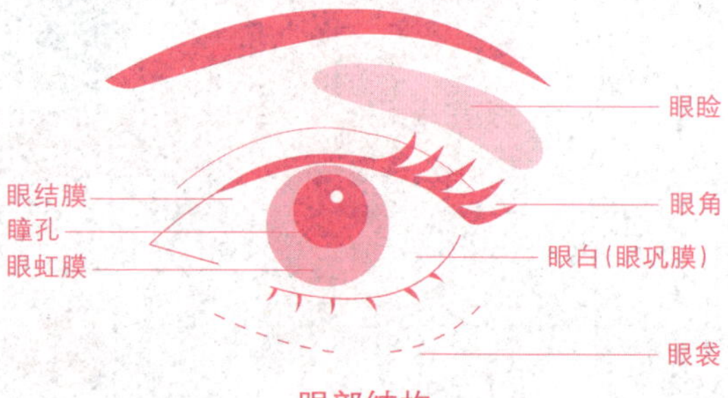

眼部结构

眉毛与体内气血盈亏

眉毛虽不属于五官的范畴，但是因为它位于眼睛的上部，具有保护眼睛的功能，所以，我们将它划入了眼周围区。

毛发与人体的气血状况有着比较紧密的关系，而眉毛又是毛发的一种，因此它与健康的关系也很密切。

中医认为，眉毛属于足太阳膀胱经，它依靠足太阳经的血气而盛衰。因此，观眉可知肺与肾的状况，可知阴阳气血是否盈亏。

小贴士

不可轻易拔眉

眉毛并非无用之物，眼睛若无眉毛遮挡，汗水和雨水就会直接流入眼内，刺激角膜和结膜，引起角膜炎和结膜炎，严重时可导致角膜溃疡。由于眉毛周围神经血管比较丰富，若常拔眉毛，易对神经血管产生不良刺激，使面部肌肉运动失调，从而出现疼痛、视物模糊或复视等症状，还有引发皮炎、毛囊炎的可能。此外，常拔眉毛，还会引起眼睑松弛、皱纹增多，影响外貌。

1. 眉毛淡疏无光泽，说明肾气虚弱，体弱多病。但不排除遗传因素。

2. 女性眉毛过于浓黑，可能与内分泌失调有关。

3. 眉毛黄而枯焦，稀少，体现在小儿身上则为肺气虚弱之象。一些营养不良的患者也会出现此相。

4. 40 岁以前眉毛就开始脱落为早衰之象，和肾虚、体内激素不平衡、营养不良或精神压力过大有关。

5. 眉下之皮肤如不清不红，则是体内有热之象。

6. 肺部的异常往往会表现在眉间的印堂穴上。肺气不足，印堂苍白；肺经有热，印堂发红；瘀血瘀滞，印堂青紫。

7. 麻风病会导致眉部皮肤肥厚，眉毛稀疏、脱落；此属风湿相承，又染热毒、气血瘀滞而成。

8. 甲状腺功能减退症及垂体前叶功能减退症患者眉毛往往脱落，并以眉的外侧最为明显。

9. 神经麻痹症患者，麻痹一侧的眉毛较低，单侧上睑下垂时，病变一侧的眉毛显得较高。

10. 斑秃患者，也有眉毛脱落症状。

11. 眉毛竖起，是危急的征兆；眉毛不时紧蹙，是疼痛疾病的表现。

眼睑水肿、黑眼圈、下眼袋、眼角皱纹

眼睑水肿、黑眼圈、下眼袋和眼角皱纹是眼睑经常出现的 4 种异常现象，有的是暂时性的，而有的则是长期形成的。造成这 4 种异常现象的原因可能是由于我们不良的生活习惯等外在原因，也可能是由于内脏失调、血液循环障碍等生理原因。通过这 4 种现象，我们可以判断出一个人的血液循环状况以及他的精神状态。

◆眼睑水肿

眼睑是全身皮肤最薄的地方，也是皮下组织最疏松的地方，所以很容易积

聚液体。上文讲过，脸部水肿是由多种原因造成的，其中有生理原因，也有病理原因，眼睑水肿也是如此。

生理性的眼睑水肿是正常的生理现象，随着时间的推移会自动消失。如睡前饮用了大量的水、睡觉时枕头过低、睡觉前流了大量的眼泪、睡眠不足或者睡眠时间过长等都会导致眼睑水肿。

病理性的眼睑水肿则是由内脏功能衰退而引起的，主要是由肾脏、肠胃以及心脏的功能失调而引起的。那么应怎么判断是哪一个脏器所引起的？这主要是看除了眼睑水肿外身体所出现的其他症状。如果出现下半身无力、口干舌燥、容易疲劳、排尿不顺或尿频等症状，则可能是因为肾脏功能失调而引起的；如果出现恶心、腹鸣、食欲不振等症状，则可能是因为肠胃不佳而引起的；如果出现心悸、胸闷、左肩酸痛等症状，则可能是因为心脏功能失调而引起的。

◆黑眼圈

眼睑及周围的皮肤呈现暗灰色被称为黑眼圈，也就是我们平常所说的“熊猫眼”。眼睛周围的皮肤是身体最薄弱的部位，血液很容易进入皮肤表面，所以说眼部皮肤是最能反映血液颜色的部位。当血液循环出现障碍时，就会使血质变差，从而使眼部皮肤的颜色加深，形成黑眼圈。

小贴士

快速去除黑眼圈

土豆敷眼：刮土豆皮，然后清洗，切厚片约2厘米。躺卧，将土豆片敷在眼上约5分钟，再用清水洗净。夜晚敷，更有助消除眼睛疲累和黑眼圈。土豆以大个的为佳，因为覆盖面较大。长芽的土豆不要用，因为有毒。

苹果敷眼：将苹果切片。紧闭眼睛，将苹果片放在眼袋位置。等待15分钟。用湿了水的棉花球轻拭眼睛。切开的苹果，若不希望其被氧化，可用盐水浸泡。

蜂粉、蜂皇浆敷眼：蜂粉1茶匙，蜂皇浆1茶匙，混合后在黑眼圈位置薄薄地敷上一层。1小时后以清水洗去。每天敷1次，1星期即可见效。

黑眼圈的形成，提示以下问题。

1. 摄取的肉类食物过多，精神压力过大，有抽烟、熬夜等不良生活习惯。

2. 睡眠不足，睡眠质量不佳，过度疲劳或性生活过度。

3. 肾脏功能失调。肾脏有支配泌尿及生殖器官的作用，当肾脏功能失调时，就会导致激素分泌失调，从而引起黑眼圈。

4. 上、下眼睑可以反映脾脏的健康状况，脾内的精气不足、气血两虚也会导致黑眼圈的发生。

大葱、生姜、大蒜、洋葱被称为“食疗四君子”，有改善末梢血液循环的功效，可以有效地改善黑眼圈。对于暂时性的黑眼圈，通过生理调理就可以改善；而对于长期眼圈发黑者，则要查找病因，对症下药，才能从根本上祛除黑眼圈。

◆下眼袋

下眼袋即下眼睑水肿。下眼袋是由于下眼睑的皮肤松弛，眶隔膜脱垂，以及眼轮匝肌的张力下降而形成的。眼袋是人体老化的标志，虽然不可避免，但是掌握它的病理病因，却可以预防它提早出现。

眼袋分为暂时性的和已经定型的两种。对于暂时出现的眼袋，通过日常的生活调理就可以缓解，而对于已经定型的眼袋，尤其是在中年以后出现的眼袋，则很难祛除。

眼袋也会受到血液循环的影响，产生眼睑水肿的原因如睡眠不足、睡前饮用了大量的水、枕头过低等不良的睡眠习惯同样会导致眼袋的出现；肾脏的功能衰退也是造成眼袋的主要原因；此外，长期从事文字或计算机等用眼过度的工作、眼镜的度数不合适、快速减肥等因素也会导致眼袋形成。

眼袋的出现虽然是一种必然的生理现象，但是我们可以延迟它的出现时间。比如保证充足的睡眠，养成良好的生活习惯，多吃如胡萝卜、番茄、马铃薯、豆类、动物肝脏等富含维生素 A 和维生素 B_2 的食物，适当做一些按摩促进血液循环等都可以有效预防眼袋的出现。如果是由于肾脏的功能衰退而引起的，则在调养的同时，还要注意改善肾脏功能。

◆眼角皱纹

由于眼睛周围的皮肤细腻薄弱，而眼睛又是重要的表情器官，人的喜怒哀乐都要通过它来表现，眼角的活动比较频繁，所以很容易出现皱纹。而且眼角的皱纹一旦形成，便很难祛除。

眼睛周围是比较容易产生皱纹的地方，其原因除了一些不良的生活习惯，如经常哭泣、喜欢皱眉、经常眯着眼睛看东西、总是挤眉弄眼等，还有一些皱纹是由于内脏失调以及血液循环障碍等原因而引起的。例如如果肝肾失调，就会使眼睛周围出现皱纹。

既然皱纹一旦形成就很难祛除，那么我们就要想办法预防皱纹的产生。首先要保持愉快的心情，克服不良的生活习惯；少吃高盐分的食物，以免增加眼睛的水肿感；做一些眼部按摩促进血液循环；同时，还要加强肝肾功能。

眼眶凹陷

随着年龄的增长，由于眼睛周围的脂肪萎缩，会使眼眶出现凹陷的现象。通常，中老年人比较容易出现眼眶凹陷的现象，年轻人和小孩则很少会出现。

解剖学对眼眶凹陷以及眼袋的形成是这样解释的：眼球位于眼眶的中央，由结缔组织将其悬挂在适当的位置。随着年龄的增长，结缔组织逐渐松弛，使眼球下沉，于是就出现了下眼袋和眼眶凹陷的现象。

眼眶凹陷的人看上去显得苍老、憔悴、没有精神，中医认为它是由于人体内大量缺水而造成的。人体内的水分随着年龄的增长会逐渐减少，由幼儿时期的占身体的 80%，到成年时期的 65%，等到老年的时候，就仅剩下 50%了。所以一般情况下，人到了中年就会开始出现眼眶凹陷的现象，而且随着年龄的增长，凹陷的程度也会加大。

我们可能都有这样的体会：当我们连续熬夜或者过度劳累的时候，一般都会有眼眶凹陷的状况发生。这是因为体内的能量消耗过多而造成的，不过这只是一种暂时现象，只要多休息，就可以调养过来。上面我们所讲的是一种正常的生理衰老现象，而有时候，眼眶凹陷也是由疾病而引起的。

小贴士

戴眼镜不会导致眼眶凹陷

我们很容易产生这样的错误认识：经常戴眼镜的人眼睛容易变形，眼眶容易凹陷。于是很多近视的人也不敢常戴眼镜，需要的时候戴，不需要的时候就摘掉，殊不知这样做对眼睛的危害更大，其实，戴眼镜并不会导致眼眶凹陷，相反，如果佩戴正确的话还有助于视力的恢复，对眼睛是有益的，只可惜大多数人都没能做到这一点。有些人则更喜欢戴隐形眼镜，而隐形眼镜如果戴不当，会引起发炎、过敏等不良反应。其实，不管是框架眼镜还是隐形眼镜，都不会造成眼眶凹陷，同样也不会造成眼睛变形。眼睛之所以会变形是因为镜片度数的增加导致眼球的前后径延长，由此出现了眼球变形，而眼眶也就会相对凹陷下去。由此可见，眼眶凹陷与是否戴眼镜以及戴眼镜的时间长短都没有关系，而是与近视的程度有关。

眼眶凹陷主要是由脱水引起的，有腹泻或是呕吐症状的人也可能会因为严重脱水而使眼眶凹陷。另外，一些比较严重的慢性病患者也会出现眼眶凹陷的现象，如结核病、糖尿病、肝病、晚期肿瘤等。

眼睑上的小痘痘和针眼

我们的眼睑上经常会出现小疙瘩，其中以脂肪粒和针眼最为常见。如果小疙瘩为白色，且无疼痛感，即为脂肪粒；如果小疙瘩红肿疼痛，且出现在眼睑边缘，则为针眼。

脂肪粒是由于体内囤积了多余的脂肪而形成的，它的出现很可能是在提醒我们体内的胆固醇已经过高，应该注意调养了；也有可能是我们使用的化妆品过于油腻，使皮脂堆积在眼睑上而形成的。对于脂肪粒，我们大可不必担心，只要少吃一些油腻的食物，多喝水，多吃蔬菜和

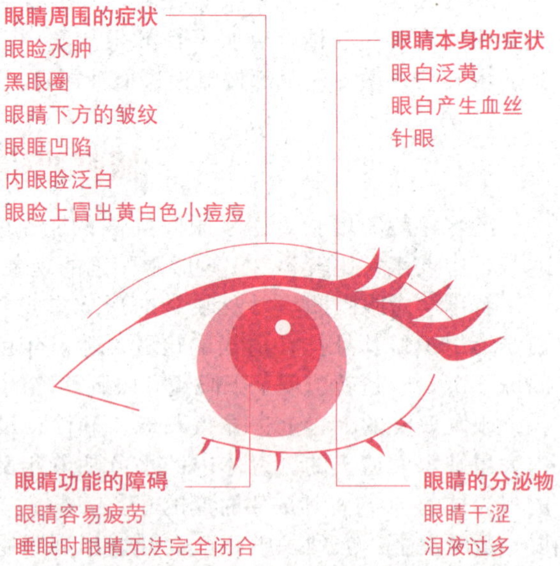

眼部容易出现的健康问题

水果，不要使用过油的化妆品并且注意日常的清洁就可以祛除了。

针眼又称为麦粒肿，是由细菌感染而引起的局部化脓发炎现象。出现针眼是自身免疫力衰退的一种表现，而且肠胃虚弱的人也容易出现针眼。因此要预防针眼的发生，就要从增强自身免疫力以及调节肠胃功能做起。如果针眼反复发作，还应该检查一下自己是否患上了糖尿病。

小贴士

针眼千万不能挤

由于针眼疼痛难忍，有的时候甚至会令人睁不开眼睛，所以有些人得了针眼后就想把它挤出来。事实上，这样做是很危险的。如果用力挤压针眼，可能会使含有大量细菌的脓性分泌物通过血液扩散到颅内，引发更严重的感染。尤其是在眼睑红肿有脓点的时候，更不能挤。由于眼睑的血管丰富，眼部静脉又与眼眶内静脉、面部静脉和颅内海绵窦相通，所以当用力挤压脓肿时，就会造成血液回流，使炎症扩散，引起并发症，严重者将危及生命。

由此可见，对于针眼，我们不能大意。虽然是小毛病，通过短期的治疗即可痊愈，但如果处理不当，也会危及生命。所以当有针眼出现的时候，一定要采取正确的方法进行治疗，千万不能贪图一时之快，用针挑或用手挤压，这样做都是很危险的。

此外，针眼还可能由以下几种原因引起：用眼过度，使眼睛过于疲劳，造成腺体开口堵塞；用眼不卫生使细菌入侵；由营养不良或者食物过敏而引起；沙眼、近视、远视、散光等视力问题也会引起针眼。

出现针眼后，我们一定要注意清洁，这样有助于减缓病情。一般来说，症状比较轻的针眼都可以在3～5天内痊愈。针眼可以通过冰敷、上消炎药水的方式来祛除，必要时也可以服用抗生素，如果比较严重，则要及时到医院进行治疗。

脂肪粒和针眼一般都发生在年轻人身上，而老年人如果眼睑上出现了小疙瘩，尤其是不红不痛的小疙瘩，则很可能是肿瘤的早期表现，一定要引起注意。随着时间的推移，这种肿瘤会慢慢长大，最后表面破溃流血，形成溃疡，成为恶性肿瘤。当发现眼睑上出现这种小疙瘩的时候，就应该马上到医院检查，以免耽误病情，错过治疗的最好时机。

大眼无神（眼神）

眼睛是心灵的窗口，而心灵又是眼神之源。我们通常会说某个人的眼睛炯炯有神，某个人的眼睛会说话等，这都是眼睛有神的象征。从一个人的眼神中，我们就可以很明显地看出他的健康状况以及精神状态。早在《灵枢·大惑论》中就有过这样的记载："五脏六腑之精气，皆上注于目而为之精……目者，心之使也；心者，神之舍也。"

正常人的眼睛应该是黑白分明、视野清晰、润泽有光、眼球滋润、不燥不湿的，并且能正常分泌泪液和眼屎。有这样眼神的人即使患病也很容易治愈。

每个人都希望有一双炯炯有神的大眼睛，其实即使是眼睛很大的人，也同样会出现眼睛无神的现象，这种现象我们称之为大眼无神。眼睛无神主要表现为眼巩膜颜色暗淡、黑睛色滞、白睛暗浊、眼中无光或者是浮光外露、视野模糊、失去神采等。

眼神分为有神、少神、无神、假神和神乱 5 种状态，除了眼睛有神是健康的征象外，其他 4 种都是身体不健康或者是精神状态不好的征象。

眼睛少神介于有神和无神之间，是比较常见的现象。此时人的精气轻度损伤，患病的程度较轻或处于恢复期。一般来说可能是由于以下几种原因造成的。

1. 由于失眠多梦、睡眠质量不佳、过度劳累等原因造成的精神状态不好，眼睛自然就会缺少神采。所以要拥有健康的眼神，适当的休息是必不可少的。

2. 由于心情抑郁、态度悲观消极而造成的。这样的人往往觉得生活没有目标，比较迷茫。一个心情不佳的人，其眼睛也不会显得神采奕奕。所以平常一定要多培养自己的兴趣爱好，让生活充实起来，积极面对工作和生活，这样你就会觉得生活是充满阳光的，人也会比以前快乐，眼睛自然会亮起来。

3. 近视。一般近视的人眼睛都不是很有神，这是因为眼球不经常转动，久而久之就会使眼睛看起来比较呆滞，自然也就无神，所以近视的朋友平常一定要多转动眼球。

4. 由于眼睛与肝脏存在对应关系，肝开窍于眼，因此眼睛少神也可能与肝脏的健康有关。

眼睛无神说明精气已经大伤，而且病得比较严重，是内脏功能衰败的表现。如果病重的患者忽然出现眼睛有神的现象，千万不要高兴，因为这只是精神暂时好转的一种假象，是生命将竭的预兆。这时的眼神称为假神，是生命枯竭前的一种假象。所以古人也称之为“残灯复明”“回光返照”。而神乱则多见于精神失常、神志不清的患者。

金鱼眼（眼球）

眼球突起如金鱼状的眼睛就叫作金鱼眼。一般的金鱼眼都是先天遗传的，但是也有一些是后天形成的。例如一些不良的生活习惯会造成眼睛水肿，出现暂时的金鱼眼，短时间内便会自动消失。还有一些金鱼眼是由疾病引起的。

小贴士

有金鱼眼的人不宜做双眼皮

有金鱼眼的人不适合做双眼皮。这是因为金鱼眼的人眼球本来就是向外突起的，如果做了双眼皮，眼睛就突得更厉害了，反倒显得更加难看。所以有金鱼眼的朋友最好还是不要去做双眼皮。

金鱼眼可能与以下几种情况有关。

1. 睡觉前喝了大量的水，引起眼睛水肿。

2. 由近视引起。前文讲过，近视程度过深会使得眼球的前后径延长，从而出现眼球突起的现象。

3. 卸妆油过于油腻又没有清洗干净，从而使肌肤外面的油分堆积，阻碍了肌肤内水分的正常流动，造成水分堆积，出现金鱼眼。

4. 由颈椎病引起。颈椎的病变会影响到眼部淋巴液的循环，造成眼睛充水的现象。

5. 由肾脏病变引起。由此引起的水肿持续的时间比较长，一般都要持续1周左右，这很可能是由于慢性肾炎而引起的，因为肾部积水同时也会造成眼部积水。

只有掌握了病因，才能对症下药。如果并非先天遗传，而是后天因素造成的，金鱼眼一般都是可以改善的。

金鱼眼一般对人体没有太大的危害。但是眼球的很多异象可能是在向我们敲警钟，在此，我们也很有必要了解一下。

- 单眼球突起：一般是局部炎症或眼眶内有占位性病变的表现。据统计，有将近一半的此类症状都是由颅内疾患所引起的，且大多数都是脑部肿瘤。
- 双眼球突起：如果同时出现心慌易怒、急躁乏力、甲状腺肿大等症状，则是甲状腺功能亢进症的表现。另外，高血压、白血病、血友病等也会出现双眼球突起的现象。
- 眼球凹陷：多见于比较严重的疾病，如癌症晚期、痢疾、严重的糖尿病等。眼球凹陷一般是伤津脱液的征象，如果只是轻微的凹陷，还有治愈的机会，如果是深度凹陷，则是脏腑精气衰竭的征象，很难救治。
- 眼球震荡：这可能是肝脏病变的表现，也可能出现在中耳癌患者的身上。
- 眼球干燥：一般是由于缺乏维生素A而引起的，可导致夜盲症。
- 眼球有血丝：如果同时出现对阳光敏感、血压高等症状，则是结膜炎的表现。
- 眼球泛红：一般是由于肝脏负担过重而引起的，要减少肉类食物的摄取。
- 眼球肿胀、充血：一般是由肾结石引起的，糖和水果食用过量的人也可能出现这种现象。

内眼睑泛白

内眼睑位于眼睑的里面，如果不用手翻，我们平常很少注意到它的变化。其实内眼睑与我们的健康也是密不可分的，尤其是它可以反映出我们体内的血液状况，通过观察内眼睑的颜色，我们可以看出体内的血液是否充足。

正常的内眼睑一般为鲜红色，而且光泽透亮。当内眼睑的颜色变浅、开始泛白的时候，则说明已经有了贫血的倾向，要赶紧调养。

小贴士

贫血的人不宜喝茶

喝茶对身体健康的人来说确实是有益的，但是对贫血的人来说却是弊大于利，而且多喝茶尤其是浓茶还会导致贫血症状的加重。这是因为食物中的铁只有被转化为低价铁后才能被人体吸收，而茶叶中含有大量的鞣酸，容易与低价铁结合，形成一种不溶解的鞣酸，阻碍铁的吸收，使身体缺铁，由此使得贫血更加严重。据研究表明，吃正餐的时候喝茶会使铁的吸收量减少60%之多。所以贫血的人最好不要喝茶，可以喝一些果汁来代替，以促进铁的吸收。

血红蛋白含量与内眼睑颜色对照表

血红蛋白含量	内眼睑颜色
11克以上	颜色鲜红且光泽透亮
9～10克	颜色鲜红，但光泽感和透亮度都欠佳
8～9克	颜色红而不鲜，缺乏光泽和透亮感
7～8克	颜色淡红夹带泛白，稍有光泽
6～7克	颜色微红泛白，几乎没有光泽感和透亮度
5克以下	颜色苍白，无光泽感和透明度

我们通常所说的贫血，指的是红细胞周围的血液中血红蛋白的含量低于标准值。而关于这个标准值，世界各国又略有不同。在世界卫生组织公布的贫血标准中，将成年男子血红蛋白低于13克、成年女子血红蛋白低于12克的划入贫血的行列。而我国则将成年男子血红蛋白低于12克、成年女子血红蛋白低于11克作为贫血的标准。

内眼睑所表现出来的颜色主要是黏膜上的血管颜色。当贫血的时候，人全身的血液量不足，通过内眼睑的血管的血液也会随之减少，从而出现内眼睑泛白的现象。而贫血又有轻微贫血、中度贫血和严重贫血之分。贫血的程度不同，内眼睑所表现出来的颜色也是不同的。

贫血可能是由多方面原因引起的，比如说缺铁、大量出血、造血功能障碍等都会出现贫血的症状。除了造血功能障碍外，其他的贫血都可以通过调理来改善，其中最重要的就是要补充营养，多吃一些动物肝脏、蛋黄、木耳、紫菜、黑芝麻、菠菜、萝卜干等富含铁质的食物。

一般来说，贫血不太容易察觉，这是因为身体会逐渐习惯并适应血液不足的状态。当你自己感觉到贫血的时候，一般都已经比较严重了。所以我们平时要多照镜子，看看自己的内眼睑有什么变化，以便能及时了解自己的血液状况。

两眦异常

两眦（通称眼角），就是内外两个眦角，是上下眼睑的内外侧接合处。正常人内眦角稍大于外眦角，两眦局部血脉红润、泪窍通畅，而且没有异常的分泌物出现。但是，两眦也经常会出现一些异常现象。由于两眦属心，所以通过两眦的异常表现可以看出心脏的健康状况。

两眦的一些异常反应很可能预示着以下健康状况。

● 外眦有较粗大的血管弯曲且色深：出现这种现象，说明有头晕、失眠、心律不齐的倾向。

● 内眦的睛明穴处出现漏睛疮：漏睛疮表现为红肿热痛，触之有小粒样的硬结，是一种化腐溃脓的眼病。出现这种情况大多是风热邪毒所致，此为心火内炽的表现。

● 外眦的三角区有钩状或螺旋状的血管且色深：这种现象如出现在女子身上，大多是子宫肌瘤的征象，如出现在男子身上，则是前列腺炎的征兆。

● 眦漏证：有称为漏睛。患此病的人经常流泪，当按压眦部或者是冲洗泪道的时候，泪液就会与脓液混杂着自泪窍溢出。有这种病症的人多是因椒疮日久及心热上承而引起的。

● 外眦线状充血：这是贫血的信号。

● 大眦漏：大眦漏是指由于眦部的疮口溃破，且久不收口，使眦部经常流脓水的现象，大多是因心火上播或气血不足所致。

● 小儿目眦赤红且眼泪汪汪：此多为麻疹初期的症状。

● 泪囊出血：多为阳明热毒上攻所致。

● 内眦呈粉红色或白色：如是女性，且出现晶状体浑浊和瞳孔放大的现象，则是月经错后的征象。

● 内眦有波纹状伸向角膜的深色血管：这是顽固性便秘的信号。

● 外眦充血：若同时伴有伸向虹膜的红色螺旋状血管，则是忧虑症的征象。

知识链接

中医望诊中的五轮

五轮是观察眼睛的望诊方法，是古代医家经过长期的临床实践而总结出来的。五轮学说是将眼分为五轮，分属五脏，通过观察眼部五轮的变化，来判断五脏的变化，从而了解全身的疾病情况。

在五轮学说中，将眼部分为黑睛、白睛、瞳仁、眼睑和两眦。这五轮又分别对应五脏，其对应关系如下。

风轮 →	黑睛 →	肝脏
气轮 →	白睛 →	肺
水轮 →	瞳仁 →	肾脏
肉轮 →	眼睑 →	脾
血轮 →	两眦 →	心脏

● 内眦有赘肉：如果肉质是黄白色的，且已经伸向角膜，则是肝郁气滞的征象。

● 两眦发青：出现这种状况，有可能是肝功能障碍所致。

白睛和黑睛

白睛和黑睛是眼睛的重要组成部分，也是我们观眼测健康的重要标准。通过观察白睛和黑睛所表现出来的异常，就可以判断内在的疾病。由于在五轮学中白睛与黑睛分别属肺和肝，因此它们所表现出来的异常也大多与肺和肝有关。此外，通过观察白睛和黑睛的状况，也可以看出一个人的精神状态和健康状况。

正常的白睛是洁白光亮的，而且没有杂色，如果出现了杂色或斑点，就有可能是疾病的表现。

白睛的异常状况及其所对应的病症如下。

● 白睛产生血丝。一般是由于用眼过度，使血液循环不畅而导致的。或者是因为肝脏过度劳累，使眼部的微血管扩张造成的。

● 白睛泛黄。可能是由于肝胆出现了功能障碍，使胆汁流到血液中而形成的。

● 白睛呈蓝白色。多为血虚所致，常见于孕妇和小孩。

● 白睛呈青色。多为肝病所致。

● 白睛颜色苍白。可能是由于肺气虚而引起的。

● 白睛有膜状物，血络密集，向黑睛发展较快。这是肝肺火盛的表现。

● 白睛有膜状物，血络稀疏，向黑睛发展较慢。这是肺阴不足的表现。

● 白睛的表层出现灰白色的小泡。一般是肺火上攻或气郁血滞而造成的。

● 白睛上出现半透明的白色小泡样隆起。多由风热痰饮，气血失和而致。

● 白睛浅层水肿。如伴有眼睑水肿，则多为脾肾虚弱的表现，如只是眦部水肿，则可能是由针眼引起的。

● 白睛上的小血管顶端和旁边出现蓝色、青黑色或紫褐色的圆形斑点。出现此症状说明体内有蛔虫。

● 白睛呈现暗灰色。一般是肝病、肺结核等病症痊愈后留下的痕迹。

● 白睛下正中有静脉怒张。如呈现青色，则可能是胃癌的先兆，如呈现红色，则是胃及十二指肠溃疡严重化的征象。

● 白睛有“U”形的毛细血管扩张。可能是肠、胃、肝等疾病恶变的先兆。

● 白睛上方出现呈“一”字形的毛细血管。可能是肝、胃、肠恶变的信号。

● 白睛下方有分叉的血管。这是长期患有内痔的表现。

● 白睛发红。一般是由脑内伤而引起的。

● 白睛出现血片。这是动脉硬化的征象。

● 白睛出现红点。可能是糖尿病的征象。

● 白睛出现绿点。可能是肠梗死的早期表现。

同样，如果黑睛的周围出现一些异常现象，也可能是某种疾病的信号。黑睛的异常及其所对应的病症如下。

● 黑睛的周围有点状或圆形的灰白色浑浊出现。如果同时还伴有眼痛、流泪、畏光等症状，则是角膜炎的表现。

● 黑睛的周围出现金绿色的带状圆圈。这是体内的微量元素铜积累过多的信号。铜积累过多会使脑组织及神经发生病变，甚至发生急性或亚急性肝坏死，从而危及生命，所以对于这种现象的出现，一定要给予高度的重视。

● 黑睛的周围出现一条灰白色的带状圆圈。这是由于含有胆固醇的类脂质沉淀于角膜基质层内而形成的，多见于老年人，一般与高血压、动脉硬化及高胆固醇血症有关。如果中青年出现此现象，则说明可能是已经患上了早期的动脉粥样硬化或高胆固醇血症。

● 黑睛上有一个或多个疱疹同时存在。一般为结核感染的变态反应，多见于体质较弱、营养不良者，也可见于有结核的儿童。

● 黑睛出现较大的紫色斑块。这是脑出血留下的痕迹，出现此现象的人一般都曾患过脑出血，如出现在左眼，表明原来的出血点在左脑，如出现在右眼，则表明原来的出血点在右脑。

● 黑睛边沿如钟表 7 点处有一个点状的凹陷。这是慢性阑尾炎的信号。

● 黑睛下方有雾状的灰色。这是长期熬夜和大量吸烟所致，如不及时调养，则有可能诱发脑血管疾病。

● 黑睛的外下方如钟表 4～5 点处有一个黑色亮点。这是肾盂肾炎或膀胱炎的信号。

瞳孔散大

瞳孔也叫作瞳仁，是虹膜中央的开孔，是光线进入眼内的通道。正常的瞳孔为圆形，两侧等大，黑亮清澈。正常人的瞳孔大约为 2.5 毫米，并可以随着光线的强弱而缩小或扩大。如果瞳孔的颜色或大小出现异常，可能是身体患病的表现。通过观察瞳孔的变化，我们就可以了解身体的病理变化，更好地把握病情。

在瞳孔周围呈辐射状排列的平滑肌为瞳孔扩大肌，呈环形走向的平滑肌为瞳孔括约肌。当瞳孔扩大肌收缩或者是瞳孔括约肌受损的时候，就会使瞳孔散大。在正常情况下，当光线较弱的时候，瞳孔就会散大。而有些时候瞳孔散大则是由疾病造成的。如颅脑外伤、脑血管病、重症乙型脑炎、化脓性脑膜炎、眼外伤、青光眼、颈交感神经受到刺激、视神经萎缩等病症都会引起瞳孔散大。

瞳孔散大的眼睛看起来都无神或少神，对光的反射也比较迟钝甚至会消失。我们可以通过观察病人的瞳孔是否散大来判断其病情的严重程度。我们经常会看到一些突然晕倒的人，这时候观察他的瞳孔，如果瞳孔没有散大，就说明有神，病人病得较轻，比较容易治疗；相反，如果瞳孔已经散大，则说明病人的病情较重，不容易治疗。

除了瞳孔散大，有些瞳孔异常也是疾病的象征。

● 瞳孔缩小：可能是由虹膜睫状体炎、酒精中毒、安眠药中毒、有机磷中毒以及脑桥肿瘤和脑桥出血等病症引起的。此外，糖尿病患者通常也会有瞳孔缩小的现象。如果出现针尖样的瞳孔，则可能是由吗啡中毒而引起的。

● 两侧瞳孔大小不等：颅内病变的征象，可能是由于脑出血、脑肿瘤、脑动脉血栓等病症引起的。如瞳孔不仅大小不等，而且还变化不定，则可能是由于中枢神经和虹膜的神经出现支配障碍而引起的。

● 两侧瞳孔极端不同或瞳孔不呈圆形：可能是脊髓痨核、脑脊髓梅毒的征象。

● 黑蒙猫眼：如果用手电筒或是灯光照射瞳孔，发现眼底深处有一种像夜间猫眼的黄光反射，这种现象就被称为“黑蒙猫眼”。出现这种现象大多是由于视网膜细胞瘤而造成的。多见于七八岁以下的儿童，一般为先天遗传病，如不及时治疗会危及生命。

● 瞳孔发白：一般是由青光眼、白内障、高度近视、虹膜睫状体炎、糖尿病或外伤而引起的。

● 瞳孔发红：一般是由眼外伤或眼内疾患而引起的。

● 瞳孔发青：这是由于角膜发生水肿或是眼内的改变造成的，是青光眼的表现。出现青光眼要及时进行治疗，否则就会有失明的危险。青光眼与肝脏功能异常密切相关，所以平时多注意保护肝脏对预防青光眼有很好的预防和治疗功效。

知识链接

瞳孔的大小除了随光线的强弱变化外，还与年龄大小、屈光、生理状态等因素有关。

一般来说，老年人瞳孔较小，而幼儿时期至成年时期人的瞳孔较大，尤其在青春期时瞳孔最大。近视眼患者的瞳孔大于远视眼患者。情绪紧张、激动时瞳孔会开大，深呼吸、进行脑力劳动、睡眠时瞳孔就缩小。

虹膜炎

虹膜属黑睛的一部分，是瞳孔周围的一圈含有色素的环形薄膜，人眼球的颜色就是通过虹膜表现出来的。虹膜的颜色因人种和肤色的不同而有所差异，黄种人的虹膜多为棕色。虹膜有两层（前层为虹膜基质，后层是两层色素上皮细胞）和两区（瞳孔区和睫状区），前文所讲的调节瞳孔收缩的两种平滑肌就位于虹膜中。

虹膜炎是眼科急症之一，是病菌侵入虹膜组织所引起的色素层炎症反应，至于发病的原因，至今还没有一个明确的说法，但大多与自身免疫力有关。虹膜炎大多为双侧发病，有白睛变红，眼睛疼痛，畏光流泪，视力下降等症状出现。虹膜炎是一种比较严重的眼病，且发展迅速，愈后也很容易复发。所以当发现眼睛发红并疼痛的时候一定要立即到医院检查，以免耽误了治疗。如果治疗不及时，就会使瞳孔粘连并闭锁，从而导致失明。

小贴士

戴隐形眼镜要慎防虹膜炎

很多近视的人都喜欢戴隐形眼镜。隐形眼镜作为一种高科技产品，虽然有很多优点，但是如果使用不当，也会引发多种眼部疾病，包括虹膜炎、角膜炎等常见病。虽然目前对于引发虹膜炎的原因还不十分清楚，但我们都知道它是一种自身免疫性疾病，与细菌的感染有关。所以在戴隐形眼镜的时候，一定要注意用眼卫生，以免引发感染。如洗脸的时候要把眼镜摘掉，镜片要经常清洗，而且不要长时间戴着，要给眼睛休息和呼吸的时间等。

通常所见的虹膜炎都比较轻，如果治疗及时，是完全可以治愈的。但是不要因为病症较轻就不去治疗。有些人往往错误地将虹膜炎和红眼病混为一谈，因为虹膜炎和红眼病的前期症状很相似，于是就把虹膜炎当成红眼病来治，结果不仅耽误了治疗，还引发了多种并发症。其实两者是有明显的区别的：红眼病有大量的眼屎而虹膜炎没有；红眼病造成的发红比较轻，而虹膜炎却很重，只要细心观察就很容易将此二者区别开来。

虹膜炎属于虹膜本身的疾病，而虹膜出现的一些异常也可以反映出身体其他部位的疾病。因为虹膜是中枢神经的重要部分，上面布满了各种器官的感受体，所以中医上常把虹膜称为内脏疾病的观测站，即通过观察虹膜的变化来检视内脏健康。虹膜的上方代表心脏，下方代表肝脏，侧面代表肺，环绕其周围的圆环代表肠胃。通过观察相应部位的异常变化，就可以判断出内脏的病变情况。

- 神经圈：靠近虹膜外周边缘出现的1～2个白色的不完整的圆圈。一般是由于精神紧张、焦虑、恐惧等引起的。
- 左眼的虹膜上出现同心环：心脏异常的表现。
- 虹膜的圆环出现凹点：可能是消化道溃疡的征兆。
- 虹膜的侧面出现凹点：可能是肺出现了病变。
- 虹膜上出现大小不等的苍白区：这是急性炎症的征象。
- 虹膜上出现颜色不同的分散小点：可能是风湿所引起的。
- 虹膜上出现褐色的斑点：多是小儿肠内有蛔虫的表现。
- 虹膜上出现十分明显的斑点：表明某个伴有疼痛感的疾病存在，如心绞痛、胆囊炎、十二指肠溃疡等。

此外，通过虹膜的缺损程度我们还可以看出疾病的轻重。如缺损较浅，呈浅黑色，则说明病得较轻。如缺损较深，呈深黑色，则说明病得较重。而且虹膜与身体有着交叉对应的关系。如左眼虹膜异常，则病症在右半身；右眼虹膜异常，则病症在左半身。

视力障碍

视力指的就是眼睛辨认物体形状的能力。当人辨认物体形状的能力下降时，就被称为视力障碍。视力衰退、近视、弱视、远视、视物不清等都属于视力障碍。视力障碍一般是由眼病或身体内的其他疾病引起的，与体内的血液循环以及人体的健康有关。

常见的视力障碍及其原因对照表

视力障碍现象	原因
视远物模糊而近物清晰（近视）	可能是过度劳累所致，也可能是先天性的肝肾虚弱、精血不足而导致的
视远物比近物清晰（远视）	这是阴阳两衰、阳不生阴造成的
成年后视力无故下降，且无法矫正（弱视）	可能是精神病的先兆
看东西时眼睛睁不开	眼睛过度疲劳的表现
中老年人视远物清晰，近物模糊（老花眼）	肾精亏减所致
眼内干涩，视物不清	这是肝肾阴虚或肝血不足的表现
视暗处的物体较清晰，而亮处的物体模糊（黑夜睛明）	多为肝肾精亏或肾水不足所致
视亮处的物体清晰，而视暗处的物体模糊（夜盲）	此为脾胃虚弱、肝血不足或肝肾亏虚所致
突然出现眼前发黑、视物不清，数秒后可恢复（一时性黑蒙现象）	大脑的后动脉发生栓塞，可能是中风的前兆

除了众所周知的用眼卫生外，还有很多因素可以造成视力障碍。例如司机的视力随着时间的推移，都会有不同程度的下降，这是因为司机在开车的过程中，精神高度集中，眼睛的工作强度比较大。而且据有关调查显示，车速也是使视力下降的原因之一。一般来说，车速越快，视力下降得就越多。

知识链接

弱　视

弱视为不明原因的远近视力下降，戴上矫正眼镜也达不到正常视力，这对成人来说，可能是精神病的早期警示信号。因为精神病患者常伴有严重的视力障碍，若要他们把所看到的东西在大脑中组成图像或归笼成信息是很困难的，他们往往对周围事物的存在和差异分辨不清，因此他们常常表现得目光呆滞，对周围事物视而不见，甚至有的精神病患者对将要危及自己生命的现象也不能觉察，这大多与视力障碍有关。美国两位眼科专家在对纽约市的48名精神病患者进行检查时发现，在最为严重的精神病患者中，66%出现严重的视力障碍，而健康人群中只有9%的人出现视力障碍。长期患精神病的人，视力障碍十分严重。

噪声也可以造成视力障碍。这是因为噪声在作用于听觉器官的同时还作用于视觉器官，从而导致视力障碍。另外，吸烟会使血浆中维持晶状体的营养物质流失，从而造成视力障碍。长期大量吸烟很容易引起中毒性视神经病变，而因此丧失的视力将很难恢复。

在日常的生活中，我们还要多注意饮食。人在缺硒的时候，也可能会出现视力障碍。所以我们平常要多吃一些诸如动物内脏、鱼虾、蛋黄、香菇、木耳等含硒较多的食物。

视觉异常

正常情况下，在我们的视力范围内，物体的颜色和形状应该是清晰明了的，如果出现视物变形、视野缺损、幻视、色盲等症状，则表示我们的视觉出现了异常。视觉异常通常都是由相应的疾病所引起的。

● 视物变形：视物变形指看到的物体与实际不符。比如将大物看成小物，将小物看成大物，将直线看成曲线，将方看成圆等，有的人还会产生幻觉，把有说成无。出现这种现象的多为中老年人，可能是中心性浆液视网膜脉络膜病变的表现，也可能是高血压或动脉粥样硬化的表现。

● 视野缺损：如果缺损出现在视野的边界，则可能是神经萎缩的征象；如缺损出现在鼻侧，则是青光眼的征象；如出现扇形缺损，则是视网膜动脉血栓的表现。

● 斜视：斜视指视线的方向改变，分为内斜（对眼）和外斜。如果是小孩出现的对眼则无须担心，长大后会自然恢复正常。如果成人出现内斜，则有可能是高血压的征象。如果双眼球都有内斜现象，则可能是脑出血的先兆；单眼外斜，一般多见于糖尿病患者；如双眼外斜，则可能是癌症或一氧化碳中毒的表现。

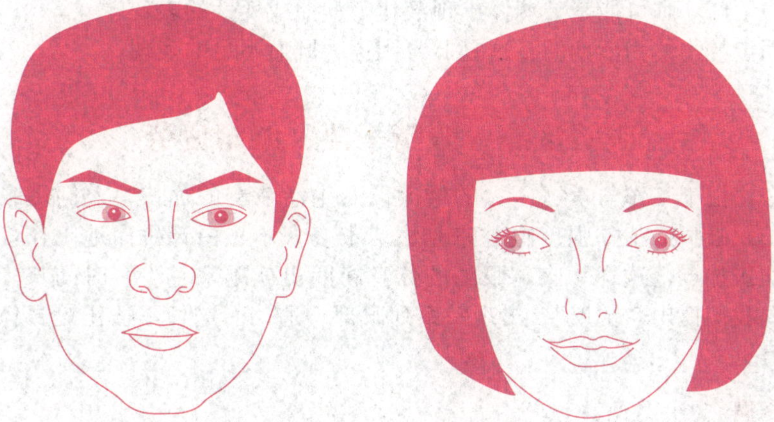

左图中的人患了内斜视，即对眼，表现为向前看时，一眼或两眼的瞳孔偏向鼻侧；右图中的人患了外斜视（斜白眼），表现为一眼的瞳孔移到外眼角。

● 复视：复视指看物体呈双影，且双影无法重叠。主要是由眼外肌麻痹引起的，此外，肝肾虚弱、气血不足也会导致复视的发生。出现复视，很可能还是脑部肿瘤的信号。

● 幻视：在意识清醒的情况下，出现一些虚幻的形象，即为幻视。大多是由脑部病变而引起的，常见于精神病患者。正常人在极度疲劳、极度恐惧或长期孤独的时候也可能会出现幻视。

● 光视：在暗处感到有闪光、星火或光环在晃动，即使闭眼也不会消失。可能是机体发生循环虚脱的前兆。

● 虹视：看灯光的时候产生彩色光圈围绕在灯光周围的错觉。青光眼的患者会出现这种现象。另外，眼部有炎症或者是长期接触短波光线的人也会出现虹视现象。

● 黄视：看东西的时候模糊发黄。可能是一氧化碳或药物中毒而引起的，肝肾的阴精亏损也会导致黄视，这表示体内某处可能存在出血的现象，应及时到医院检查。

● 绿视：看所有的物体都发绿。可能是癫痫的早期信号，也可能是心率失常的患者采用乙胺碘呋铜治疗或用洋地黄过量，因为中毒而出现的绿视，但这种情况会在停药或解毒后自动消失。

● 紫视：看东西都是紫色的。视网膜脉络膜炎的患者常出现此现象，也可能是服用或注射大麻中毒的早期表现。

● 色盲：先天性的视觉障碍，分辨不清颜色。一般是由于视网膜上缺乏负责某种颜色的视锥细胞或负责传递某种颜色的神经发生障碍而导致的，是肝肾阴虚、精血不能上承的表现；如果不是先天遗传，出现视无色物体为有色的现象，则多是由于大量服用某种特殊药物而造成的。

● 飞蚊症：感到眼前有小黑点或小黑虫飞过，且跟随眼睛转动。若同时还伴有视力下降，则可能是玻璃体出现液化、浑浊或变性的表现。

视固定的物体为活动的：这是肝肾阴虚、肝血不足的表现。

眼睛疼痛、眼睛干涩、眼睛疲劳

如今，由于工作与学习压力的增大以及生活节奏的加快，人们用眼的时间越来越长，眼睛的工作强度也越来越大。很多人不止白天拼命地工作，到了晚上也是加班加点，这样一来，眼睛的休息时间也就越来越少，时间长了，眼睛自然会向我们提出“抗议”，出现一系列眼部不适。而这种不适正是身体健康的报警信号。

◆眼睛疼痛

眼睛疼痛可能是由很多因素造成的，我们要根据疼痛的部位、疼痛的程度以及伴随的其他症状进行判断。

如果是眼睑疼痛，多是由炎症引起的。如果是眼球疼痛，则可根据疼痛的程度不同来判断具体的病症，如干痛、磨痛的一般为结膜炎；隐痛、胀痛、剧痛的一般为青光眼；酸痛、隐痛、胀痛的一般为屈光不正；剧烈刺痛的一般为电光性眼炎；急性虹膜炎、眼内炎、全眼炎等一般都表现为剧痛。如果是眼眶疼痛，则多见于眶骨膜炎、眶上神经痛等病症。如果眼球转动时出现疼痛，则一般是由急性视神经炎所致。

眼睛的疼痛可以反映身体内部的变化。如果忽然出现眼睛疼痛，遇冷得到缓解，按压会疼得更厉害，这是热证实证；相反，如果疼痛缓慢发生，遇热得到缓解，且按压可以减轻疼痛，则是寒证虚证。眼部隐痛且病情轻微的，是气血不足，血不养目的表现；眼部红赤疼痛且畏光的，是肝胆火盛的表现。另外，感冒、发烧、头痛、眼睛疲劳等也会造成眼睛疼痛。

◆眼睛干涩

在长时间用眼或者天气干燥的情况下，一般都会出现眼睛干涩的现象，但如果长时间干涩，那么就有可能导致干眼症。干眼症的患者不仅眼睛干涩，而且还会有模糊、刺痛的症状出现。

眼球是靠泪液来滋润的，每眨一次眼睛，就会分泌出一定的泪液来滋润眼球。泪液分泌过少或者泪液挥发过快都会引起干眼症。如果我们长时间看电视、看电脑、开车，会使眨眼的次数减少，泪液蒸发加快，从而使眼睛变得干涩。泪液分泌不足时，也会导致干眼症。泪液的主要成分是水、油脂、蛋白质和氧，当这些成分供应不足时，就会使泪液分泌减少，从而形成干眼症。所以，我们一定要注意营养，保证泪液的正常分泌。另外，在我们对着电脑工作的时候，要注意每隔一段时间就眨眨眼睛，以保持泪液分泌充足，预防干眼症。

◆眼睛疲劳

眼睛疲劳是每个人都可能出现的一种现象，用眼过度或者是不注意正确的姿势和光线，都会产生眼睛疲劳的现象。只要在生活中注意正确的用眼习惯，一般的眼睛疲劳都可以得到有效的缓解，但有些眼睛疲劳却是内脏健康的警报。

肝开窍于眼，如果你的眼睛特别容易疲劳，说明你的肝脏功能比较虚弱。西医理论中也曾经提到过，当肝脏出现功能障碍时，也会引起眼睛疲劳等症状。因为眼的营养都是由肝来供应的，如果肝比较虚弱，那么眼睛也就得不到充足的营养，所以就会容易疲劳。同样，当睡眠不足的时候，肝脏得不到充分的休息，也会造成眼睛供血不足，使眼睛容易疲劳。

当我们经常感到眼睛疲劳的时候一定要注意保护肝脏。尽管这个时候你的检查报告可能会告诉你肝脏功能完全正常，但是如果等到检查出异常的时候再来保护肝脏可能为时已晚，因为那时你的肝细胞已经受到损害了。

知识链接

眼睛疲劳的形成原因

在正常情况下，人眼眶内的泪水会形成一层膜，覆盖在角膜和结膜的表面，称为泪膜。人每次眨眼之后，都能形成一层泪膜，可以保持眼睛湿润和舒服，因此不易产生眼干、眼睛疲劳等症状。但如果长期盯着一个目标（如用电脑、看书），眨眼反射比较少，不能及时形成泪膜，就会导致眼表面干涩，引起视疲劳。眼药水并不能根治眼睛疲劳，但确实能缓解疲劳症状。眼贴则方便实用，比较适用于高强度用眼人群。

睡觉时眼睛无法闭合

我们经常看到有些人睡觉的时候半睁着眼，你可能很奇怪为什么他们在睡觉时不闭上眼睛。其实不是他们不想闭，而是根本就闭不上。睡觉的时候眼睛无法闭合或闭合不全，就像兔子的眼睛一样，这种症状称为兔眼症。

正常人睡觉的时候眼睛可以闭合，是因为眼轮匝肌收缩正常，而支配它的面神经也没有异常出现。如果它们的功能受到影响，就会出现眼睛无法闭合或闭合不全的现象。比较轻的一般不会影响健康，严重者则会有其他的不适出现，甚至会影响视力，导致失明。所以有兔眼症而且有其他眼部不适的人一定要到医院检查，不可忽视。

小贴士

去眼袋手术可能导致眼睛无法闭合

去眼袋手术的出现受到了很多人的欢迎，但是一旦手术失败，其后果是非常严重的。如果在缝合的时候，剪掉了过多的皮肤，那么当皮肤变得松弛的时候，就会造成眼睛外翻，出现晚上睡觉时眼睛无法闭合的现象。久而久之，还会诱发结膜炎、干眼症、角膜炎等多种眼部疾病。另外，由于技术有限，现在很多去眼袋手术都将代表眼部轮廓的眼台也给去除了，这会导致人的容貌失真、眼神发死的可怕后果。所以在没有确定手术的安全性时，不能贸然做去眼袋手术。

一般的兔眼症都比较轻微，并没有炎症反应，这样的人要多注意补充营养，因为这很可能是由肠胃虚弱引起的。肠胃虚弱的人都会出现肌肉衰弱的现象，如果肌肉衰弱，就会影响眼匝轮肌的功能，从而使眼睛闭合不全。有这种症状的人由于营养不良一般也都有贫血的症状。儿童如果出现眼睛闭合不全的现象，则多是脾胃虚弱的表现，应该多注意饮食，少吃生冷、不易消化的食物。

兔眼症也可能是由以下几种原因造成的。

- 面神经麻痹。面神经麻痹会直接影响眼匝轮肌，导致眼睛闭合不全。这可能是由外伤、肿瘤或感染等引起的。
- 瘢痕收缩。可能是眼睑外伤，烧、烫伤或化学烧伤等引起的瘢痕收缩，由此导致眼睛闭合不全。

● 显著突眼。由于眼球向前方突起，超出了正常眼睑所能遮盖的范围，致使眼睛闭合不全。多见于眼窝肿瘤、甲状腺突眼症等病症。

● 角膜失去知觉。由于角膜失去知觉，使角膜的反射消失，从而导致眼睛闭合不全。多见于全身麻痹或深度昏迷的患者。

此外，瘢痕性眼睑外翻、先天性或瘢痕性眼睑过短以及睑缘缺损等都会导致眼睛闭合不全。轻者通过点眼药水或做一些日常护理即可治愈，重者则需要进行手术治疗。

眼屎和泪液过多

眼屎和泪液的分泌都是正常的生理现象。我们每天早起的时候，都会发现在内眦处有少量的眼屎，而在每一次眨眼的时候也都会分泌出少量的泪液来滋润眼球。少量的眼屎和泪液无须担心，那是我们身体健康运行的正常反应。但是如果眼屎和泪液过多，就很可能是某种疾病的征象。

◆眼屎过多

眼睑中有一种可以分泌油脂的睑板腺，这些油脂通过眼睑的眨动涂在眼睑的边缘上，有保护眼睛的作用。而到了晚上，眼睑已经闭合，油脂却仍在分泌，所以在第二天早上，我们一般都会发现在内眦处有少量的眼屎。这是油脂、泪液以及白天进入眼里的灰尘的混合物。

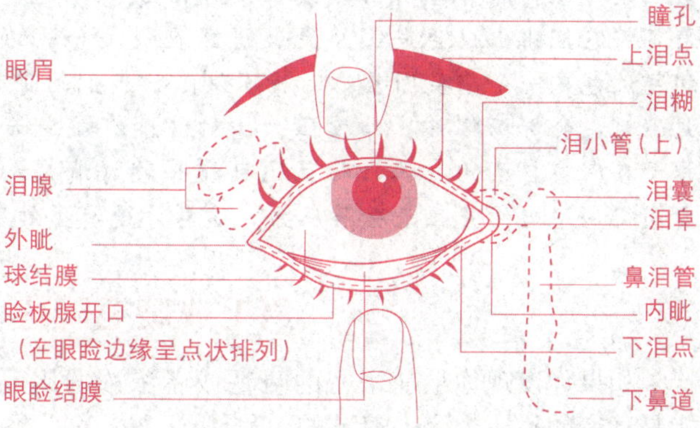

泪器（右眼）

少量的眼屎是正常的生理现象，但如果忽然间出现大量的眼屎，甚至使眼睑粘连，使眼睛都无法睁开，有的时候白天都会出现眼屎，这很可能是眼部发炎的信号。

具体而言，眼屎过多主要是眼睛受到了病毒或细菌的侵袭，产生了炎症。眼睛发炎会刺激睑板腺，使其分泌更多的油脂，从而形成更多的眼屎；同时血液中的白细胞也会聚集过来杀灭细菌，这样被杀死的细菌和白细胞残骸就形成了一种黄白色的类似脓状的物体，堆积在眼角，形成眼屎。所以当眼角的眼屎过多或分泌异常的时候，就应该考虑到可能是发炎引起的，一般多是角膜炎、结膜炎或沙眼所引起的。如果眼屎增多，同时还有眼部刺痒、发红的现象出现，则可能是患上了红眼病，应该马上就医。

此外，眼屎增多也可能是由饮食引起的。如果平时吃了大量高脂肪的食物，而蔬菜的摄入较少，就有可能导致上火，而内火上升也会使眼屎增多。

◆泪液过多

泪液是眼睛的润滑剂，具有清除废物、对抗细菌、供给眼部营养、滋润眼球等作用。眼睛的健康离不开它，但是如果泪液分泌过多，则是一种病态的表现，对健康是有害的。

眼睛的养分主要是靠肝脏来供给的。如果肝脏出现了病变，会使眼睛的生理功能失调，致使泪液的分泌失控。所以当发现自己特别爱流泪的时候，就要考虑是不是肝脏出了问题。

另外，还有很多原因可以导致泪液过多。比如感情冲动的人、咳嗽或呕吐的人，都会出现泪液过多的现象。人在受到刺激性物体刺激的时候，也容易流泪；再者，有一些药物也会引发流泪反应。如果出现迎风流泪，并且泪液中常有异物，则可能是泪囊炎的表现，应该赶紧到医院进行检查。

小贴士

适当流泪有益健康

可能有些人会认为流泪是懦弱的表现，但是适当流泪却是有益健康的。因为泪液可以将对身体有害的蛋白质排泄出来，这种蛋白质是一种生化毒素，如果不将它们排出，会危害健康。研究表明，女子的寿命之所以比男子长，适当的哭泣也是一个重要因素。泪液不仅保护我们的眼睛，而且也保护我们的身体。哭泣时，会舒畅脾肺、释放压力，对健康有益。如果想哭的时候憋着不哭，就等于在残害自己的身体，而且还可能导致胃溃疡和结肠炎等疾病的发生。所以要懂得用适当的哭泣来缓解压力，这样才是有益健康的明智之举。

眉毛或睫毛脱落

如果你发现你从前密密的睫毛或者浓浓的眉毛变得稀稀落落了，那么这可能是衰老的另一个令人遗憾的信号。

睫毛减少，医学上称为睫毛脱落，可能是甲状腺能亢进的一个早期健康警示，或者是摄入了太多维生素 A 的提示。如果只是外侧的眉毛脱落，可能意味着你患上了桥本氏甲状腺炎（也叫作桥本氏病，一种慢性甲状腺机能减退）。

眉毛脱落是一个很普遍的现象，它的出现可能源于以下几种原因：

西蒙氏病：短期内眉毛、头发、腋毛、阴毛和全身的汗毛变稀或全部脱净，全身消瘦，精神萎靡，表情淡漠，这种眉毛脱落的原因比较常见，一般不太容易治疗。

神经麻痹症：神经麻痹一侧的眉毛较低，单侧上睑下垂时，病变一侧的眉毛显得较高，如果是这种情况的眉毛脱落，我们可以采用消除神经麻痹的方法改善。

麻风病：麻风病患者早期可出现眉毛脱落。

斑秃：斑秃患者也有眉毛脱落的症状。

一些医学研究者提出，眉毛与健康有着密切的关系。眉毛属于足太阳膀胱经，它依靠足太阳经的血气而盛衰。因此，眉毛浓密，说明肾气充沛，身强力壮。而眉毛稀淡，说明肾气虚亏，体弱多病。

所以说眉毛脱落很可能隐藏着危险的健康信号，一旦发现自己的眉毛脱落，应该及时到医院接受相关的检查，这样才可以有效治疗眉毛脱落，获得一个更健康的身体。

当然，掉毛发的原因有多种，而且后果也可大可小，如果只是眉毛掉落而其他地方没有（如头发），那就有可能是以下原因引起的：

1. 日常饮食不均衡及不当的生活习惯：日常饮食不均衡及不当的生活习惯如熬夜、烟酒过量、运动过度等，会造成内分泌、激素分泌失常，因此造成掉发。

2. 情绪问题：当情绪处于过度紧张、焦虑等状态时，同样也会造成内分泌、激素失常，因而造成掉发。

3. 化妆品和护肤品的化学作用影响：用了不适合自己皮肤的化妆品或护肤品可能也会造成掉毛发的情况，尤其是用了含有有害化学物质的护肤品就更容易出问题。如果是这种情况，建议暂停使用你现在用的化妆品或护肤品，试试看会不会好转。

眼睛发痒、灼痛

过去似乎仅在春夏鲜花烂漫时，易过敏的人才会发生眼睛发痒或灼痛的过敏现象。然而，现在过敏在全年都会发生。如果你的眼睛出现发痒或者灼痛，它可能也是过敏的反应之一。

在现代社会已经不仅仅只有花粉会造成过敏，我们在家里和工作中使用的化学物质成为过敏的罪魁祸首。它可能来自污染、化妆或由复印机散发的化学成分。除了花粉和化学物品，空气中越来越多的粉尘和一些食物都有可能造成过敏症状。而眼睛出现发痒和灼痛通常是发生过敏的反应或者症状之一。

如果出现了眼睛发痒或灼痛的症状，首先要考虑是否是身体出现了过敏。如果确定是过敏，首要的就是认真排查过敏源。如果过敏源是在房间内，就要及时清除，此外经常保持通风。而如果过敏源出现在室外，就要注意避免外出接触，房间也要做好封闭，避免过敏源进入。

此外，如果身体出现过敏反应，可以采用一些药物来改善过敏症状，普通的抗过敏药物从丸药、胶囊到喷鼻液及滴眼液应有尽有。盐酸苯海拉明制剂如苯海拉明，或马来酸氯苯吡胺如扑尔敏均有助于减轻过敏的症状，但可引起困倦。如果有这方面的问题，可以咨询医生以获得一些新的不会引起困倦的抗过敏药。不过后者的疗效通常较前者弱，故应根据你的需要采用。在任何情况下，如果你的过敏症状特别严重并有气喘或气短，你应该去看医生，因为你需要使用使支气管扩张的喷雾剂来帮助呼吸。

眼前发黑

起床太猛或者久蹲之后猛地站起来眼前发黑，这是大多数人都会遇到的现象。除此之外，在日常生活中有些人也会偶尔或时常眼前发黑，这到底说明什么情况呢？

1. 血压变化

眼前发黑大多是一种正常的生理反应，是由于一个人体位的突然改变引起低血压所致。当人蹲着时腰和腿都是曲折的，血液不能上下畅通。如果此时猛地站起来，血液便快速向下流去，造成上身局部缺血。而大脑和眼睛对氧气和养料的要求特别严格，来不得半点松懈，短暂的供应不足，也会使它们的工作发生故障，因而会有眼前发黑、天旋地转的感觉。如果身体本身就虚弱，情况会更严重些。不过，出现这种状况不用惊慌，不必去医院，因为心脏会加紧工作，把血液输送上去，用不了多久，人体就会恢复正常了。

2. 运动性晕厥

参加运动时精神过于激动或久立久蹲突然起动，出现全身发软、头昏、眼前发黑，甚至昏厥，为休克前驱症状，此时应立即停止运动，适当休息一会儿可自然恢复。

3. 脑血管疾病

视觉器官的血液主要由颈内动脉系统和大脑后动脉供应。如果大脑后动脉栓塞，往往会出现一时性视力低下的现象，即眼前发黑。这就说明脑血管疾病发作了，应及时就诊。

4. 其他因素

人在受到突然的感情打击、极度饥饿的情况下，也会出现眼前发黑的情况。

为了避免眼前发黑状况频频发生，一般情况下，从蹲着、躺着或坐着等姿态起身时动作不要太猛，尽可能缓慢一些，让血液不要向下流动得过猛，心脏供血就能跟上，就会避免眼前发黑。

在日常生活中，应多休息双眼，抽出时间为双眼做按摩。用电脑或看电视时，采取轻松坐姿，最好是戴上荧屏防护眼镜。看一会儿屏幕，眨一眨眼睛。不要长时间地盯着屏幕，两个小时后就该休息一会儿，远眺一番，或闭目养神约 10 分钟。

虽然不同的因素都可能造成突然眼前发黑，但在生活中我们都可以通过调理饮食来改善这种情况。可以参考的食谱如下：

1. 红枣鸡。红枣 15 枚去核，栗子 150 克，净鸡 1 只。鸡切成块状，大火煸炒，后加少许食盐，煮至八成熟，加红枣、栗子焖熟食之。

2. 鲫鱼炖糯米。鲫鱼 1 条，糯米 60 克。将鱼洗净，注意不要去鳞，与糯米共煮成粥。每周用 2 次，连服两月。

3. 菊花粥。粳米 100 克煮粥，将熟时，加入菊花粉和适量白糖调味食用。

“电脑眼”

常常连续几个小时对着电脑，眼睛一眨都不眨，这是多数现代都市人群普遍的工作状态。下班回家之后，许多人也毫不放松，继续上网浏览网页或沉迷于网游中。长此以往，眼睛终于感到了异常，经常感到干干的。没有水分的眼睛好难受，怎么办？

长期坐在电脑前或者处于空调环境中，人们往往会感到眼睛发涩，这都是眼睛干涩症的症状。国外眼科专家近日就此对人们提出警告，应当重视这一疾病，否则长期持续下去容易对眼睛造成伤害，甚至失明。医学家介绍说，眼睛有烧灼感，或者发生红肿以及感觉眼内有异物等，都是眼睛干涩症的症状。有意识地流泪可以缓解这一症状，但并非治疗良方。

根据不同的诱发原因，眼睛干涩症主要可分为三类。

1. 实质性结膜角膜干燥症

见于睑结膜、球结膜广泛瘢痕，因破坏了结膜本身的分泌腺甚至泪腺、泪管所致。如严重的沙眼、严重的慢性结膜炎等。

2. 口—眼干燥—关节炎综合征

又被称为干眼综合征，这是一种病因不清的疾病。近年来发现，可能是由于先天性免疫系统异常所致。其主要表现为干燥性角膜结膜炎、口腔干燥，且常常并发结缔组织病，其中最为常见的是类风湿性关节炎。

3. 结膜上皮性干燥症

这是维生素A缺乏的眼部表现之一，也就是说缺乏维生素A会导致眼睛干涩症。造成维生素A缺乏的原因，主要是身体内维生素A消耗量大，日常饮食的摄入量少，不足以满足体内需要所致。避免这一现象的直接方法便是大量补充维生素A，多摄入胡萝卜、红枣、豆制品、鱼、牛奶、青菜、西红柿等维生素A含量较高的食物。

为了改善眼睛干燥的情况，平时应注意精神放松，感到眼睛疲劳时进行适当休息；尽量不向上看，将电视机或计算机放置在低于眼水平的位置，且看电视或使用计算机时间不宜过长；计算机的显示屏应放置在不受阳光直接照射的地方，因为屏幕对阳光发生的反射会引起眼睛疲劳；另外，房间平时还要保持一定的湿度，避免空气过于干燥。

预防眼睛干涩症最直接的方法是让眼睛湿润，最健康的方法就是打呵欠。平时还要养成多眨眼的习惯，眨眼次数不够，会破坏泪液层的完整性，引起和加重干眼症症状。

如果频繁出现眼干的现象，在生活中还可以辅以食疗来改善这种情况。

1. 黑豆核桃牛奶羹。黑豆500克，核桃仁500克，牛奶1包，蜂蜜1匙。将黑豆炒熟后待冷，磨成粉。核桃仁炒微焦去衣，待冷后捣如泥，取以上两种食品各1匙，冲入煮沸过的牛奶中，加入蜂蜜1匙。每天早晨或早餐后服用，或与早点共进。

2. 枸杞桑葚粥。枸杞子5克，桑葚子5克，山药5克，红枣5个，粳米100克。将原料一起放入锅中加入适量清水，熬煮成粥食用即可。

眼睛红红的

人体最薄弱的器官就要属眼睛了。在日常生活当中，眼睛红红的人不在少数，导致这一情况的原因是来自多方面的，比如用眼疲劳过度、长期日晒、化妆品使用不当等都可能造成红眼睛。但引起眼睛发红的最常见的原因是红眼病。

俗称的“红眼病”是传染性结膜炎，又叫暴发火眼，是一种急性传染性眼炎。根据不同的致病原因，可将红眼病分为细菌性结膜炎和病毒性结膜炎两类，其临床症状相似，但流行程度和危害性以病毒性结膜炎为重。

红眼病全年均可发生，以春夏季节多见。红眼病是通过接触传染的眼病，如接触患者用过的毛巾、洗脸用具、水龙头、门把、游泳池的水、公用的玩具等。因此，该病常在幼儿园、学校、医院、工厂等集体单位广泛传播，造成暴发流行。

红眼病多是双眼先后发病，患病早期，病人感到双眼发烫、烧灼、畏光、眼红，自觉眼睛磨痛，像进入沙子般地滚痛难忍，紧接着眼皮红肿、眼眵多、怕光、流泪，早晨起床时，眼皮常被分泌物粘住，不易睁开。有的病人结膜上出现小出血点或出血斑，分泌物呈黏液脓性，有时在睑结膜表面形成一层灰白色假膜，角膜边缘可有灰白色浸润点，严重的可伴有头痛、发热、疲劳、耳前淋巴结肿大等全身症状。

红眼病一般不影响视力，如果大量黏液脓性分泌物黏附在角膜表面时，可有暂时性视物模糊或虹视（眼前有彩虹样光圈），一旦将分泌物擦去，视物即可清晰。如果细菌或病毒感染影响到角膜时，则畏光、流泪、疼痛加重，视力也会有一定程度的下降。

红眼病发病急，一般在感染细菌1～2天内开始发病，且多数为双眼发病。传染性强，本病由于治愈后免疫力低，因此可重复感染（如再接触病人还可得病），从几个月的婴儿至八九十岁的老人都可能发病。

要预防红眼病的发生，平时应养成良好的卫生习惯，饭前、便后、外出回家后要及时用洗手液或肥皂洗手，同时避免用手揉擦眼睛。

在红眼病流行季节，最好去正规并且消毒条件完善的游泳池游泳，严禁红眼病患者进入游泳池。

患了红眼病要积极治疗，而且症状完全消失后仍要继续治疗1周时间，点眼药水1周左右，以改善充血状态，防止复发。

近　视

近视从古就有，但随着现代化的生活方式对人的身体造成的影响，近视的人越来越多。而近视的原因可以分为内因和外因两个方面。

近视眼形成的内因有以下几个方面：

1. 遗传因素

近视具有一定遗传倾向。高度近视的遗传性比一般近视的倾向明显。有遗传因素者，近视发病率较早，常在进入青春期以前就开始近视了，且多在6个屈光度（－600度）以上。这种高度近视在医学上叫变性近视。我国高度近视眼的发生为常染色体的隐性遗传，即父母双方都为高度近视，子代100％为高度近视。父母一方为高度近视者，子女50％为高度近视，但也有显现不全的表现。

2. 发育因素

刚刚出生的新生儿，眼球的前后直径只有成年人的2/3左右，故均是远视。但随着年龄的增长，眼轴也逐渐变长。到15岁左右，眼球基本上跟成年人一样，前后直径达到24毫米。如果发育过度，眼轴过长，则形成近视。这种近视称为单纯性近视。多在学龄期开始。其近视度一般都低于6个屈光度（－600度），到20岁左右即停止发展。但如果幼年时进展很快，到15～20岁时进展更快速，以后即减慢。这样的近视常高于6个屈光度，可达到20或30个屈光度，即镜片为－2000～－3000度。这种近视称为重度近视或进行性近视，也称病理性近视，到晚年可发生退行性病变，视力逐渐减退，配镜也不能矫正视力，这样的眼睛大多数最后都造成失明。

近视眼形成的外因如下：

1. 从事文字工作或其他近距离工作的人得近视的比较多。在校学生中的近视人群最多。

2. 环境污染特别是空气污染对眼睛视力有相当恶劣的影响。因为角膜有透气性，它在不断地同外界进行气体交换。而其代谢所需的氧80％来自空气，空气被污染后，其间的有害物质也必然会通过气体交换这一途径进入角膜内，时间长了，肯定要影响眼睛视力。特别是在婴幼儿和青少年时期。

3. 不注意锻炼身体，不注意营养全面、合理膳食也将导致近视的发生。而不注意用眼卫生，长期持续看近，是形成近视的最重要、最直接的原因。如果假性近视不能引起人们的注意，继续在近视环境中过度地用眼，视网膜长期接受近视反射，动眼神经指挥眼外肌持续舒张，巩膜组织在眼外肌的长期机械压迫下，球壁逐渐变薄伸长扩张，弹性减弱。睫状肌环形纤维持续紧张，回弹力降低，不能舒张。

另一方面，近视不仅仅是一种视力上的问题，它还有可能诱发很多其他疾病，尤其是高度近视。

高度近视指的是近视度数大于400～600度，伴有眼轴延长、眼底视网膜和脉络膜萎缩性等退行性病变的屈光不正。高度近视可发生很多严重并发症，大部分会致盲，是成人常见的致盲原因之一，在我国致盲性疾病中占第6位。其主要的并发症有：

1. 后巩膜葡萄肿：发生率为77.1％。主要表现为眼球后极部向后扩张，视神经和黄斑周围视网膜变性萎缩，矫正视力下降。近视度数越高，后巩膜葡萄肿的发生率越高。

2. 视网膜萎缩变性、出血和裂孔：由于眼轴变长，后巩膜葡萄肿等因素，高度近视患者容易出现视网膜变性、裂孔，引起出血和视网膜脱离，导致失明。

3. 视网膜下新生血管：表现为后极部视网膜下新生血管，引起出血，影响视力。

4. 视网膜脱离：近视眼最常见的并发症。由于近视眼眼轴伸长及眼内营养障碍，视网膜周边部常发生囊样变性、格子样变性等，变性区视网膜非常薄，极易发生穿孔，再加上玻璃体液化、活动度增加，牵拉视网膜发生脱离。在视网膜脱离中，70%是近视眼。

5. 白内障：近视眼眼内营养代谢不正常，使晶状体的囊膜通透性改变，晶状体营养障碍和代谢失常而逐渐发生混浊，视力逐渐减退产生并发性白内障。这种白内障发展缓慢，以核心混浊和后囊膜混浊为主。

6. 青光眼：近视眼眼房角处滤帘结构不正常，所以眼内的房水流出阻力较大，容易引起眼压升高。据统计，高度近视眼30%有青光眼，这种青光眼会造成视力渐渐丧失。

由于高度近视的并发症比较多，有些并发症需要及时处理，有些并发症如视网膜变性、裂孔等需做预防性激光治疗，防止失明。所以，高度近视患者应该经常检查眼底、眼压等，以便做到早期发现、早期治疗。

现代社会无论是先天的遗传因素还是生活方式的变化，近视患者越来越多，尤其是青少年，更是近视的多发人群。那么在生活中青少年又该如何来预防近视呢？

1. 看书时间不宜过长，每看40～50分钟，应休息10～15分钟，闭眼或向远处眺望数分钟或做眼保健操，防止眼睛过度疲劳。

2. 转眼睛：先将眼睛凝视正下方，缓慢转至左方，再转至凝视正上方，至右方，最后回到凝视正下方，这样，顺时针转8圈，逆时针转6圈，共做4次。每次转动，眼球都应尽可能地达到极限。

3. 加强体格锻炼，增强身体素质，可以减轻减慢近视眼的发生，尤其是室外体育运动。让青少年在空气新鲜、视野开阔的郊外进行远眺，也是眼睛最好的保健方法之一。

4. 注意营养补充，尤其是维生素B、矿物质的补充，因为它们是眼睛发育和功能进展所必需的。

小贴士

预防近视的简易食疗方

1. 食疗方一

材料：鸡蛋1只、牛奶1杯、蜂蜜1匙。

制法：鸡蛋充分搅散，冲入加热的牛奶内，用小火煮沸，鸡蛋熟后待温，再加蜂蜜。

吃法：早餐后吃，或当早点，同时配合面包、馒头等。

2. 食疗方二

材料：枸杞子10克、陈皮3克、桂圆肉10个、蜂蜜1匙。

制法：将枸杞子与陈皮放在用两层纱布做的袋内，然后与桂圆肉一起放在锅中，加水适量，用火煮沸半小时后，取桂圆肉及汤，并加蜂蜜。

吃法：下午当点心。

3. 食疗方三

材料：枸杞子10克、陈皮3克、红枣8枚、蜂蜜2匙。

制法：枸杞子、陈皮与红枣三味放在锅内，加水适量，用文火煮沸20分钟，取头汁，再加水煮，取二汁。

吃法：头汁、二汁分两次服用，相隔3～4小时，服时加蜂蜜1匙。

4. 食疗方四

材料：核桃仁泥1匙、黑芝麻粉1匙、牛奶或豆浆1杯、蜂蜜1匙。

制法：核桃1500克去壳及衣，放在铁锅内，用文火炒，待炒至微黄后取出，冷却，捣烂成泥。黑芝麻500克，去除泥沙，放在淘米箩内，用水漂洗后取出，放在铁锅内，用文火炒，炒干后取出并研细末。

吃法：核桃泥与黑芝麻粉各1匙，冲入煮沸过的牛奶或豆浆内，再加蜂蜜1匙，调匀后服用，每日1次，可当早点。

以上各方长期服用，既能增加全身和眼内营养，也能增强睫状肌力量及巩膜的坚硬性，从而起到预防近视发生、加深的作用。不妨一试。

双眼失明

谁都不希望自己心灵的窗户突然被关上，但眼睛突然失明的情况却并非不会发生。不同的原因都有可能造成眼睛突然失明。

有些眼病来势凶猛，在瞬间即可失明。造成双眼突然失明的病症有以下几种：

1. 视网膜中央动脉栓塞

这是一种在几分钟甚至几秒钟之内即可造成失明的严重眼病。其主要原因是动脉硬化和心脏病，由于动脉硬化，动脉管壁增厚，管腔变窄，血液逐渐形成血栓。这个过程是在不知不觉之中进行的，一旦眼球内的视网膜中央动脉形成血栓造成堵塞，视网膜失去血液供应，可立刻造成失明。预防措施为：

（1）如果有动脉硬化或心脏病应加强治疗。

（2）有些人在患病前已有先兆，出现阵发性失明，几秒或几分钟内看不清，之后又自然恢复正常。发现此现象后应及时就医。

（3）出现突然失明时，立即应用血管扩张药——亚硝酸异戊酯，将其包在手帕中弄碎，立即放在鼻部吸入。

（4）及时到医院诊治。

2. 眼底和玻璃体出血

患病时突然感到眼前发黑，呈烟雾状，有时能看到黑色或红色物体在眼前漂动。发病的原因多见于高血压动脉硬化、糖尿病等。眼底出血可发生在眼底的任何部位，如发生在中心的部位，则发生失明。

3. 急性视神经炎

这是一种急重的眼病，会很快失明，病因是视神经的炎症。体内的一些病灶，如副鼻窦炎、扁桃腺炎、坏牙、中耳炎都能引起，流行性感冒、肺炎、糖尿病、脚气病等也可造成急性神经炎的发生。一旦发生视神经炎，传导作用即受到影响，造成失明。目前，对急性神经炎的治疗有较好的疗效，如果能及时到医院治疗，视力多能得到恢复。

4. 急性青光眼

其症状为突然出现眼痛、雾视，视力严重下降，白眼球充血，黑眼珠混浊，瞳孔散大，眼压升高。其治疗方法有手术，应用毛果芸香碱滴眼，口服醋氨酰胺、甘油等。

部分视野丧失

突然看不见一个小区域或视野，或仅能看见这个区域内的一些物体，被称为部分视野丧失。它可能是各种原因造成的，因此就需要找到病因，进而对症下药。

在暴力损伤下突然丧失部分或全部视野几秒钟是常见的。例如，在汽车事故的碰撞中你会眼冒金星。但视力通常在几天内可完全恢复。

视野的部分丧失一般认为是盲点，且它以各种不同方式影响人们。一个盲点可导致受累视野对所有物体全盲，或者受累的人能够认出大的物体，但不能认出更小的物体，有时当闪烁光仅出现于部分视野内时这个盲点将被看见，这称为闪光盲点。

一些健康问题会引起盲点。某些眼疾患，如青光眼，视神经炎，黄斑退变都可引起一个盲点。闪光盲点经常出现在有偏头痛的人身上。为了防止对你视力造成永久性损伤需要进行适当的治疗。

要治疗盲点，医生首先必须确定引起部分视野丧失的根本原因。由青光眼或黄斑退变所致的盲点会因这些疾病的治疗而减轻或消失。当偏头痛缓解时，闪光盲点将消失，然而，伴随视神经炎的视觉丧失将持续至视神经炎症减轻，这可能要3个星期或更长时间。由于有时视神经炎会引发疼痛，医生可能会让你保持安静并尽可能限制眼的活动以加快恢复。视神经炎也可能是多发性硬化的一个早期症状，故医生需密切监测你的健康状况以检查此病的进展。

视力退化

我们中的大多数人，随着衰老而发生一定程度的视力退化几乎是不可避免的。这种通常发生在中老年人群中的视力退化现象通常被称为“老视”。“老视”最常开始出现于40岁，你也可能发现当你从远处物体转向近处时需要更长的时间来调整视力。你眼睛的暗适应也可能延长，有时在你调整视觉灵敏度时，老视可伴有头痛和眼紧张。

这些症状是正常衰老过程的表现，当我们衰老时，眼的某些结构会发生改变，晶体会变硬，这使它的调节更困难，以致难以聚焦近处的物体。老视与近视和远视一样，是由进入眼的光线没有被适当折射所致的视觉问题。

但视力衰退有时并非是因为眼睛老化本身引起的，而是一些疾病在眼部的表现。

1. 糖尿病

患有糖尿病可有程度不同的视力减退，特别是在发生糖尿病性视网膜病变时，糖尿病病人眼部最突出的表现是急剧出现屈光不正，也就是视力高度减退，对远或近的事物看不清。如出现近视性的屈光不正常，而且通常表示糖尿病正处在急性期或复发期，远视性屈光不正常一般发生在血糖、尿糖已经得到控制并开始下降的时候。糖尿病所造成的屈光不正常往往是双眼同时骤然发生，并常伴有散光。

2. 白内障

白内障的主要症状是视力障碍，它与晶状体浑浊程度和部位有关。严重的白内障可致盲。白内障按病因分为年龄相关性（老年性）、外伤性、并发性、代谢性、中毒性、辐射性、发育性和后发性白内障等。白内障引起的视力退化在一段时间之后会减轻，但不要高兴得太早，过不了两三年视力退化程度还会加重，而且远近视力都渐渐模糊，那时就得通过手术将白内障摘除了。

3. 眼部感染

无论是细菌、微菌还是病毒都会经常引发角膜破坏性溃疡，反常的角膜突起（锥形角膜突出），白内障外科手术引起的角膜水肿或浑浊肿胀及一些细胞老化过程中都会影响视觉清晰度及角膜健康，一些角膜病症被遗传下去还可能导致角膜混浊肿胀，最终丧失视力。

眼睑下垂

如果你的一只眼的上睑显得较另一只更下垂一点儿，且看起来比同龄人更为下垂，这种情况称为上睑下垂。

眼睑下垂通常指的是上眼睑下垂，即上睑下垂，表现为上眼睑部分或完全不能抬起，当负责提起上眼睑的肌肉随时间变得薄弱，或因为某些情况使得控制这个肌肉的神经受损时，致上眼睑下缘遮盖角膜上缘过多，从而使病眼的眼裂显得较正常眼裂小，就出现了上睑下垂。

眼睑下垂临床上分先天性和后天性两类。先天性，就是从出生后眼不睁，属动眼神经上睑提肌分支，或动眼神经核发育不全所致。上睑下垂通常具有遗传性，且糖尿病和重症肌无力（一种少见的支配肌肉的神经在一段时间内进行性衰弱的情况）可加重病情，下垂的程度在一天各阶段有很大差异，可能在早晨几乎注意不到，但随夜幕降临，上睑下垂也更明显了。

后天性睑下垂，是因动眼神经麻痹，或因外伤或肿瘤切除时伤及上睑提肌或动眼神经所致，可累及双眼，也可为单眼，表现为睑遮盖了瞳孔，视物困难，病人常耸眉，皱额，仰头形成一种特殊昂视姿态。如自幼发生此症，长期遮住瞳孔，容易成废用性弱视。眼睑下垂是许多疾病的早期症状，若对此症状掉以轻心，任其发展，不仅影响人面部的美观，有的病还会使人致残，甚至死亡。因此，对能引起眼睑下垂的几种常见病有所认识很有必要。

颅内动脉瘤压迫性眼睑下垂：颅内动脉瘤压迫性眼睑下垂主要由于颅内动脉瘤压迫动眼神经所致的眼睑下垂，发病率较低，但却是导致眼睑下垂的病因中最应该得到重视和及时诊治的致死性疾病。其特点是发病较快，多为单侧完全性眼睑下垂、眼球运动障碍等；往往伴有同侧头部，特别是局限于内眦部的剧烈疼痛，如果单侧动眼神经麻痹突然发作或反复发作，伴内眦部疼痛且早期就出现瞳孔散大应高度怀疑颅内动脉瘤。若伴有剧烈头痛、呕吐、抽搐、昏迷等，很可能是动脉瘤破裂引起了蛛网膜下腔出血，应立即到大医院神经科抢救治疗，以免耽误病情。

慢性进行性眼外肌麻痹：慢性进行性眼外肌麻痹是好发于青少年的眼睑下垂，主要特点是大部分患者仅仅出现双侧缓慢进展的眼睑下垂而不伴有任何其他异常，患者常常发病很多年后才感觉到有病，对照不同时期的相片可以较明显地反映出这种变化。仅有少部分患者合并心脏病、视网膜色素变性、发育迟缓等全身症状。

其他原因导致的眼睑下垂：包括外伤、脑炎、多发性硬化、海绵窦综合征、先天性发育异常、肌营养不良、机械性眼睑下垂等多种原因。由于这些疾病在出现眼睑下垂的同时，常常出现较明显的其他症状，有助于正确诊治。

糖尿病引起的眼睑下垂：年逾花甲的老年人突然一侧眼睑下垂，发病前常感患侧眼眶上区疼痛，有时看东西大多重影，瞳孔大多正常。医生给患者注射新斯的明也无明显改善，而检测血糖增高，这就是糖尿病引起的动眼神经麻痹的表现信号，确诊后及时给予降糖、营养神经的药物和活血中药的治疗，大多可在一个月左右时间治愈。

脑干病变引起眼睑下垂：患者一侧眼睑下垂，瞳孔散大，另一侧上下肢麻木、无力，这很可能是脑干病变所致。儿童常发于脑干肿瘤，老年人则多发于脑血管病。医院的核磁共振可确诊，确诊后可到神经外科找医生治疗，以免病情扩大造成残疾，甚至危及生命。

重症肌无力引起的眼睑下垂：这种眼睑下垂发展较缓慢，先是一只眼，后继发另一只眼。临床症状表现为，早晨轻，晚上重，一天之内有较明显的波动性。医生给患者注射新斯的明药物30分钟后若有明显好转，则可确诊。确诊后应该积极采用免疫抑制疗法，否则不仅可导致双睑下垂、眼球固定，还可发展成四肢无力、吞咽困难，甚至呼吸困难等严重状况。

眼睑抽搐

如果你偶尔发现你的眼睑会无故抽搐几秒钟，不需要对这种抽搐紧张，因为大多数眼睑抽搐都没什么好担心的，且通常会在几秒钟内消失。

眼睑抽搐通常由焦虑或疲劳引起，但多数时间，没有明显的原因。

然而要停止这种令人恼火的眼睑抽搐，你应试一下以下的建议：放松，做一些运动，听一下你喜欢的音乐，如果你很累就休息一会儿。

如果所有的措施都不管用，且你的眼睑抽搐成为一件烦恼事，医生可能给你开一个小剂量的安定，但是这个方法仅能带来短期的效果。要获得长期的效果你需要减轻生活的紧张度。

在很少的情况下，眼睑抽搐可能是一些潜在疾病如多发性硬化，或另外一些影响面部肌群的神经系统疾病的信号。然而，这些疾病常有其他一些严重症状，这需要由医生做出明确诊断。

眨　眼

眨眼，又称“眼睑瞬动”或“瞬目”。一般不受人的意识支配，是眼睑对眼部起的保护作用。

正常人瞬目频率为每分钟 3～7 次，瞬动超过正常限度，则为病态，即“眨眼症”，是眼睑眨动而不能自主的眼病。其主要症状为两眼频频眨动，经常自觉干燥、痒涩不适，甚则挤眉弄眼、耸鼻努嘴、揉眼抠鼻不能自制，尤其幼儿多见，成年人因疾病也会出现眨眼的症状。无论幼儿或成人，因为难于查出明显诱因，常被人误认为是故意行为。

眨眼症一般分为症状性与自发性两种，前者是某些眼病或全身疾病引起，如浅层角膜炎、干眼症、慢性结膜炎、沙眼、内翻倒睫或蛔虫症等所引起，只要针对病因进行治疗，频繁眨眼就可消除。如果属自发性则为眼睑本身的原因所致，在治疗上则较棘手，采用眼轮匝肌、面神经封闭及药物治疗有一定疗效，但多不能满意。

造成眨眼症的原因还包括以下几种：

感染因素。由于急性结膜炎治疗不彻底或未经治疗，或因致病菌毒力较弱所致。

非感染因素。这也是最常见的病因，如环境起居条件不良，如空气污染、风沙、强光、照明不足、过多看荧屏、睡眠不足、酗酒等。

眼部刺激因素，如慢性泪囊炎、睑缘炎、睑腺炎、睑内翻、睑外翻、倒睫、睑闭合不全、眼球突出等。此外，屈光不正未经矫治也可引起频繁眨眼。

对于这种症状，在生活可以通过调理饮食和注意生活的细节来加以改善。保证体内钙和锌的含量充足，能够有效预防频繁眨眼。牛奶是钙质的最好来源，此外还有瘦肉、奶类、蛋类、豆类制品、海产品等含钙量也很丰富。多晒太阳也有助于增加体内钙的吸收；富含锌的食物则有瘦肉、蛋类，尤其是禽类、鱼类食品等。

减少铅的吸收也是预防频繁眨眼的重要措施之一。培养良好的饮食习惯，不挑食、偏食，不以零食代替正餐等，做到合理的饮食搭配，减少铅的吸收。吃饭前认真洗手，可以阻止80%甚至更多的铅被人体吸收。洗手时最好使用香皂、洗涤剂等，将手的各个部位包括手腕都彻底地洗净。要勤剪指甲，因为指甲缝特别容易藏匿铅尘。

由屈光不正引起的眨眼，应戴合适度数的眼镜。

小贴士

经常眨眼有好处

在正常情况下，人平均每分钟眨眼15～20次。眨眼使泪膜正常分布于眼球表面，可保护眼角膜，避免眼球表面干燥，防止灰尘的损伤。因此为了保护眼睛，看电脑、玩游戏时不可过于“目不转睛”。经常眨眼有好处的，当然也不可频繁。

第五章

耳：人体各脏腑组织器官的缩影

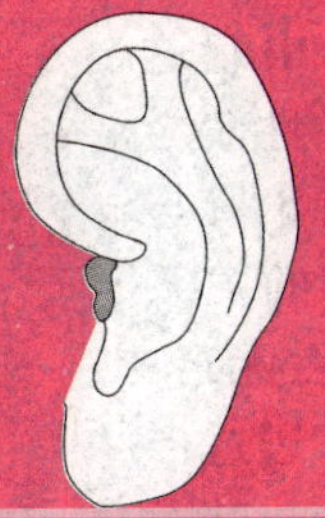

耳朵是人体重要的信息接收站，虽然它的面积很小，只占身体的百分之一，但是它的作用却是不可小视的。在《灵枢·口问》中就有过“耳者，宗脉之所聚也”的记载。耳朵不仅是人体信息的窗口，同时也是人体各脏腑组织器官的缩影。人体的各脏器、各部位在耳部都有集中的反映点，也就是说，通过观察耳朵，就可以窥知内脏的疾患。

耳朵上布满了穴位，每个穴位都有与其相对应的脏器。如心、肝、脾、肺、肾、胃、阑尾、膀胱、大肠、小肠等在耳朵上都有与其相对应的穴位。如果哪个部位发生了病变，在耳朵的相应穴位处就会有所体现。另外，通过按摩耳部的穴位，也可以起到治疗保健的作用。因此，在面部望诊中，望耳是极其重要的诊测方法之一。

观察耳朵可知内脏疾患

肾开窍于耳，在《地藏经》中有过这样的记载：“肾者，精神之舍，性命之根，外通于耳。”由此我们不难看出肾与耳朵的密切关系。此外，耳与心的关系也很密切。因为心开窍于舌，而舌无窍，所以寄窍于耳。《甲乙经》中曾有过这样的解释：“心气通于舌，舌非窍也，其通于窍者，寄在于耳。”

另一方面，由于肾能够收集五脏六腑的精气，并且在它们需要的时候将其所储存的水和精气返还给它们。因此，肾与其他脏腑的关系十分密切。进一步而言，耳与其他脏腑也是紧密相关的。通过观察耳部的变化，我们就可以预知内脏的疾患。

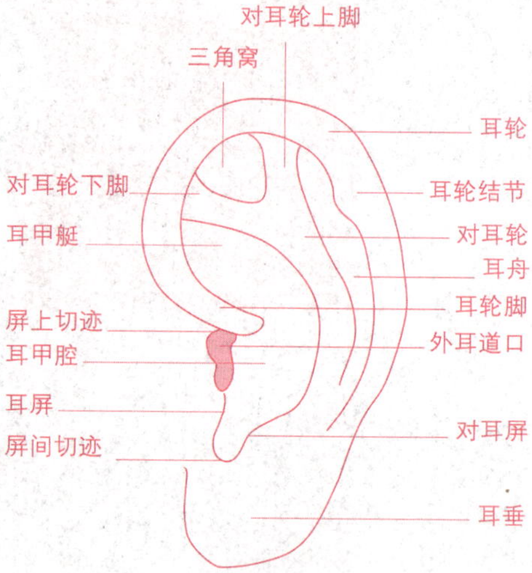

耳朵的结构

◆耳聋耳鸣及听力下降是肾虚的重要标准

由于肾脏开窍于耳，所以肾气的虚实必然会影响到耳朵。对于耳部出现的不适，我们首先要考虑到的就是肾脏的健康状况。有关研究表明，晚期肾功能不全的患者几乎都有耳聋耳鸣的现象，做过肾透析和肾移植的患者也经常会出现听力下降的现象。由此可以看出，耳聋耳鸣是肾虚的表现，听力的好坏也是衡量肾脏是否虚弱的重要标准。

◆突发性耳聋是心火暴盛的体现

自古就有心寄窍于耳的说法，可见心与耳的关系也非常密切。如果出现突发性的耳聋，就要注意心脏的问题了。心气旺盛则血流不息，耳窍得养则听觉聪慧。心属火而肾属水，水火相调则耳窍得养，若心肾失调则会导致失聪。由此可见，说当心火暴盛的时候就会出现突发性耳聋的现象，而心火暴盛一般都是由于情绪激动引起的。所以当出现突发性耳聋现象时，要注意控制自己的情绪，而且要马上就医。如治疗不及时，很可能造成永久性耳聋。

◆肝胆失调可导致耳疾

肝胆有舒畅气机的作用，耳朵的正常工作也离不开肝胆的气机调达。肝胆气逆易导致暴聋暴鸣，肝胆湿热易导致耳道流脓或耳道肿痒。人在愤怒时动胆火易导致左耳聋，色欲动肝火易导致右耳聋。由肝胆失调而导致的耳疾，要通过清肝泻火、滋养肝肾的方法来调养。

小贴士

经常揉搓耳朵有益身体健康

在一个小小的耳朵上，竟然有120个穴位。正是这些穴位，将耳朵与五脏六腑的健康紧紧联系在一起。每天花上几分钟时间来揉搓自己的耳朵有助于活络畅通耳朵上的穴道，对健康有益。另外，我们平常也要注意保护自己的耳朵，尽量不要处在高噪声的环境中，同时要注意保持耳部卫生。

◆脾胃虚弱也可影响听力或导致中耳积水

《灵枢·口问》中有过这样的记载："耳者，宗脉之所聚也。故胃中空则宗脉虚，虚则下滞，脉有所竭者，故耳鸣。"

◆耳部有预报癌症的特殊作用

当内脏有恶性肿瘤存在时，耳部会出现一些异常的变化。观察出现异常的具体位置，我们就可以判断肿瘤的位置，这对肝癌、胃癌、食道癌及肺癌有一定的预报意义。

耳郭的色泽

耳包括内耳、中耳和外耳，耳郭是外耳的一部分。我们通常所说的"耳朵"指的就是耳郭这一部分，在观察耳部的时候，主要看的也是耳郭。耳郭是人体体表外窍中的重要部分，是人体信息最丰富的部位之一。通过观察耳郭的色泽、形态以及阳性反应物的变化，可以判断疾病的具体情况，从而找出最佳的治疗办法。

健康的耳郭色泽应该是微黄而红润的，如果其色泽发生改变，则可能是某种疾病的征象。通过观察耳郭的色泽，我们可以了解疾病的性质、病程的长短、胃气和肾气的充足与否以及某些特殊疾病的前兆。

● 耳郭色白：一般是由于感受风寒，寒邪入里而引起的，也可能是由于气血亏虚，或肾气虚衰而引起的，是寒证、虚证的表现。耳厚而白是气虚有痰的表现，耳薄而白是肾气衰竭的征象，多见于病危的患者。此外，贫血的患者也会出现耳郭色白的现象。

● 耳郭鲜红或暗红：一般都是由急性高热性的疾病引起的，是热证的表现。如短时间内出现明显的红色，则是慢性扁桃体炎急性发作的信号。如果耳朵红肿，则可能是肝胆湿热火毒上蒸的表现，也可能是由中耳炎或疖肿引起的。

● 耳郭青黑：多见于剧烈疼痛的患者，是痛证的表现。也可能是由肾阳虚衰或肾阴亏虚引起的。耳郭发黑多是由肾病引起的，纯黑为实证，浅黑为虚证。

● 耳郭发黄：如色泽鲜明则是黄疸或湿热的征兆，如微黄则是疾病将愈的征象，如色泽晦滞则是瘀热的征象，如肿痛则是风邪入肾的表现。

● 耳轮焦黑、干枯：这是肾精亏极的表现。

● 耳轮红赤：可能是心肺积热、肝胆湿热或外感热毒的表现。

● 耳背出现红色的脉络：如果同时伴有耳根发凉的现象出现，则可能是麻疹的前兆。

● 耳垂色青：一般是因性生活过多引起的。

● 耳垂经常潮红：一般为气血两虚、体质较弱的表现，易患糖尿病。

● 耳垂呈咖啡色：如果肉薄，则一般是肾病或糖尿病的表现。

总之，不管耳郭表现为何种颜色，都是以鲜明润泽为善色，出现这种颜色，即使患病也是新病，且容易治疗；相反，如果沉浊晦暗则为恶色，多是患病已久的表现。

知识链接

耳轮和耳垂

耳轮：耳轮是耳郭最外面向前卷曲的部分，是耳郭周围的软骨。耳轮上分布着众多的穴位，如能经常按摩耳轮，就可以起到健脑、强肾、防止耳聋耳鸣等保健养生的功效。

耳垂：耳垂是耳郭最下方的软组织部位，又叫耳坠、耳垂珠。研究表明，耳垂上出现的皱纹与心脏有着莫大的关系，而且耳垂上出现的一些变化也都是某种疾病的前兆，例如在耳垂上下颌处触摸到片状隆起，则很可能是牙周炎的征象。

耳郭的形态

除了色泽，耳郭的形态变化也可以反映身体的健康状况。通过观察耳郭的形态，我们可以了解疾病的严重程度、病位的深浅以及肾气是否充足等情况。一般来说，耳郭的变形都是由慢性器质性的疾病所引起的。如有慢性呼吸道疾病的患者一般都会在耳部出现白色的结节，而有肿瘤的患者一般都会出现结节状或点状的突起等。

正常的耳郭是肉厚而润泽的，没有任何突起物和斑点，耳轮光滑平整，耳垂丰满，血管隐而不见，两耳对称，大小相等。如果耳郭出现了其他的异常变化，则是疾病的征象。通过耳郭的形态所表现出来的疾病有以下几种情况。

- 大耳：一般都认为大耳是健康长寿的象征。但是如果只出现在一只耳朵上，那就是疾病的表现。如果出现耳郭肥厚，表面粗糙，颜色暗红，且有发热的现象，那就表示有耳毛细血管瘤或海绵状血管瘤的存在，不可忽视。
- 小耳：一般是由于先天性的畸形所造成的。小耳的人耳朵比正常人小很多，甚至只有一个肉疙瘩的突起。单耳为小耳的情况比较多，一般不会影响听力。但如果双耳都是小耳，就会造成听力障碍。女性在怀孕时受到病毒的感染、服用了某种药物，胚胎缺氧以及近亲结婚等都可造成孩子的先天性小耳。
- 耳郭瘦小而薄，耳垂小不能下垂：这是肾气亏损的表现，出现这种情况的一般都是形瘦之人。临床上多用此来判断病情的预后以及寿命的长短。
- 耳郭的纹理：分为纹形和纹色两部分。纹形为竹丫形、纹色为红色的，病情较轻或无病；纹形为树枝形、纹色为紫色的，病情较重；纹形为网状形、纹色为黑色为病危的征兆。
- 耳痣：耳内长出来的形如樱桃或羊奶头的小肉就叫作耳痣。一般是由于肝经怒火、肾经相火或胃经积火郁结而成。
- 耳疖和耳疮：呈局限性红肿，触之疼痛的为耳疖；呈弥漫性红肿热痛的为耳疮。耳疖和耳疮一般都是由于挖耳不慎，损伤耳道所引起的。
- 脓耳：呈局限性红肿，有异味。这是肝胆火盛、脾虚湿困或肾元亏损的表现。出现脓耳的现象要抓紧时间治疗，以免使邪毒潜伏在里面，出现口眼歪斜的现象。如果出现脓耳的时间过长，又突然出现脓量减少的现象，且伴有头痛、呕吐、神昏、抽搐等症状，则很可能是出现了黄耳伤寒，病情已经很严重了。
- 旋耳疮：耳郭的周围肤色潮红、糜烂，并有灼热、瘙痒、疼痛的感觉，这就是旋耳疮。如果症状较轻或仅局部较重的，一般都是风热湿邪浸滞所引起的；如果病程长，且反复发作，则多是由脾虚血少而引起的，是慢性病。
- 痛风石：耳轮上明显的小肉结就叫作痛风石。多见于骨质增生或关节炎患者。
- 耳垂上的皱纹：耳垂上的皱纹与心脑血管的健康有关。如果耳垂上出现一条向下垂直走向的明显皱纹，说明这个人很容易得脑血管疾病。这样的人在进入 40 岁以后，应避免激动和过度劳累，而且要忌酒；如果耳垂上出现一条自前上至后下的明显的斜线纹，就很可能是冠心病的信号。这种斜纹可能出现在单耳垂，也可能出现在双耳垂，后者比前者病情严重；如果耳垂上有一条斜下方走向的皱纹，或者是皱纹沟在耳垂的上方，这个人很可能是耳鸣患者。此外，耳垂上的皱纹还与动脉硬化有关，据有关数据表明，大多数动脉硬化患者的耳垂上都有一条皱纹。

● 耳轮出现粗糙不平的棘突状结构：多是由腰椎、后颈椎骨质增生等疾病引起的。

● 耳面皮肤血管充盈明显：一般是由支气管扩张、高血压、冠心病等疾病造成的。

● 耳背突然出现突起的小包块：无感觉，2～3 周后会继续增大，可能是耳部肿瘤，要多加注意。

知识链接

耳郭的形态

耳郭的形态常可分为以下 5 种。

标准耳：耳轮均等，无耳尖，耳垂大小适中，形象秀美；

结节耳：耳轮不均等，呈结节样，形象文雅、软弱；

连垂耳：耳轮与耳垂相连，给人以机灵、多情的感觉；

游垂耳：耳垂与面部皮肤游离，有富贵相之说；

招风耳：耳郭平整，与颅侧壁角度增大，多显灵敏、有趣之象。

耳郭上的阳性反应物

阳性反应物是指耳郭皮肤上出现的色泽形态改变。隆起、凹陷、水肿、压痕、条索、软骨增生等都属于耳郭上的阳性反应物。通过观察耳郭上的这些阳性反应物的特点以及出现的位置，我们可以判断疾病的轻重缓急以及疾病的性质等病理信息。

◆耳郭上的隆起

耳郭上出现的隆起有 4 种情况：点状隆起、片状隆起、条片状隆起和结节状隆起。有时候只出现一种，有的时候 4 种隆起混合出现。如单个出现，那么点状隆起一般是头痛、气管炎的表现；片状隆起则多是由胃部疾患或肝部疾患引起的；条片状隆起可能是由便秘、慢性胆囊炎、附件炎、肝硬化等疾病所引起；而结节状隆起一般是子宫肌瘤和乳腺纤维瘤的表现。如果耳郭有结节状的隆起，且呈点片状的灰暗色，则可能是肿瘤的表现；如果是点、片状的结合，即中央是点外缘呈片，则点白而片红者为慢性病的表现，点红而片白者为慢性病急性发作的表现。

◆耳郭上的凹陷

耳郭上的凹陷分为 3 种情况：点状凹陷、片状凹陷和线状凹陷。点状凹陷一般是龋齿、散光、鼓膜内陷、耳鸣等疾病引起的；片状凹陷一般是慢性结肠炎、十二指肠溃疡等疾病引起的；线状凹陷则一般是由耳鸣、冠心病等疾病造成的。如果点、片状隆起伴有点、片状凹陷或线状凹陷同时出现，则可能是屈光不正这一眼病的表现。如果在耳垂根面上出现小凹坑，则可能是低血压的信号；如果在耳垂根面上出现大凹坑，则是癫痫的信号。

◆耳郭的水肿

耳郭的水肿分为3种情况：隆起水肿、凹陷水肿和周围性水肿。隆起水肿常见于慢性器质性的疾病；而凹陷水肿一般是由于肾部疾病、神经血管性水肿以及内分泌失调等疾病而引起的；周围性水肿多见于心律不齐、冠心病、糖尿病、功能性子宫出血等疾病的患者。

◆耳郭的压痕

耳郭的压痕可以反映病症的虚实。压痕浅、色红、恢复平坦快的为实证，如高血压、肝炎、胃炎等疾病；压痕深、色白、恢复平坦慢的为虚证，如贫血、水肿、肾虚等疾病。

◆耳郭上的丘疹

丘疹为高出皮肤的局限性突起，呈点状或水疱样，分为白色丘疹和红色丘疹，也有的白色丘疹是边泛红晕的。丘疹多见于急慢性器质性疾病、过敏性疾病以及皮肤病等病症。丘疹呈白色的点状，一般是胆囊结石、支气管炎、痛风以及腹泻等疾病的征象；丘疹呈暗褐色，一般是神经性皮炎的表现；丘疹呈米字样排列，可能是心律不齐引起的。

◆耳郭上的脱屑、条索和软骨增生

耳郭的皮肤出现一种糠皮样或鳞状的白色粉末即为脱屑，不易擦去，是皮肤病、内分泌失调等疾病的表现。耳郭有条索则是冠心病、慢性胃炎、慢性胆囊炎以及子宫肌瘤等疾病所引起的。耳郭有软骨增生，多见于神经衰弱者。

知识链接

化脓性耳郭软骨膜炎

化脓性耳郭软骨膜炎是耳郭软骨膜的化脓性炎症。症状有耳郭红、肿、热、痛伴体温升高，全身不适；脓肿形成时表面呈淡黄色，有波动感；脓肿破溃后形成瘘管、软骨蚕食性坏死，融化后形成耳郭萎缩畸形。化脓性耳郭软骨膜炎多为耳郭损伤，如外伤、手术伤，耳针治疗或耳郭穿刺抽液等继发感染所致。致病菌以绿脓杆菌及金黄色葡萄球菌居多。应及时治疗。

耳穴之心穴

耳部的穴位很多，身体的各个部位在耳部基本都有所体现，人的脏腑在耳部也都有其特定的区域。当脏腑发生病变的时候，就会使耳穴的相应区域也呈现出病理反应，如变色、变形、丘疹、脱屑、血管变化等。通过观察耳穴的变化，我们就可以预知内脏的健康状况，对疾病的先兆、预后诊断以及早期防治具有一定的实际意义。

心穴位于耳甲腔中心的凹陷处，形态与心脏相似。如果用垂直的两条直线将其分为4个区域，分别代表心房和心室，则它们的对应关系如下。

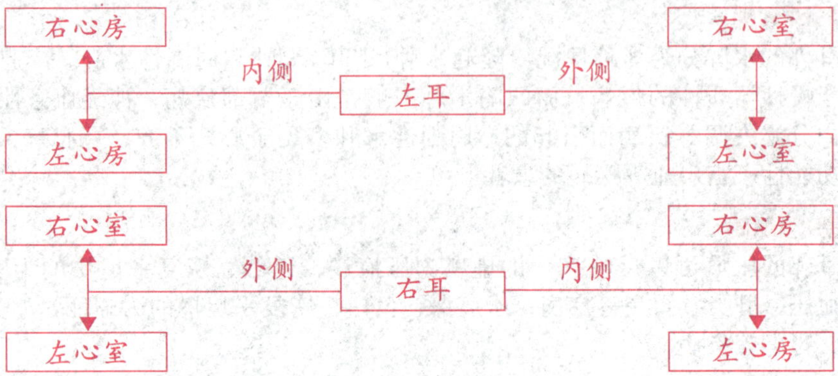

在上图中，横线的上半部分代表与该耳相对侧的心房、心室，下半部分则代表与该耳同侧的心房、心室；竖线的内侧代表心房，而竖线的外侧则代表心室。病理反应出现在哪个区，患病的部位就在哪个区域所对应的心房或心室上。

小贴士

早餐吃全麦食品可以预防心脏疾病

我们都知道早餐是很重要的，但是什么样的早餐才是最健康的呢？有研究表明，每天早晨坚持吃至少含有25%的燕麦或麦麸的全麦食品，将会降低心力衰竭的发病率。凌晨是心血管出现硬化和堵塞的高峰期，被称为是心脏病的魔鬼时刻。如果在早餐的时候吃一些帮助软化血管、降低胆固醇的食物，那么血管的硬化状况就会很快得到改善。而全麦食品恰好有这个功效，所以在我们的早餐中最好适当搭配一些全麦食品，这对预防心脏疾病是大有益处的。如果我们每天只是选择一些高蛋白或高油脂的食物作为早餐，不但对健康无益，而且还会加重血管的负担，甚至加大发生心脏疾病的可能性。

常见的几种心穴异常与其所对应的心脏疾病如下。

1. 耳穴的心区出现红晕或呈红色，形状表现为圆形、条段状、点状、半圆形或圆形伴有鼓槌状，且有光泽，这可能是冠心病的表现。在冠心病早期，这些现象并不明显，但只要一运动，心穴就会有明显的反应。

2. 心区有褶皱的圆环，发病时心穴表现为暗红色，有光泽，压痛感明显，这是器质性心率失常的表现；心区有褶皱的圆环，伴有针尖样大小的白点，有光泽，无压痛感，这是功能性心率失常的表现。心动过缓的时候褶皱较少，且环形的中心有数个纵向的褶皱；心动过速的时候一般呈点状的白色或指纹状的环形褶皱。

3. 心区呈海星状或鼓槌状的血管怒张，有光泽，有压痛感，且压之呈水纹状，这很可能是心肌梗死的前兆，要格外小心。

4. 心穴呈点状红晕或出现数个边缘红晕的小丘疹，有光泽，有压痛感，这一般是心肌炎的症状。

5. 心穴出现白色的小点，边缘红晕，有光泽，多见于风湿性心脏病患者。如果是二尖瓣病则出现在左耳心区的外下区；如果是三尖瓣病则出现在左耳心区的外上区和右耳心区的外下区；如果是主动脉瓣病则出现在左耳心区的内下区和右耳心区的内上区。

6. 心穴呈点状的白色或点状的凹陷，有红晕，有光泽，界限清晰，这情况多见于先天性心脏病患者。

7. 心穴呈小片状红晕，界限不清，有压痛感，一般是心包炎的表现。

8. 心穴呈褶皱的环状反应，有光泽，有点状的白色，耳垂部有折痕，这可能是脑供血不足引起的。

9. 心穴淡红、褶皱，多是失眠、多梦的征象；如有圆形的红晕出现，或者伴有较多的点状凹陷，则是心悸多梦的表现。

10. 心穴出现褶皱性的瘢痕，无光泽，无压痛感，这一般是心脏手术之后所留下的痕迹。

11. 心穴红晕、充血或凹陷，一般是心绞痛的表现。

12. 用手指按压心穴有压痛感，一般是神经衰弱的征象。

耳穴之肺穴

肺穴环绕在心穴周围，其中心穴与外耳道口之间又称为气管穴。肺穴以心穴为界可分为上下两部分，上为对侧肺，下为同侧肺。根据肺穴所出现的异常反应，就可以判断出呼吸系统的病理变化。

常见的几种肺穴异常与其所对应的呼吸系统疾病如下。

1. 肺穴呈点状、片状或丘疹状红晕，也有的呈白色的小点，边缘红晕，这一般是急性肺炎的表现；肺穴呈点状、小片状或丘疹状红晕，边缘不清，有光泽，有压痛感，这是支气管肺炎的征象；肺穴呈片状红晕、充血或局限性血管怒张，边缘清晰，有光泽，有压痛感，这是大叶性肺炎的征象。

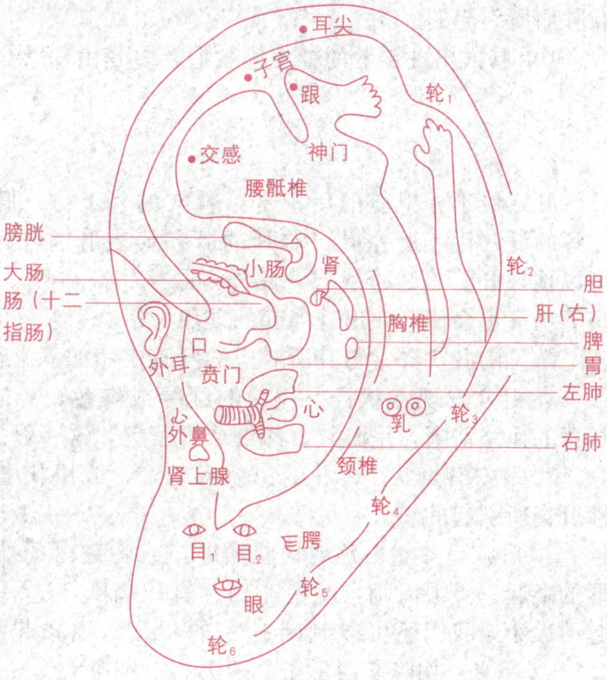

耳郭前面耳穴区域分布

2. 肺穴的前 1/3 处呈点状或丘疹状充血，界限清晰，有光泽，这是肺结核活动期的表现；肺穴呈点状的灰白色或点状、片状的暗红色，边缘红晕，界限清晰，有光泽，有压痛感，这是肺结核硬化期的表现；肺穴呈点状的白色或凹陷，或呈环形的褶皱，界限清晰，无压痛感，这是肺结核钙化期的表现；肺穴呈点状凹陷，有光泽，边缘呈暗红或棕褐色，这是结核肺空洞的表现；肺穴有点状或穴状的凹陷，少数伴有脱屑，这是陈旧性肺空洞的表现。

3. 如果在小儿的肺穴出现了大小不等的白色小点，且边缘呈暗红或棕褐色，界限清晰，有光泽，则是小儿肺门淋巴结核的征象。

4. 肺穴、气管穴区出现一个或多个暗灰色小点，边缘不清，有压痛感，这是矽肺（又称硅肺，矽为硅的旧称）的表现。

5. 肺穴出现片状或点状的白色，数量较多，分散在肺穴，且界限不清，这多是肺气肿的表现。

6. 肺穴出现边界清晰的结节隆起，多是肺部肿瘤的表现。

7. 气管穴呈点状、片状或丘疹样的红晕，界限不清，有光泽，一般是急性气管炎的表现；气管穴呈点状或片状白色，边缘红晕，界限不清，这是慢性气管炎的表现；肺穴、气管穴出现片状的白色或丘疹，且边缘红晕，界限不清，有光泽，这是慢性气管炎急性发作的征象。

8. 肺穴出现片状红晕或暗红色的斑，并伴有网状血管，无光泽，这是支气管扩张的表现。

9. 在肺穴的上部靠近口腔穴或下部靠近三焦穴处出现片状的红晕，多是咽喉肿痛所引起的。

10. 肺穴出现零散的糠皮样脱屑，多是由皮肤病引起的。

耳穴之肝穴

肝穴位于耳甲艇的后上部，胃穴的外上方。肝穴与肝脏是呈对应关系的，左耳的肝穴代表肝左叶，右耳的肝穴代表肝右叶。通过观察肝穴的反应变化，可以预知肝脏的健康状况。此外，眼病、高血压、长期头痛、精神紧张或精神病等病症也会使肝穴出现隆起的现象。

常见的肝穴异常与其所对应的肝脏疾病如下。

1. 肝穴出现点状、小片状的红绿或红色，界限不清，有光泽，有压痛感，耳背的血络清晰，呈鲜红、深红或青紫色，这一般是由急性肝炎所引起。

2. 肝穴有点状、片状的白色或暗红，或块状增厚，边缘红晕，这可能是慢性肝炎所引起的。

3. 肝穴呈片状白色或块状增厚，或者是出现结节状、圆形、椭圆形或长条形的隆起，界限清晰，颜色略白，有压痛感，这一般是肝肿大的征象。通过隆起的大小，我们还可以判断肿大的程度。如隆起甜瓜子仁般大小，则肿大为1.5～2厘米；如隆起西瓜子仁般大小，则肿大为3～4厘米。如左耳的肝穴出现隆起，则表示肿大的是肝左叶；如右耳的肝穴出现隆起，则表示肿大的是肝右叶。

4. 肝穴呈结节状隆起，表面粗糙，边缘暗红，界限清晰，多见于肝硬化患者。

5. 肝穴呈块状海绵状隆起，界限清晰，无明显的压痛感，可能是肝下垂的表现。

6. 肝穴呈芝麻大小的色暗，如静脉血管色或棕褐色，无压痛感，多见于肝血管瘤患者。

7. 肝穴出现多个片状隆起并伴有结节，界限不清，呈暗灰色或黄褐色，压痛感明显，多见于肝癌患者。

小贴士

按揉肝穴治疗胆囊炎

揉捏耳背肝穴 5 分钟，每分钟 75 次。指揉耳甲艇部 5 分钟，每分钟 75 次。捏拿肩井穴（在大椎穴与肩峰连线的中点，肩部最高处）6 分钟，每分钟 60 次。重症胆囊炎患者应及时去医院就诊。

很多时候，肝脏的疾病并不仅仅在肝穴有反应，在脾穴、胃穴等穴位上，也会出现相应的异常现象。如急性肝炎患者在胃穴会出现片状的暗红色；慢性肝炎患者在脾穴和胃穴会出现片状的白色；脂肪肝患者在脾穴会出现块状的色暗且界限清晰；肝下垂患者在胃穴或肾穴也会出现片状的隆起。

由此可见，肝脏的病变会引起多个耳部穴位的变化。在通过观测耳朵来判断肝脏疾病的时候，一定要注意以肝穴为主，并同时结合其他穴位的变化，相互对照，综合起来看，这样才能更准确地把握病情。

耳穴之脾穴、胃穴

我们都知道，脾主消化，胃主吸收，脾和胃在功能上是相辅相成的，而脾穴和胃穴的变化很多时候也是对应出现的。

脾穴位于耳甲腔的外上方，肝穴的下方，它除了反映脾脏本身的病变外，主要是配合其他内脏穴位，反映胃、肠、肝等脏器的病变以及疟疾等病症。通过观察脾穴的变化，可以反映出脾脏以及其他内脏的健康状况。

常见的脾穴变化与其对应的病症如下。

1. 脾穴出现网状的血管或白色的片状增厚，这是脾肿大的表现。

2. 脾穴出现点状、片状的红晕，这是伴随胃、肝等疾病出现的。如同时在胃穴处有相应的阳性反应，是胃炎或胃溃疡的表现；如同时在肝穴有相应的阳性反应，则是肝炎的表现。

3. 脾穴出现点状、片状的白色，周围有红晕或片状的增厚，同时小肠穴出现了阳性反应，是慢性腹泻的表现。

4. 疟疾的患者其脾穴也会出现点状、片状的红晕或暗红。

胃穴位于耳轮脚的消失处，靠近对耳轮的部位代表胃大弯，靠近耳轮脚的部位代表胃小弯，前上部代表幽门。根据胃穴所出现的变化，可以判断胃部的健康状况。

常见的胃穴变化与其对应的胃部疾病如下。

1. 胃穴出现点状或片状红晕或充血，边缘不清，有光泽，这是单纯的急性胃炎的表现；胃穴出现丘疹或指纹状的红晕，同时伴有点状充血，界限不清，有压痛感，这可能是急性腐蚀性胃炎、急性糜烂性胃炎或化脓性胃炎的表现；胃穴出现片状的白色或白色增厚，若同时伴有红晕，则是慢性胃炎急性发作的征象。

2. 胃穴出现点状或片状的白色，边缘红晕，界限不清，有压痛感，这是慢性胃炎的征象；胃穴呈白色的片状隆起，表面不光滑，这是慢性肥厚性胃炎的征象；胃穴呈指纹状的阳性反应，这是慢性萎缩性胃炎的征象；胃穴呈点状或片状的白色或者出现暗红色的丘疹，这都是慢性胃窦炎的征象。

3. 胃穴出现白色的斑点，边缘暗红，界限清晰，这是胃溃疡的表现。一般也会伴有脾穴的点状或片状红晕同时出现。

4. 胃穴在靠近对耳轮处呈片状的白色或块状的增厚，界限不清，这是胃下垂的表现。此时，脾穴也会出现片状的白色或血管网状充盈。

5. 胃穴出现点状的暗灰色或暗褐色，界限不清，可能是胃癌的表现。

耳穴之肾穴

肾穴位于耳甲艇的上半部，对耳轮上、下脚分叉处的下方。我们可以根据肾穴的变化来判断肾脏的健康状况。此外，肺、脑等部位的病症有时也会引起肾穴的变化。因此有时候还要综合其他相关穴位的变化来判断具体的病症，在实际的观察中，要具体情况具体分析，灵活运用。

小贴士

按压肾穴治疗肾及输尿管结石急性疼痛

取痛侧耳穴之肾穴（此穴位于耳甲艇，在对耳轮下脚的下缘，小肠穴正上方），选准穴位后，即用针灸针的针柄或火柴棒对准穴位向内上方按压1～2分钟即可。其按压强度以患者的耐受度及穴位部出现胀、麻、酸、热等感觉为准。如因突发肾区及腰腹部剧痛的病症，可用此法按压，如在按压2分钟之内，疼痛不缓解或停止时，往往可以排除肾及输尿管结石的可能，但应及时接受专业诊疗。

肾穴的变化与其所对应的肾脏疾病如下。

1. 肾穴呈点状或片状的红晕，部分呈丘疹状红色，边缘不清，有光泽，有压痛感，这是急性肾炎的表现。通常情况下，急性肾炎的患者在耳穴的膀胱穴和内分泌穴也都有所反应，如膀胱穴呈点状或片状的红晕，有光泽，有压痛感；

内分泌穴的反应与肾穴相似。

2. 肾穴呈点状或片状的白色，边缘红晕，或者呈指纹状的暗红色，有的也呈丘疹状的白色，无光泽，有压痛感，这是慢性肾炎的表现。通常情况下，在膀胱穴和内分泌穴也会出现相似的状况，还有的会在心穴出现环形的褶皱。如果出现边缘红晕的点状、片状或丘疹状的白色，且有光泽，有压痛感，则是慢性肾炎急性发作的表现。

3. 肾穴出现点状或片状红晕，界限不清，有光泽，有压痛感，这是急性肾盂肾炎的表现。通常情况下，在膀胱穴还会出现点状或片状的白色或红晕，且有光泽，有压痛感；在内分泌穴也会伴有点状或丘疹状的暗红出现，且压痛感明显。

4. 肾穴呈点状、片状的白色或丘疹状的白色，这一般是慢性肾盂肾炎的表现。通常情况下，在膀胱穴和内分泌穴也会出现白色的小点，且内分泌穴的小点有红晕，有光泽，有压痛感。如果肾穴的白色出现了边缘红晕，界限不清，且有光泽，有压痛感的现象，则是慢性肾盂肾炎急性复发的表现。

5. 肾穴呈点状的白色发作时边缘有红晕，且界限清晰，有光泽，有压痛感，有的也会在耳背的相应处出现粟粒状的结节，这一般是肾结石的表现。

6. 肾穴呈圆形的隆起，不与耳轮相连接，或呈块状的增厚，颜色为白色或暗灰色，无明显压痛感，这可能是肾下垂的表现。

7. 肾穴呈点状的白色或丘疹状的暗灰色，界限清晰，无光泽，压痛感不明显，这一般是肾结核的表现。有时还会在肺穴伴有点状的凹陷，或者是内分泌穴伴有点状或片状的暗红，且有压痛感。

8. 肾穴有小血管怒张，有光泽，压痛感不明显，这可能是肾血管瘤的表现。

耳穴之十二指肠穴、大肠穴、小肠穴

十二指肠穴、大肠穴和小肠穴都位于耳轮脚的上方，主要反映肠道的病变，同时也是肝、肺、胃等病变的反应区。

◆十二指肠穴

十二指肠是小肠的一部分，位于小肠的最上端。因其上部与幽门的连接处管腔比较膨大，所以很容易发生溃疡。这段管腔就被称为球部，我们通常所说的十二指肠球部溃疡指的就是这里。

耳穴中的十二指肠穴位于耳轮脚的上方后部，是十二指肠疾病的主要反应区。如十二指肠穴出现片状的红晕或丘疹状的暗红色，界限不清，有光泽，则可能是十二指肠球炎的表现；如十二指肠穴出现暗红色的片状凹陷或者是呈点状的白色，边缘红晕，界限清晰，有光泽，有压痛感，这一般就是十二指肠溃疡的表现，通常还会伴有脾穴的片状白色同时出现。

此外，其他的一些病症在十二指肠穴上也会有所体现。如肝硬化的患者在十二指肠穴上会出现点状或片状的暗红或白色；慢性胆囊炎的患者在十二指肠穴会出现边缘红晕的点状或片状白色；急性胰腺炎的患者在十二指肠穴会出现血管怒张，有压痛感等现象。

小贴士

按压大肠穴、小肠穴辅助治疗腹泻

找准耳穴上大肠穴（位于耳轮角上方内1/3处）、小肠穴（位于耳轮角上方中1/3处）、交感穴（位于对耳轮下脚与耳轮内侧交界处）、脾穴（肝穴下部分），每日自行按压各穴数次，对辅助治疗腹泻有效。

◆大肠穴和小肠穴

大肠穴位于耳轮脚的上方前部，小肠穴位于耳轮脚的上方中部。大肠穴和小肠穴都可以反映肠道的疾病，且在反映肠道疾病的时候，两者一般都是同时出现的。

1. 大肠穴和小肠穴呈点状或片状的红晕，有脂溢，有光泽，这一般是急性肠炎的表现。

2. 大肠穴和小肠穴出现点状或片状的暗红，或者是边缘红晕的点状或片状白色，也有呈片状的灰黑色的，同时大肠穴还会出现片状的凹陷，这一般是慢性肠炎的表现。

3. 大肠穴和小肠穴呈点状或丘疹状的红晕，有脂溢，这一般是过敏性肠炎的表现。通常情况下，还会伴有肺穴出现粉末状脱屑，且有压痛感的现象。

4. 大肠穴和小肠穴呈点状或片状的白色，无光泽，有压痛感，伴有糠皮样的脱屑，这是便秘的表现。

5. 大肠穴和小肠穴呈点状的白色或凹陷，数量不等，界限清晰，边缘暗红，无光泽，这是肠结核的表现。同时在肺穴也会出现点状的白色或凹陷。

此外，其他内脏的病变也会在大肠穴和小肠穴有所体现。如冠心病患者其小肠穴会出现片状的红晕或颜色改变（变白）；肺炎患者其大肠穴会出现片状的红晕，且有光泽和脂溢；处在肺结核硬化期的患者在大肠穴会出现片状的暗红或糠皮样的脱屑，而钙化期的患者则会出现丘疹状的白色或糠皮样的脱屑；慢性支气管炎的患者在大肠穴会出现片状的白色或灰色等。

听觉障碍

听觉障碍是由一些听觉疾病引发的症状，不仅在老年人群体中多有发生，在中青年中发病率也越来越高，值得我们注意。

听觉障碍一般可分为两类，包括传音性听力障碍和感音性重听，下面我们一一来介绍之：

传音性听觉障碍，是由外耳和中耳的疾病引发的。这种听觉障碍的特点是别人高声说话时能听到，也能听到自己说话的声音，但外部声音传到内部的能力低下。通常是由外耳炎、中耳炎、耳管狭窄等引起的。

感音性重听，是由于内耳或从内耳到大脑的听觉中枢神经发生异常，感觉声音的能力低下。其表现在听力的状况与传音性重听相反，低频率（如鼓声）较好，高频率（门铃声或电话铃声）较差。引发的原因，有可能为梅尼埃综合征、流行性耳下腺炎、白血病、梅毒、糖尿病、链霉素中毒或老年性听觉下降。感音性重听，亦称为神经性重听，病变发生在内耳听神经或听觉中枢，常见的原因为老化、高引爆、高撞击、长期处于噪音大的工作环境、药物中毒、病毒感染或突发性耳聋（发病突然，常因焦虑、压力或惊吓等精神刺激引起）。感觉性重听通常无法治疗。

除了上述疾病，长期处于噪声环境也可引起听觉障碍，较强烈的音响和电子乐器演奏者和爱好者，多因为强烈的声响刺激，发生听觉障碍。

一般认为，突发性听觉障碍是由于细菌或者病毒引起内耳血液循环发生急剧变化导致。

如果因为持续、过度劳累和彻夜工作后，发生突发性听觉障碍，则需要注意休息，消除疲劳，注意保暖，一般体力恢复后，听力也能恢复。如果休息后仍然不能恢复，应去医院就诊治疗。

耳内的“嗡嗡声”

如果每天早晨你的闹钟响后你耳内的铃响或嗡鸣不断，你可能有耳鸣。它说明你正在因为耳朵衰老而失去部分听力。

耳鸣是指人们在没有任何外界刺激条件下所产生的异常声音感觉，如感觉耳内有蝉鸣声、嗡嗡声、嘶嘶声等单调或混杂的响声，实际周围环境中并无相应的声音，也就是说耳鸣只是一种主观感觉。造成耳鸣的原因主要有以下几种：

1. 耳部疾病

外耳道炎、耵聍栓塞、外耳异物，中耳的急（慢）性炎症、鼓膜穿孔、耳硬化症及内耳的美尼尔氏综合征、听神经瘤，都能引起耳鸣。

2. 血管性疾病

血管性疾病也会发生耳鸣，如颈静脉球体瘤、耳内小血管扩张、血管畸形、血管瘤等。来自静脉的耳鸣多为嘈杂声，来自动脉的耳鸣与脉搏的搏动相一致。

3. 全身性疾病

一些全身性疾病也能引起耳鸣，如植物神经紊乱、脑供血缺乏、中风前期、高血压、低血压、贫血、糖尿病、营养不良。

4. 药物副作用

过量使用对耳有毒性作用的药物如庆大霉素、链霉素或卡那霉素等，也可出现耳鸣和听力下降现象，且耳鸣比听力下降出现得早。

5. 生活因素

过度疲劳、睡眠不足、情绪过于紧张也可导致耳鸣的发生。

如果是短暂性忽来忽去的耳鸣，一般是生理现象，不必过分紧张，可听之任之。如果是持续性耳鸣，尤其是伴有耳聋、眩晕、头痛等其他症状，则要提高警惕，尽早就医。

有时很难准确预料耳鸣的发作，因为其原因可能是由于感染阻塞，或一些如贫血和动脉粥样硬化的潜在疾病。如果你有耳鸣，重要的是去看医生以排除严重疾病的可能性。

此外，戒除咖啡因、酒精及香烟是个好主意，因为这些常常加重耳鸣。患有持续耳鸣的人可能会发现晚上摆弄无线电可帮助掩盖耳鸣使其入睡，另外有人发现抽水机的声音有助于掩盖耳鸣声，电扇或空调机也可以有些作用。或者如果你居住在城市，只需打开窗子。通常一个标准的助听器有助于减轻耳鸣声，因为它可降低内耳的嗡鸣声并放大外界的噪声。

耳内的阻塞感

你知道坐飞机着陆和驾车下山时的那种感觉：你的耳朵突然感到塞住了，通常一两次吞咽可缓解。但如果这没有用那这又是什么情况呢？

耳的阻塞感常由耳屎造成，解决的方法很简便，多数情况下，你自己就能处理。

首先，检查一下你的耳朵是否充满了耳屎或耳垢。拿一只钟看看你的两只耳朵听的声音是否一样大。如果你一侧听到大声些，另一侧可能充满了耳屎。如果你确实发现一只耳积满耳屎，用矿物油灌满一个滴眼液容器，每天滴几滴入耳，直到耳屎软化。然后用装有热水的塑料注射器冲出耳屎。

小虫子爬进耳朵或从用于疏通的擦耳棉签上掉下的棉花都可能阻塞耳道。通常在滴入矿物油后用水冲可解决这些问题。如果你没有这么幸运，应立即看医生，让医生他取出这些讨厌的东西，不要自己去掏，因为你可能会刺破鼓膜。

老年人的耳屎在没有注意的情况下逐年累积，有些情况下，耵聍可坚硬如石头。这常需医生处理以清除耳屎，以避免常伴有大量坚硬耳屎的慢性感染。

耳　漏

“耳漏”是指耳朵里有液体积聚或外溢，又称耳溢液，其性质、量、气味、色泽可因发病的原因不同和病变的部位、程度不同而不同，对耳病的诊断有重要意义。

1. 脂性

由耳道内的耵聍腺分泌过多所致，呈黄色或棕褐色胶性油脂状，黏附在耳外道四周及入口处，一般人又叫它为“油耳朵”，有时与尘埃及外耳道脱屑混合成耵聍而堵塞耳道。

2. 黏液性

多见于无混合感染的慢性中耳炎，有时亦有中耳黏膜变态反应。分泌物涂片有嗜酸性细胞，是中耳黏膜浆液腺的分泌物或血管壁炎性扩张后的血清渗出。

3. 脓性

这种“耳漏”来自中耳或外耳道。来自外耳道者，见于弥漫性外耳道炎和外耳道疖肿，疖肿破溃后可有“脓性耳漏”，脓液较少，刚破溃时带有少量血液。来自中耳者，常为急慢性化脓性中耳炎或鼓膜穿孔，脓液较多。

4. 血性

多与外伤、肿瘤有关。见于耳外伤、气压或爆震性鼓膜破裂、外耳道乳头状瘤及急性化服性中耳炎穿孔初期。但还应警惕耳内发生血管瘤或恶性肿瘤，其“耳漏”为脓液带血，有恶臭味，预后不良。

5. 水性

颅骨与脑组织之间有一层“液体包装”——脑脊液。水性耳漏多由颅外伤性骨折或乳突手术引起脑膜损伤，使鼓膜破裂而致，这种“耳漏”又叫“脑脊液耳漏”，稍有疏忽，还会造成严重的颅内感染。

耳内流液

和耳垢一样，耳朵里流出的水样物（医学上称为耳漏）可能是耳朵在进行自我清洁的信号。不过，除了可能是耳朵在进行自我清洁，耳朵流液还可能是几种疾病的信号，如果不给予治疗，可能会发展成更加严重的疾病。以下疾病可引起耳内流液：

1. 急性化脓性中耳炎

常见于儿童，初期出现咽鼓管充血肿胀、发热、全身不适、烦躁不安等症状，逐渐发展至内耳剧烈疼痛，耳朵流脓，听力下降，出现这种症状应及时去医院就诊，并要注意防止感染扩散而形成脑内脓肿，还要防止转变为慢性中耳炎。

2. 慢性化脓性中耳炎

是耳鼻喉科最常见的疾病之一，俗称“耳朵底子”，急性化脓性中耳炎如没及时治疗，就会转化为慢性化脓性中耳炎。表现为听力减退，耳内间隙性或持续性流脓。应及时清除脓液，并使用抗生素治疗。

3. 外耳道发炎

如耳朵流液，且出现严重的耳朵疼痛，咀嚼、张口或打呵欠时疼痛加重，可能是外耳道炎症所致。检查外耳道时可发现突起的小疖，使外耳平息道皮肤红肿、压痛，外耳道变窄，甚至出现阻塞。外耳道炎症应进行消毒处理，可用8%的醋酸铝敷患处，也可用2%～5%的硝酸银涂布，使用抗生素治疗。

4. 鼓膜破裂

一般为外界刺激所致。鼓膜破裂的特征是：伤后即感到耳鸣、耳痛、外耳道流出少量血液，听力下降。

5. 外耳恶性肿瘤

可能发生于耳外，也可能发生在耳道里。早期没有任何症状，当耳道流出血性分泌物时已到晚期。以手术治疗为主，也可进行化疗或放疗。

如果耳朵流出带有血液的液体，需要立刻去看医生，这也可能是外耳道或者中耳道肿瘤的信号。如果近期头部受到过撞击或者做过头部手术，那么可能出现了脑脊液耳漏，这属于危及生命的紧急情况。

耳内垃圾增多

耳朵里的耳屎过不了两天就会积攒一大堆，掏过之后马上觉得听觉清晰了不少。可是没多长时间随着耳屎的继续增多，耳道渐渐又被堵住，真是让人头疼不已。虽然想马上清理干净，可是勤掏耳朵也不是好习惯。面对这样的情况，掏也不是，不掏也不是，真是不知如何是好。

耳屎是人体外耳道内皮肤上的耵聍腺分泌出来的物质，医学上称之为"耵聍"。耳屎一般呈淡黄色片状，附在外耳道的四壁上。一般人会将耳屎视为人体的排泄物，其实不然，它可以保护外耳道，防止水或昆虫、异物进入耳道，并且含有腺体的分泌物及免疫蛋白，所以稍带有抑制细菌生长的作用。一般来说，一段时间之后便会积累出一些耳屎，这些耳屎会随着咀嚼、吞咽、打呵欠、跑跳等运动掉出耳外，不会影响耳部健康。如果发现短期内耳屎骤然增多，则可能表示身体出现异常形态，某些部位可能已经发生了疾病。

1. 外耳道皮肤长期慢性充血。外耳道皮肤长期慢性充血容易刺激耵聍腺分泌，耳屎会随之增多。

2. 中耳炎。中耳炎会诱发外耳道乳头状瘤，同时，还容易将霉菌带进外耳道，使耳道奇痒难忍，耳屎增多，甚至流黄水。

3. 咽喉疾病。当咽喉黏膜出现异常的时候，也会影响到耳朵。某些咽喉疾病，如急性扁桃体炎、急性喉炎、气管炎等均会引起耳朵痒或痛，并会导致耳屎分泌增多。遇到这种情况，只要等咽喉疾病痊愈后，耳朵痒痛的感觉以及耳屎增多的现象也就自然消失了。

要想保持干净清洁的耳朵，在生活中可以通过注意一些细节，养成良好的生活卫生习惯来实现。

- 平时要注意喝水，每天保证摄入足够的水分，保持体液充足，防止上火。
- 养成良好的生活作息习惯，多吃新鲜的时令蔬菜和水果，保证各种维生素、微量元素以及膳食纤维的摄入。
- 最好使用棉签，轻轻在外耳道转动，然后耳朵朝下，则耳屎可自行出来；尽量做到不用指甲、铁签等尖锐物品挖掏耳朵。
- 不要形成挖耳习惯而频繁挖耳，一般应 1 周左右 1 次；但在灰尘较多的地方或有"油耳"的人可适当缩短周期。

耳垂褶

很多老人认为耳垂有褶是长寿的象征，但事实上真的是这样的吗？

正常人的耳郭外形饱满红润，且富有弹性。如果照镜子时看到耳垂上有条斜斜的褶痕，可能说明你睡觉时压着这一侧耳朵的时间太久了，或者你打电话的时间太长了。可是，如果这条褶痕始终都在，这可能是由于耳垂对于缺血十分敏感，当动脉硬化影响到耳垂血液供应时，耳垂就比其他部位容易收缩，出现耳褶，这可能就是一个健康警示，提醒你患冠心病或者糖尿病的风险很高。这样的耳垂褶是家族性的，男性比女性更常见。

耳垂上与众不同的倾斜褶皱，也可能是心脏病风险增加的迹象。美国和日本的科学家进行的几项研究都发现，耳垂的小血管很丰富，一旦硬化变窄，耳垂局部组织缺血缺氧就会形成褶皱。某些女性耳垂上的褶皱是由于子宫中的营养不足引起的，导致细小的血管被堵塞而出现。这种情况一旦出现，还说明其他部位小血管也存在病变，而心脏的小血管最丰富，因而也最容易出现问题。

美国芝加哥大学医疗中心药物学家威廉·埃利奥特，在对一些人进行了长期观察后，发现耳垂上有皱纹的人患心脏病的可能性是没有这种皱纹者的8倍。

埃利奥特报告了1000例病人的情况。研究表明，耳垂有皱纹的人有74%患有冠状动胁疾病；而患有冠状动脉疾病的人中有72%耳垂上有皱纹；既有耳垂皱纹又患有心脏病的病人死亡的可能性是那些被确诊为有心脏病但并无耳垂皱纹的病人的3倍。

美国佛罗里达州病理学家加里·D. 埃伯兰认为，耳垂皱纹与心脏病的关系可能是由于失去弹性蛋白而引起。这种蛋白在体内能使血管扩张和收缩，使血液流动能够随时发生变化，特别在运动期间更是这样。他猜测，弹性蛋白的丧失可能会同时引起心脏以及耳垂形状发生变化。

声音敏感

你是否觉得丈母娘的声音又烦人又大得令人难以忍受呢？这可能不是她的错，如果其他声音和日常的噪声也会令你耳朵难受，那么这就不是你的丈母娘的问题。

如果你发现他人的说话声和日常的噪声令你耳朵感到难受，这可能是你对声音极其敏感的典型表现，医学上称为听觉过敏。这是一种非常罕见的疾病，发病率为五万分之一。听觉过敏是对正常环境声音的异常耐受或者是对正常人感觉没有危害或不适的声音做出持续夸大或不正当的反应，它分为两类：一是对高强度/能量的声音或噪声敏感，二是对特殊的声音或噪声敏感，与声音的强度/能量无关，后者有时被称为恐声症。

对声音的极度敏感有时候是耳鸣的预兆，听力受损的人有时也会对某种声音极为敏感。

对噪声敏感可能是对人造甜味剂阿斯巴甜糖以及某些抗生素药物、止痛药和抗过敏药物的反应，也可能是机体缺镁的信号。正常的噪声令你烦恼可能是你存在头部损伤、抑郁症以及创伤后应激综合征的信号。声音敏感也可能是某些疾病的迹象，如慢性耳部感染、某些自身免疫性疾病、莱姆病、颞下颌关节综合征或者贝尔麻痹（一种面瘫）。

耳朵痒

如果你的耳朵最近总发痒，这可能是由一个或更多的因素造成的，如耳屎过多或过敏。

耳朵痒也很可能是中耳炎的前兆。中耳炎是婴儿及孩童期相当常见的感染病，发生的部位是在耳鼓后面的小耳骨所在处。其症状包括耳痛、耳朵感到饱胀及受压迫、发烧高达40℃或更高。中耳炎初期的症状是耳朵痒。

中耳炎多半是因为游泳、洗澡、洗头，或孩子哭泣或奶水流入耳中造成，若未加以治疗，将爆发细菌感染，引起剧烈疼痛。一旦发生感染，你需要医生的协助，并以抗生素治疗。若中耳炎反复发作，可能会造成听力丧失或更严重的并发症。

如果耳内瘙痒不止，如果用手或物抠挖后，可出现耳痛、灼热等耳部感染表现，这是“外耳道霉菌病”的突发症状。

外耳道霉菌病多由个人不太讲究卫生引起，用手到处乱摸，或者使用了有脚癣者的擦脚毛巾，用抠了脚丫的手再去擦、挖耳道，这就会把霉菌带入外耳道。而外耳道潮湿、阴暗，给“喜潮怕光”的霉菌提供了繁殖的良好场所，从而使外耳道受到霉菌的感染，导致外耳道霉菌病。

上了年纪的人的皮肤对香皂、洗发液和其他化妆品中的化学物质更敏感，如果你最近开始用一种新的香皂或发乳，它可能含有一种使你皮肤发痒的成分。

第六章

鼻：
人体内脏的外在表现

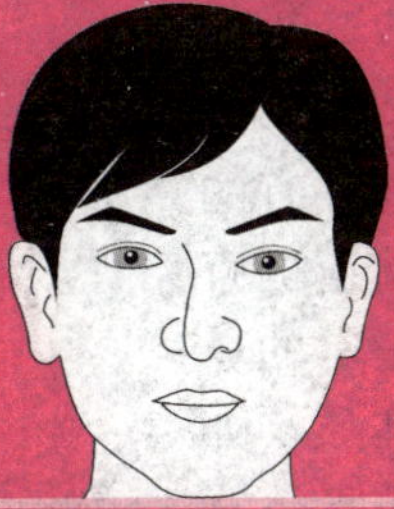

鼻，中医称明堂，位于面部的中央，是空气进入人体的入口，是保护内脏器官的第一道防线。在呼吸的过程中，鼻腔中的鼻毛可以阻止外来的灰尘、细菌等侵入人体，使其堆积在鼻腔中，并适时分泌出黏液来冲洗掉这些垃圾。由此可见，鼻子有过滤的作用，可以净化体内的空气，是体内空气的净化器。

肺开窍于鼻。中医有“肺气通于鼻，肺和鼻则能知香臭矣”的说法，同样，如果肺部发生病变，也会在鼻部有所体现。在《望诊遵经》中就有过“欲观气色，先识明堂”以及“鼻者，形之始也，气之门户也”等说法，可见鼻与五脏六腑之间的关系都是很密切的。中医认为鼻集中了五脏的精气，体内的脏腑只要出现一点小变化，就可以在鼻部反映出来，所以说鼻子是人体内脏的外在表现。反过来说，通过观察鼻部的颜色、形态以及功能等变化，就可以预知内脏的健康状况。

鼻子的正常形状

人的鼻子形态各异，有的高，有的低，有的尖，有的圆，只要是端正挺直且没有其他异物存在的就属于正常的鼻子。鼻子的形状可以反映人的体质，如鼻子长得大而挺的人一般都是呼吸器官很发达的人，这样的人身体功能就比较好，体质也较强；而鼻子相对较小的人一般都可能有呼吸道虚弱的倾向，体质也比较弱。

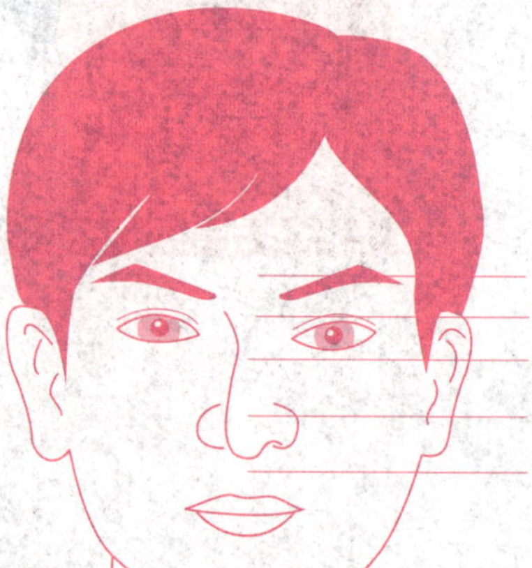

鼻部的各个穴位

鼻子的形状也可以反映人的健康状况和遗传状况。一些人的鼻子与正常人有着很明显的形态差异，这些都是疾病的外在表现，应该引起注意。

- 鼻梁塌陷：如果同时伴有眉毛脱落等症状，一般是严重麻风病的表现。
- 鼻梁溃烂：通常情况下是梅毒的表现。
- 鼻梁歪斜：多见于长期患有风湿病的患者。如果鼻梁向左偏，则是左半身风湿；如果鼻梁向右偏，则是右半身风湿；如果已经出现了鼻骨高低不平的现象，则说明脊柱已经受到了侵害。
- 鼻子硬挺：可能是由于体内的胆固醇过高而引起的，是动脉硬化的先兆。

- 鼻子红肿：如果同时有痤疮出现，则是血热或胃热的表现。
- 鼻子肿大：可能是心脏肿大的信号。
- 鼻子出现肿块：可能是胰脏或肾脏发生病变的信号。
- 鼻隔塌陷：也就是我们所说的鞍鼻，如果不是由外伤造成的，则大多是由于先天性或后天性梅毒所引起的。出现鞍鼻，要警惕患上性病。
- 鼻梁弯曲：多是遗传疾病的表现。
- 鼻子上出现黑头或痤疮：这是乳类或油性食物摄入过多的表现。
- 鼻尖发硬：这是肝硬化的先兆。
- 鼻子小而鼻孔大：可能是鼻咽癌的征象。
- 双鼻孔大而引人注目：多见于体质偏弱者，这样的人容易患感冒、慢性咽炎和支气管炎等疾病。
- 双鼻孔的周围发红：这是肠炎的信号。
- 鼻孔小：这样的人一般都比较容易患呼吸道疾病。

此外，鼻子的形状和癌症也有密切联系。有研究显示：鼻子肥大的人，容易出现结肠癌和胰腺癌；鼻子扁平的人容易出现淋巴癌和脑癌；鼻子尖而硬挺的人，容易出现肝癌；鹰钩鼻的人，容易出现喉癌和肺癌。但是我们也不要被这样的统计吓倒，每个人的具体情况各有不同，以上结果只是针对癌症患者所做的调查，并不一定会发生在我们身上。我们只要根据自己的实际情况做好预防工作就可以了。

知识链接

鼻子的重要性

鼻子是重要的呼吸器官，是人类维系生命并赖以生存的重要器官。有实验表明，鼻子几乎能够控制机体的所有要害系统。如果把鼻子塞住，改用口呼吸，人就会明显地感觉到呼吸困难。这是因为血液中的氧气减少而二氧化碳增加的缘故。由此会增大动脉的压力，导致眼血管系统瘀血。鼻子如果不通气还会改变胃酸的浓度，减少胆汁的分泌，造成肝肾功能障碍。此外，鼻子还会影响心脏的健康、牙齿的健康以及血红素的分泌等。可见，一旦鼻子受到了损伤，将会影响整个机体的正常运作。

红鼻头

鼻子下面最突出的部分叫作鼻尖，也就是我们通常所说的鼻头。红鼻头就是鼻头的皮肤发红，通常是因为细菌或毛囊虫感染所导致的，冬天比较容易出现。鼻子有净化空气的作用，同时它还有给进入体内的冷空气加温的作用。当冷空气袭来的时候，为了能迅速给吸入的冷空气加温，鼻腔内的血液就要全部集中到鼻头，所以当天气寒冷的时候，鼻头一般都是红的。

另外，在喝酒的时候，有时也会出现鼻头发红的现象，这一般是因为肝脏负担过重引起的。由于体内的酒精过多，肝脏要分解酒精而使血液滞留，从而出现微血管扩大的状况，使鼻头变红。通常情况下，此时人的手心也是红的。所以我们在喝酒的时候一定要注意，如果出现了红鼻头就不能再喝了，以免给肝脏带来更大的负担。

红鼻头还可能是由以下几种情况所引起的。

1. 喜欢吃辛辣的食物和肥腻的食物。

2. 情绪激动、精神紧张或内分泌失调。

3. 由肠胃功能障碍，微循环功能障碍，高血压、心脏病、肝病等疾病所引起。

对于已经出现的红鼻头，也不要紧张，应根据具体的情况采取不同的治疗办法。除了由于内脏病变所引起的红鼻头，其他情况下出现的红鼻头都是很容易祛除的，只要在生活中注意调养，多吃水果和蔬菜，保持健康平稳的心态，注意日常的饮食卫生，少与烟酒打交道，红鼻头就会在不知不觉中离你远去。而对于由内脏病变引起的红鼻头，则要抓住根本，调养内脏，内脏健康了，红鼻头自然也就消失了。

除了红鼻头，鼻子的颜色还可能出现以下几种异常变化。

- 鼻头发白：一般是气血两虚的表现，多见于大量失血的患者。
- 鼻头发青：多见于腹痛、体寒之人。
- 鼻头灰黑：一般是肾虚的表现。
- 鼻头出现蓝紫色：这是心脏疾患的信号。
- 鼻前粉红：这是鼻部结核病的征象，多见于青少年肺结核患者。
- 鼻子苍白：多见于贫血的患者。
- 鼻子发黑：多见于胃溃疡患者。
- 鼻子常出现棕色、蓝色或黑色：可能是由于脾脏或胰脏病变所引起的。
- 鼻孔的外缘发红：一般是由肠部疾病所引起的。
- 鼻子两侧发红：如果同时出现皮屑，且油腻光亮，则是体内缺锌的表现。

知识链接

酒糟鼻

长时间鼻头发红，且表面隆起，高低不平，这种现象称为酒糟鼻。酒糟鼻不仅会导致鼻头发红，还会扩大到鼻翼以至整个鼻子。酒糟鼻多发生在中年以后，且男性发病率要明显多于女性，这与男性长期饮酒是分不开的。酒糟鼻是无法治愈的，但是可以通过调养来控制。酒糟鼻分为红斑期、丘疹期和鼻赘期3个时期。对于不同的时期，要采取不同的治疗方法。如红斑期以控制饮食为主；丘疹期要配以药物治疗；等到了鼻赘期就只能通过手术进行矫正了。此外还要注意避免可能产生红鼻头的任何情况，注意防晒和清洗。切记：无论处于哪个时期，都不要用手挤或用针挑。

鼻 腔

鼻腔是前鼻孔和后鼻孔之间一段狭长的腔隙，由鼻中隔分为左右两腔。鼻腔是空气进入体内的通道，有清洁、过滤空气，并给空气加温、加湿的作用。鼻腔的入口处有很多短而硬的鼻毛，可以阻挡空气中的灰尘和杂质进入鼻腔。而且鼻腔内有一层淡红润泽的黏膜，当受到异物刺激的时候，人们往往会打喷嚏，这样就可以把异物排出鼻腔了。此外，鼻腔的黏膜可以让吸入的冷空气迅速升温，并提高空气的湿度，降低冷空气对内脏的刺激。

小贴士

要尽量多用鼻子来进行呼吸

鼻子是主要的呼吸器官，可是有些人却总是用嘴来呼吸，这种做法对健康有害而无益。由于鼻子有净化空气并阻挡外来细菌的功能，所以从鼻子吸入的气体一般都是很安全的。而嘴就不同了，因为它并没有这样的功能，如果直接用嘴来呼吸，就会使大量的细菌进入体内，危害人体健康。尤其在冬天，鼻子可以给空气加温，这样进入体内的空气就不会对内脏造成损害；而如果空气从嘴直接进入体内，并没有经过加温处理，会对内脏造成伤害。所以我们一定要养成用鼻子呼吸的好习惯。

鼻腔会出现一些异常反应或出现一些异物，这些异常一般都是某种疾病的征象。

● 鼻腔阻塞：如果是两侧鼻腔均阻塞，则一般是病毒性感冒或鼻炎的表现；如果是一侧鼻腔阻塞，且逐渐加重，就要多加注意，因为这很可能是出现了鼻腔癌或鼻窦癌。当然鼻炎患者也可能出现单侧鼻塞的现象，但是这种鼻塞与鼻腔癌或鼻窦癌是有差异的，其根本的区别就在于由癌肿引起的鼻塞，其位置是固定不变的，而由鼻炎引起的鼻塞，是两侧交替出现的。

● 鼻腔干燥：多是由气候引起的，但是如果同时出现鼻腔灼热、黏膜萎缩、鼻窍宽大等现象，则是脾肺气虚，津液不足的表现。

● 鼻窒：即鼻腔黏膜肿胀，且交替阻塞，经常反复发作，这一般是脾肺气虚，寒湿滞留鼻窍形成的。

● 鼻腔内出现赘生的瘤子：如果同时有嗅觉减退的症状出现，则多是鼻息肉的表现。

● 鼻疖：有胀痛、发热、增厚的情况出现，多是由于挖鼻孔或拔鼻毛过度而引起的，一般情况下，在1周后可自行痊愈。

● 鼻腔内出现脓痂：一般都带有臭味。这是全身疾病的局部表现，可能是由闭塞性动脉内膜炎或者是鼻腔黏膜破损等疾病而引起的。

● 鼻腔出血：可能是由鼻炎、鼻外伤、肿瘤等鼻腔疾病所引起，也可能是由急性发热性传染病、血液病、心血管病、慢性肾病、慢性肝病等全身性的疾病引起的。如妇女出现周期性的鼻出血，则多是子宫内膜异位症的表现。

鼻翼翕动

鼻尖两侧呈弧形隆起的部分即为鼻翼。当我们为了增大气体的吸入量而用力张大鼻前孔的时候，就会出现使鼻翼随着呼吸而翕动的现象。鼻翼翕动是呼吸困难的一种表现，是呼吸道虚弱的征象，通常见于肺脏热邪亢盛，也可见于肺脏和肾脏的精气衰竭，多是由肺炎、支气管炎、哮喘或感冒等疾病所引起的。

根据鼻翼翕动的具体情况的不同，可以得出不同的结论。总的来说，如果是新病，并且是在喘息的时候产生的鼻翼翕动，则多是由实证和热证所引起的；如果是久病，并且在咳喘的时候出现鼻翼翕动的现象，则多是由虚证和寒证所引起的。

如果是小儿鼻翼翕动，则是邪热内陷入肺的表现，属肺炎重证。如果是成人则有缓急之分，急证多是痰热壅肺所致；如是久病，且伴有面色苍白、头汗肢冷等症状，则是肺气耗损的表现。

正常情况下一般不会出现鼻翼翕动的现象，但是也有些人天生鼻翼就比较薄，所以讲话的时候也会带有轻微的翕动。这种现象多出现在女性身上，这样的人大多都比较急躁、易怒。

除了鼻翼翕动，鼻翼还会出现很多异常现象，它们也都和疾病有关。

- 鼻翼酸痛：如同时出现黄浊的鼻涕，则多是由肺火所引起的；如出现清稀的鼻涕，则多是肺寒或肺气不足的表现。
- 鼻翼出现蟹爪纹：一般是肝病的早期表现，出现这种情况要多注意肝脏健康。
- 鼻翼肥厚：如同时出现鼻部麻木，鼻孔溃烂，鼻梁塌陷等症状，则多是重度麻风病的表现。

知识链接

嗅觉疲劳

嗅觉是人的一种感觉，是与味觉相互配合、共同作用的。嗅觉也会产生疲劳，比如我们在选香水的时候，刚开始的时候还可以闻出几种香水的味道，能区分出它们的差别，可是在闻过几种香水后，就分辨不出来或分辨不清了，这就是因为嗅觉疲劳所造成的。我们可能还会有这样的体会，在一个环境停留一段时间后，就闻不到这里的气味了，这种现象就叫作嗅觉器官的适应。古人说："入芝兰之室，久而不闻其香；入鲍鱼之肆，久而不闻其臭。"说的就是这个道理。

人类鼻子的嗅觉一般都是很灵敏的，但由于每个人的具体情况不同，也会略有差异。但是如果出现明显差异或明显的异常，则很可能是疾病的征象，要多加注意。如嗅觉丧失有可能是乳腺癌的前兆，嗅觉过敏有可能是颅内压增高的信号，等等。

● 鼻翼发红：如出现在青年女性身上，且同时伴有鼻下发红的现象，多是闭经的信号；如出现在男性身上，则多是体内的脏腑病变出血的信号。

● 鼻翼长痘：可能与卵巢功能或生殖系统有关。

● 鼻翼两侧出现椭圆形的浅黄色或深绿色：可能是胆囊炎的信号。

● 鼻尖与鼻翼中线下端连线的中点处出现点状异常：可能是生殖系统疾病的表现。

鼻　根

鼻子的上面较窄、突起于两目之间的部分就叫作鼻根，中医也称其为山根。鼻根的形态以宽广丰满为最佳状态。通过观察鼻根的形态、色泽变化以及脉纹情况，可以判断一个人的遗传情况以及体质和抵抗力等健康因素。

鼻根的异常情况与其所对应的疾病

鼻根异常	对应的疾病
鼻根出现竖向的脉纹	多见于感冒、咳嗽、哮喘、肺炎等呼吸系统疾病
鼻根出现横向的脉纹	多见于呕吐、泄泻、虫证等脾胃疾病
鼻根出现横向与竖向的混合脉纹	一般是呼吸系统与消化系统的疾病同时发作而造成的
鼻根的脉纹颜色发青	一般是肝火过盛或脾胃虚衰的表现
鼻根的脉纹颜色青黑	多见于盘肠气痛、肠蛔虫、痢疾等消化系统疾病
鼻根的脉纹颜色发红	一般是由于心或肺部病变所引起的
鼻根的脉纹颜色发黄	一般是脾胃虚损、运化功能失调的表现
鼻根的颜色淡白	多见于心脏病
鼻根的颜色发青	可能是衣服穿的过多或浸泡热水的时间过长而引起的

● 鼻根出现横纹：多见于青少年，一般是消化功能较弱、过度操劳或思想压力过大的表现。

● 鼻根过高：多见于足踝疼痛之人。

● 鼻根出现青筋：多是肠部静脉曲张的表现，通常还会伴有消化功能异常。

● 鼻根的颜色晦暗：可能是肠胃或脊髓发生病变的信号。

小贴士

慎防沉重的眼镜架使鼻根长瘤

戴眼镜可以矫正视力，但是如果选择的眼镜架过于沉重，再加上眼镜长期压迫鼻根，就有可能造成鼻根长瘤的后果。当然这种瘤的危害并不大，如果是因为机械压迫所造成的，只要去除诱因，只需 3～6 个月即可痊愈。虽然这种现象并不一定会发生在我们身上，而且也没有太大的危害，但是也会影响我们的工作和生活。所以我们在配眼镜的时候一定要到专业的配镜机构，选择轻巧的眼镜架。如果配戴后鼻根、耳后不适，可能是过敏，要立刻调换。

● 鼻根部位的望诊在面诊中的作用很重要。健康的鼻根应该是青筋隐现的，或连及鼻梁、眉毛。当青筋暴露，颜色变深或脉纹的形态发生变化时，则多是疾病的信号。

总的来说，在患病的情况下，若鼻根的颜色光亮鲜明，多是新病的表现，这样的病症状较轻且容易治疗；若鼻根的颜色灰暗滞涩，则多是久病的表现，这样的病比较严重且不易治疗。

鼻子上的痘痘

鼻子上经常会出现一些小痘痘，尤其是鼻头，更是痘痘的多发区。那么是什么原因造成的呢？前文已经提到过，引发痘痘的原因有很多种，有生理原因也有病理原因。有的是我们的日常习惯造成的，有的却是内脏病变的外在表现。

造成鼻子上出现痘痘的原因主要有以下几个。

● 不良的饮食习惯。经常喜欢吃油腻、辛辣的刺激性食物，易出现痘痘。

● 化妆品使用不当。使用的化妆品过油，又没能彻底清洗干净，就会形成痘痘。

● 油性皮肤。油性皮肤的油脂分泌旺盛，很容易使油脂堆积而形成痘痘。

● 内脏病变。由于内脏发生病变而使内分泌失调，新陈代谢功能紊乱，从而形成痘痘。

痘痘出现在鼻子的不同部位，所反映的疾病也是不同的。

● 鼻头：这是最常见的一种情况，多是胃火过旺，消化功能异常引起的，应少吃油腻的食物。

● 鼻梁：可能是由脊椎问题引起的。

● 鼻翼：可能与卵巢功能或生殖系统有关。

● 鼻子两侧：多是新陈代谢不佳引起的。

此外，鼻子上的痘痘还可能是以下几种疾病的征象。

1. 鼻头和鼻翼出现小脓包或小丘疹，均呈红色，一般是青少年男子青春期发育的表现，属正常现象。但如果不是由于雄性激素分泌过多而产生的青春期现象，则有可能是慢性乙型病毒性肝炎的征象。

2. 鼻黏膜出现粟粒样的丘疹，且红肿痛痒，反复发作，不易治愈，这是鼻疮的表现。

3. 鼻孔处出现小疖子，这是肺胃积热，消化功能减弱的表现。

由于肺开窍于鼻，所以鼻子上的痘痘与肺和大肠也有着密切的联系。当肺或大肠发生病变的时候，鼻子上也会长出小痘痘。这是由于肺主气，当肺部出现功能障碍时，就会使人的闭气功能受到影响，造成排便不畅，形成便秘。由于人体内的毒素不能及时排出体外，就会使鼻子上乃至脸上都出现小痘痘。

由此可知，要想祛除鼻子上的小痘痘，首先要弄清它是怎样形成的，这样才能进行针对性的治疗，从根本上解决问题。

小贴士

办公设备也可造成鼻子过敏

复印机、传真机和打印机等现代办公设备在给我们的工作带来便利的同时，也在危害着我们的健康。这是因为固定碳粉的树脂在受热时，会挥发出可以产生臭氧的有机化合物。臭氧会刺激人体的黏膜，可以使鼻子出现过敏的症状，而且还容易增加哮喘的发生率。有关结果显示，这些办公设备所造成的空气污染对人体的健康危害并不小于香烟所造成的问题。尤其是在空间狭小，又有数台办公设备放在一起的时候，很容易使设备使用者吸入的臭氧浓度超标。因此，为了我们的健康，一定要注意办公室的通风，保持空气流通。

鼻　涕

鼻涕是鼻腔的一种正常分泌物，由鼻黏膜下面的鼻腺分泌，并透过鼻黏膜流入鼻腔。鼻涕有湿润鼻腔并阻挡空气中的灰尘和细菌进入鼻腔的作用，与眼睛的泪液一样，都是我们不能缺少的。每个人每天都要分泌大量的鼻涕，但是在正常的情况下，这些鼻涕都变成水汽从鼻孔呼出去了。

正常的鼻涕应该是像米汤一样的黏液，当人体内部脏器发生病变的时候，就会使鼻涕不断地从鼻腔中流出来，并且鼻涕的形态也会有所变化。其实感冒的时候流鼻涕是一种人体自然排毒的过程，如果用药物去制止，反而会破坏这种作用。我们可以根据鼻涕的具体情况来判断引发的病症。

- 鼻涕呈白色的豆渣状：一般是干酪性鼻炎的征象，并发感染时会产生很大的臭味。
- 鼻涕呈清水状：一般在感冒初期或急性鼻炎的早期会出现这种情况，如果同时出现鼻塞、打喷嚏、轻微咳嗽等症状，则是过敏性鼻炎发作期的表现。此外，也会出现于颅脑外伤或鼻部手术之后。
- 鼻涕呈黄水状：可能是上颌窦囊肿所引起的。黄水为上颌窦囊肿破裂而流出来的浆液性囊液，一般出现在单侧鼻腔，且间歇性流出。
- 鼻涕呈黏液状：一般是慢性单纯性鼻炎的表现。
- 鼻涕呈黄脓状：多见于伤风感冒、慢性鼻炎或鼻窦炎等病症，如发生在小儿身上，则可能是鼻腔内有异物的表现。
- 鼻涕呈微黄或淡绿色：多见于鼻窦炎。如果鼻涕呈透明状，且没有感冒、鼻塞、头痛等症状出现，可能是过敏性鼻窦炎的表现；如果眼睛周围出现了水肿，则说明病情比较严重。得了鼻窦炎要抓紧治疗，以免诱发哮喘、支气管炎、肺炎等呼吸系统疾病。
- 鼻涕呈绿色的痂片状：一般是萎缩性鼻炎的表现。
- 鼻涕带血：如带有稀薄的血水，可能是变态反应性鼻窦炎的表现；如鼻涕中的血呈红色或紫红色，且出血量不多，则可能是鼻癌的征兆，尤其对40岁以上的人来说，要格外小心，发现这种情况就要及时去医院检查。
- 鼻涕呈黑色：一般是由于吸入黑色的粉尘所引起的。

在干燥寒冷的冬季，要特别注意防止鼻涕倒流。由于天气寒冷干燥，鼻腔内的黏液也变得很浓稠，这样就使细菌有了进入鼻腔的机会。如果鼻涕倒流，就会使这些细菌都进入身体，对健康不利。所以，我们要采取手段来防止鼻涕倒流。比如说多擤鼻涕，多漱口，多喝蜂蜜和柠檬茶，少吃辛辣食物等。

另外，从鼻涕的状态中我们还可以看出引起感冒的病因。当人体的体温过高时，鼻涕就会很浓稠；而当体温过低时，鼻涕就会很稀薄。感冒一般可以分为病毒性感冒和风寒性感冒两类。病毒性感冒会出现发烧、鼻黏膜红肿热痛等症状；而风寒性感冒一般会出现畏寒、打喷嚏等症状。所以当鼻涕很黏稠的时候，发生的就是病毒性感冒；而当鼻涕很稀薄的时候，发生的就是风寒性感冒。我们可以根据不同的病症来采取不同的治疗方法，加快病情的恢复。

知识链接

为什么人在哭泣的时候会“一把鼻涕一把泪”

当我们伤心哭泣的时候，不仅会流泪，还会流鼻涕。因此我们在描述人哭得很厉害的时候都会用“一把鼻涕一把泪”来形容。那么为什么人在哭的时候会流鼻涕呢？这是因为眼睛和鼻腔之间是相通的，当眼泪过多的时候，眼睛无法将所有的眼泪挥发掉，由于泪液的产生大于蒸发，就使一部分泪水从眼睛流到鼻子，形成稀鼻涕，从鼻腔流出。

鼻　塞

鼻腔的任何部位出现机械性的阻塞或者是鼻黏膜的生理功能发生变化，都会使气流的进出受到阻碍，出现鼻塞。鼻塞是一种很普遍的现象，大多数人都出现过鼻塞的症状。一般的鼻塞是由炎症引起的间歇性发作，通常还会伴有嗅觉减退、流鼻涕等症状。这种情况比较普遍，病情也较轻，过几天就可痊愈。但是当鼻塞严重，且出现头痛、流鼻血等不适时，就可能是患上其他的疾病，不要大意。

可能出现鼻塞的几种情况如下。

● 感冒：鼻塞是感冒早期的主要症状之一，一般还同时伴有打喷嚏、咽喉肿痛、发热等现象。感冒所引起的鼻塞通常是双侧鼻腔交替出现的，并且过一段时间就可痊愈。

● 鼻炎：鼻炎是鼻腔黏膜出现炎症引起的，也会出现鼻塞的症状，且伴有流清水鼻涕、鼻痒、喉部不适等症状。

● 鼻窦炎：鼻窦炎也可能引起鼻塞，并使鼻黏膜分泌出大量的黏稠物质。

● 过敏性鼻炎：过敏性鼻炎与感冒的症状很像，所以很多人都将其混为一谈。其实两者是有区别的。过敏性鼻炎除了鼻塞，还伴有流鼻涕、打喷嚏、鼻痒和嗅觉消失等症状。在实际生活中要注意区分，对症下药。

● 霉菌性鼻窦炎：长期鼻塞且鼻痛，多出现在单侧鼻腔，同时还伴有鼻涕倒流、头痛等症状。这是很严重的疾病，如不及时治疗，可能会导致失明，甚至威胁生命。

● 鼻中隔偏曲：鼻中隔偏离正中的垂直线而向一侧或两侧歪斜，可引起鼻功能障碍，出现鼻塞的现象。多是单侧鼻塞，但也有双侧鼻塞的情况出现。一般还会伴有头痛、鼻出血等症状。多是先天性或外伤造成的。

● 鼻息肉：由于鼻腔内出现息肉而使鼻腔阻塞，引起鼻塞。随着息肉的长大，鼻塞也会越来越严重。

● 鼻瘤：鼻腔内长瘤也会使鼻腔阻塞，由鼻瘤引起的鼻塞一般发生在单侧鼻腔，且鼻塞的位置固定不变。

● 脾肺虚弱：由于脾脏或肺脏虚弱而使鼻腔阻塞，由此引起的鼻塞一般都是长期的，且时轻时重。

● 气滞血瘀：一般表现为鼻塞长期不愈，且鼻甲肿大暗红。

鼻塞虽然是一种常见病，但是也要进行治疗。一般情况下，鼻塞的同时也会造成呼吸困难，而使脑部出现缺氧的状况。所以如果对鼻塞置之不理，很有可能造成全身的缺氧。而且我们也知道鼻塞很可能是由某种危险性的疾病所引起的，所以要及时治疗，以免酿成恶果。

知识链接

睡觉打鼾也是病

很多人在过度疲劳的时候经常会出现睡觉打鼾的现象，这种鼾声是呈间歇性的，且声音不大，音调高低不一，这种打鼾一般没什么大碍。但是如果出现鼾声如雷，并且每呼吸一次持续的时间都更长，则是病态的征象，多见于肥胖症或动脉硬化的患者。睡觉时打鼾其实是心脏仍处于工作状态的表现，是心脏病的预兆。长期打鼾的人由于心脏得不到充分的休息，所以就比其他人更容易得心脏病。如果鼾声较大，且呈周期性的均匀音调，连续发生，则是死亡的警报，多见于脑出血患者。所以对于打鼾，千万不要把它当成一种理所当然的鼻塞现象，一定要采取措施进行治疗。

流鼻血

鼻腔黏膜下面分布着很多微细血管，这些血管都很敏感、很脆弱，当受到外界刺激时就很容易破裂且出现流鼻血的现象。尤其在秋冬季节，由于天气干燥，从而使鼻腔的黏膜也变得干燥，此时的血管更易发生破裂。

引起鼻出血的原因有很多，总的来说如果是单侧鼻腔出血，则多是由外伤或鼻子本身的疾病所引起的，如鼻部受伤、鼻炎、鼻肿瘤、鼻中隔偏曲等；如果是双侧鼻腔出血，则多是由全身性疾病所引起的，如伤寒、猩红热等急性传染病，高血压、动脉硬化、慢性肾炎等循环系统疾病，营养不良、缺乏维生素、再生障碍性贫血、急性白血病等都会出现流鼻血的现象。如果老年人突然大量流鼻血则应该引起注意，这很可能是脑出血的前兆。

不同的年龄段，鼻出血的原因也各不相同。

● 儿童：由于鼻黏膜比较干燥脆弱，所以很容易自行裂开而出血。另外，挖鼻孔过度也会出现流鼻血的现象。

● 青春期的女性：多与月经有关。由于月经期间女性体内的凝血功能比较差，而且子宫黏膜正在排血，所以就很容易引发鼻出血。如果是大量出血，则有可能是鼻咽纤维瘤的表现。

● 老年人：一般是动脉硬化或高血压的表现，也有可能是因为服用降压药物，而使血管末梢扩张造成鼻出血的现象。

另外，从出血的颜色和流量也可以看出疾病的情况。如果呈鲜红色或暗红色，多为实证；如血色清稀，则多为虚证；如血色鲜红且量少，多是肺病的表现；如血色鲜红且量多，多是肝胃病变或外伤所致；如血色淡红且量少，则多是脾虚气弱的表现。

小贴士

流鼻血也是一种去火方式

人在有某种疾病的时候会出现流鼻血的现象，但是一个健康的人就不会流鼻血吗？答案是否定的。当我们吃了过多的辛辣食物，饮水量过少或是环境过于干燥的时候，就会导致体内上火。如果不及时排出热火，会对人体的健康不利。人体具有自动调节能力，在这种情况下，机体一般都会选择薄弱的鼻黏膜来去火，通过流鼻血的方式将体内的热火排出体外。所以对于这种流鼻血，我们大可不必担心，血一般都会从一个鼻孔流出，且片刻便会自行终止。

对于流鼻血，不要惊慌，但也不可大意。一个人容易流鼻血多是肠胃衰弱的表现，由于无法吸收到充足的营养，就使肌肤和血管都变得很脆弱。在这种情况下，只要稍微受到外界的刺激，就会流鼻血。我们经常看到很多人只要一运动或是闻到刺激的气味，就会流鼻血，这就是肠胃虚弱的表现。

对于一般的流鼻血，只要在日常的生活中多补充维生素 C，保持鼻腔湿润，不要做剧烈的运动，就可以预防或缓解流鼻血的症状。对于由疾病所引起的鼻出血，则要从根本上治疗，病好了，鼻血自然也就止了。

鼻子发红

“红鼻子”又称“酒糟鼻”“酒精鼻子”或“玫瑰痤疮”。酒糟鼻是一种以鼻部发红，上起反疹、脓疱及毛细血管扩张，形似酒糟为特征的皮肤病。

本病为常见多发病，可发生于任何年龄，以中年女性居多，但病情严重者多为男性。多发于以鼻为中心的颜面中部，尤以鼻尖、鼻翼、前额、眉间、下颌及颌部多见。

酒糟鼻的主要症状是以鼻面部出现红斑、丘疹、脓疱以及日久生有鼻赘为主。此病按照病情发展的规律一般可分为三期，即红斑期、丘疹脓疱期和鼻赘期。

目前，一般的医学书籍认为酒糟鼻的发病原因主要是螨虫感染，所以，又称酒糟鼻为螨虫性皮炎。治疗酒糟鼻以单纯地杀灭螨虫为主，多外用硫黄软膏、甲硝唑软膏、口服甲硝唑、替硝唑等杀螨药。数年临床观察证实，此类疗法对酒糟鼻的疗效非常差。也从侧面说明了酒糟鼻的发病原因绝不仅仅是单纯的螨虫感染，也有可能是因为油性皮肤所引起的。

酒糟鼻的发生主要有以下六种原因：嗜烟、酒及喜食辛辣刺激性食物；胃肠机能紊乱如消化不良，习惯性便秘等；有心血管疾患及内分泌障碍；月经不调；有鼻腔内疾病或体内其他部位有感染病灶；毛囊蠕行螨致病。

患酒糟鼻后，除了会影响容貌外，还会给社交、生活等带来诸多不便。因此，发现患此病后应及时到正规医院就诊。

同时，在日常生活中也可以通过饮食疗法治疗酒糟鼻，但是食疗效果较慢，需要长期坚持，且不同的患者效果不一。

1. 马齿苋薏仁银花粥

用马齿苋、薏仁各 30 克，银花 15 克，用 3 碗水煎银花至 2 碗时去渣，与马齿苋、薏仁混合煮粥，每日食用 1 次，连续食用有良好疗效。此食疗法适用于酒糟鼻丘疹期。

2. 鲜枇杷叶粉末

用新鲜的枇杷叶（将叶背绒毛去掉）、栀子仁研成粉末，每次吃 6 克，每日 3 次，能清热、解毒、凉血，适用于酒糟鼻、毛囊虫皮炎。

3. 腌三皮

用西瓜皮 200 克，刮去腊质外皮，洗净；用冬瓜皮 300 克，刮去绒毛外皮，洗净；黄瓜 400 克，去瓜瓤，洗净；将以上三皮混合煮熟，待冷却后，切成条块，放置于容器中，用盐、味精适量，腌 12 小时后即可食用。连续食用有较好疗效。此食疗法具有清热利肺的作用，适用于酒糟鼻。

4. 山楂粥

干山楂 30 克，粳米 60 克，混合煮成粥，每日食用 1 次，连吃 7 日。此食疗法尤其适宜于鼻赘期患者。

酒糟鼻患者在生活中还可以通过以下细节来进行护理：

- 注意避免冷、热刺激，避免情绪激动、精神紧张。
- 保持大便通畅。肺与大肠相为表里，大便不通，肺火更旺。
- 不宜在夏季、高温、湿热的环境中长期生活或工作。
- 保持皮肤的清洁卫生。对油性皮肤要经常用肥皂和温水清洗；对干性皮肤则应少用肥皂。
- 禁止在鼻子病变区抓、搔、挤压，以防感染。
- 禁用有刺激性的化妆品。
- 每次敷药前，先用温水洗脸，洗后用干毛巾吸干水迹。

● 保持皮肤弹性。在寒冷季节，要经常用润肤剂涂抹皮肤，保持皮肤的弹性和柔软，减少皮肤裂。

● 清洁指甲。指甲要经常修剪，并清除指甲前端下的污物。

鼻中隔位置不正

面对镜子，你可能突然发现自己的鼻中隔偏离中线向一侧或两则弯曲或局部形成突起。这是怎么回事呢？

事实上，大多数人的鼻中隔都是或多或少偏离中线的，如果偏曲程度轻微，并且没有引起任何不适感，一般是不需要治疗的。只有当鼻中隔向一侧或两侧偏曲或局部有突起并引起鼻腔功能障碍或产生不适症状时，才需要医学处理。

鼻中隔偏曲在临床上常表现为持续或间歇性的鼻塞、流脓鼻涕、头晕、头痛、流鼻血等。偏曲一般呈C形或S形，如呈尖锥样突起，则称骨棘或矩状突；如呈由前向后的条形山嵴样突起，则称骨嵴。鼻中隔偏曲的常见病因包括：外伤、发育异常、鼻腔内肿瘤异物压迫等。

鼻中隔偏曲的症状轻重与引发病症的类型和程度有关。

1. 鼻塞：常为主要症状。向一侧偏曲者，常为单侧鼻塞；向双侧偏曲者如S形偏曲，则鼻塞多为双侧。但一侧偏曲者如对侧出现下鼻甲代偿性肥大，则也可出现双侧鼻塞。

2. 鼻出血：常见症状。发生在偏曲之凸面、骨棘或骨嵴的顶尖部，此处黏膜薄。常受气流和尘埃刺激易发生糜烂而出血。

3. 头痛：偏曲之凸出部压迫同侧鼻甲而引起同侧反射性头痛。

4. 邻近器官症状：鼻阻塞妨碍鼻窦引流，继发鼻窦炎症；长期张口呼吸和鼻内炎性分泌物积蓄，使之易于感冒和患上呼吸道感染。

凡具有以上明显的症状之一，即可怀疑是鼻中隔偏曲症状。有如下情形之一的患者，应予以手术：

● 鼻中隔偏曲引起长期持续性鼻塞者。

● 鼻中隔高位偏曲影响鼻窦引流者。

● 因中隔偏曲致反复鼻出血者。

● 因鼻中隔偏曲而引起反射性头痛者。

● 有鼻中隔明显偏曲的血管运动性鼻炎（结构性鼻炎）。

下列情形应属手术禁忌或暂缓手术：

● 鼻内急性感染者。

● 未经治疗的鼻窦炎。

● 某些全身性疾病和糖尿病，肺结核、高血压、心功能不全、血液病等。

● 女患者月经期中。

● 18岁以下的患者。

鼻中隔偏曲术后注意：

1. 忌辣、海鲜类食物。宜吃些补气或补血的东西，如枸杞、银耳、红枣等。

2. 矫形手术后鼻腔填塞物可于术后24～48小时内抽除。可先抽右侧，翌日再抽另一侧。

3. 由于鼻内手术后黏膜反应较明显，抽去纱条后，鼻内可薄薄地涂擦黄连膏。

4. 若切口愈合良好，术后5天可除尽填塞物。

鼻腔突起的肿块

你是否有这样的经历：鼻腔内突然生出一个肿块，又痛又痒，并且持续很长时间不消退。在干燥的秋冬季节，这种情况特别容易发生。这时候你可能是患上了鼻息肉。

鼻息肉是赘生于鼻腔或鼻窦黏膜上突起的肿块，常发生于鼻腔的外侧壁及鼻顶部。中医称鼻息肉为鼻痔，是鼻部的常见病，是由于极度水肿的鼻腔鼻窦黏膜在重力作用下逐渐下垂而形成。

中医理论认为，鼻息肉多因平素嗜食辛辣厚味，蕴生湿热；上蒸于肺，结滞鼻窍；或风热邪毒侵袭肺经，肺气不得宣畅，积聚鼻窍所引起。鼻息肉主要表现为鼻窍内有一个或多个赘生物，表面光滑，色淡白或淡红，触之柔软而不痛，伴有持续性鼻塞，嗅觉减退，鼻涕增多，头痛头昏等。

除了引发鼻腔肿块之外，鼻息肉的临床表现还包括以下两点：

1. 持续性鼻塞，鼻塞原因是因为鼻腔内毛细血管流通不畅，导致毛细血管膨胀引起鼻塞，嗅觉减退，闭塞性鼻音，睡眠打鼾和张口呼吸。

2. 可有流涕、头痛、耳鸣、耳闷和听力减退等症状。

鼻息肉患者如果不及时采取治疗的话，不仅会加重鼻息肉的病症，而且还会引发诸多并发症，如咽喉炎、中耳炎及心、肺等脏器功能损害，有的甚至会发生息肉恶变；少数巨大的息肉可引起侵袭性并发症。那些生长较快、体积巨大的息肉，会挤压破坏鼻窦壁或鼻腔顶壁：继之侵犯眼眶、额窦、前颅窝、蝶窦和中颅窝等部位。

鼻息肉有复发倾向，在治疗上需要采用综合性疗法：

1. 类固醇激素疗法。该疗法适用于以下几种病症类型：

初发息肉：当息肉较小时，以皮质激素类气雾剂（如倍氯米松）鼻内喷雾，每日3～4次，每次50～100μg，可阻止息肉生长甚至消失。

堵塞鼻道的大体积息肉：为便于手术摘除。先口服强的松。每日30～60毫克，连服2周，可使息肉体积明显缩小。

2. 手术摘除。对于明显引起鼻塞或对鼻周造成侵袭性损害的大息肉，在以类固醇激素控制两周后可手术摘除鼻腔及鼻窦内的息肉组织。

小贴士

鼻息肉的食疗方

在饮食预防方面，鼻息肉患者应多吃些能治疗上述疾病的食物，少吃油腻肥厚之物，避免过食生冷、鱼虾等腥荤之物，戒除烟酒，忌食辛辣刺激性食物，多吃蔬菜、水果、动物肝脏等食物。下面介绍三个鼻息肉的食疗方：

1. 鱼腥草煲猪肺

鲜鱼腥草 60 克，猪肺约 200 克，加清水适量煲汤，用食盐少许调味，饮汤食猪肺。

2. 米醋煮海带

海带（干）60 克，加米醋适量煮吃。注意：胃溃疡、十二指肠溃疡、胃酸过多者忌用。

3. 辛夷花煲鸡蛋

辛夷花 10 克，鸡蛋 2 只，加清水适量同煮，蛋熟后去壳再煮片刻，饮汤吃蛋。

鼻子呼出臭气

鼻子是五官最突出的器官，也是人体呼吸的重要通道，如果呼出的气体带有臭味，常是某种疾病的信号。

萎缩性鼻炎又称臭鼻症，是一种发展缓慢的鼻腔萎缩性炎症，其特征为鼻腔黏膜、骨膜和骨质发生萎缩。臭鼻症多始于青春期，女性较男性多见，病因目前仍然不明。其主要表现为鼻及鼻咽部干燥感、鼻塞、鼻出血、鼻内脓痂多、嗅觉障碍、呼气恶臭、头痛、头昏等。

萎缩性鼻炎分为原发性和继发性两种：原发性目前仍不十分清楚。传统的观点认为，本病的发生与内分泌紊乱、植物神经失调、细菌（臭鼻杆菌、类白喉杆菌等）感染、营养不良（维生素 A、维生素 B_2、维生素 D、维生素 E 缺乏）、遗传因素、血中胆固醇含量偏低等因素有关。近年来发现本病与微量元素缺乏或不平衡有关。继发性萎缩性鼻炎病因明确，包括慢性鼻炎，慢性鼻窦炎脓性分泌物的长期刺激，高浓度有害粉尘、气体的长期刺激，多次或不适当鼻腔手术所致的鼻黏膜广泛损伤，特殊传染病和结核、梅毒和麻风对鼻黏膜的损害。

臭鼻症虽然会给生活带来诸多苦恼，而且不易治疗，但在日常生活中我们可以通过注意一些生活细节来达到预防的目的。

- 适当参加体育锻炼。
- 每天清洗鼻腔，清洗前应将结痂浸软，取出。
- 每天做鼻部摩擦或按摩鼻穴。
- 气候干燥时，出门可戴口罩，或滴用油质滴鼻剂，如复方薄荷油等。
- 戒烟酒。
- 多吃蔬菜水果，保持大便通畅。
- 不要经常用手挖鼻，以免损伤鼻黏膜造成鼻出血。
- 饮食中忌食辛辣、燥热之物，多吃些蔬菜，水果。

鼻子呼出的气体有臭味也可能是鼻腔癌引发的。鼻腔癌的特点是一侧渐进性鼻塞，鼻涕带血，并伴有特殊臭味——所谓“癌肿气味”。鼻窦癌在晚期可造成鼻塞，亦可经常出现流血性鼻涕。此外，依其侵犯部位不同，可出现眶、额、鼻、面颊、牙齿部位的压迫性疼痛。人到中年时，鼻子若发出上述信号，应及早去医院查明原因，以便早期治疗。

恶性肉芽肿又称坏死性肉芽肿，多发生在面部中线器官，尤其鼻部“首当其冲”，病变特点为不断发展的肉芽增殖性溃疡，可分为三个时期：早期的鼻塞、流水样鼻涕或鼻涕中带血，有日益加重的鼻臭；活动期面部溃疡扩展，鼻中隔破坏，鼻涕呈脓血状，臭味全室可闻；晚期出现内脏、皮肤、淋巴结转移。该病较少见，目前无特殊疗法，预后不良，应争取早诊断、早治疗。

鼻窦炎

如果你长期觉得早上起床后头痛不止，那么你有可能是患上了鼻窦炎。鼻窦炎是鼻窦黏膜的非特异性炎症，包括慢性鼻窦炎和急性鼻窦炎。

急性鼻窦炎多继发于急性鼻炎，以鼻塞、多脓涕、头痛为主要特征；慢性鼻窦炎常继发于急性鼻窦炎，以多脓涕为主要表现，可伴有轻重不一的鼻塞、头痛及嗅觉障碍。

急性鼻窦炎为鼻窦黏膜急性炎症，多发生在感冒后，根据急性鼻窦炎的症状，可判断它与哪一种鼻窦发生炎症有关：

- 前额部疼，晨起轻，午后重，还可能有面颊部胀痛或上列磨牙疼痛，多是上颌窦炎。
- 晨起感前额部疼，渐渐加重，午后减轻，至晚间全部消失，这可能是额窦炎。
- 头痛较轻，局限于内眦或鼻根部，也可能放射至头顶部，多由筛窦炎引起。
- 眼球深处疼痛，可放射到头顶部，还出观早晨轻、午后重的枕部头痛，这可能是蝶窦炎。

除头痛外，鼻窦炎的典型表现还包括：鼻塞、流脓涕、暂时性嗅觉障碍、畏寒、发热、食欲不振、便秘、周身不适等。较小儿童可发生呕吐、腹泻、咳嗽等症状。脓鼻涕刺激咽喉还可以引起咽喉不适，咽喉炎等。本病绝大多数由伤风感冒引起，此外，全身抵抗力低下，其他鼻腔疾病常有鼻涕阻塞，游泳、跳水方法不当，以及气压的迅速改变（如飞行、潜水等）均可导致本病的发生。

严重的急性鼻窦炎可以引起眼部的感染，但近年来由于抗生素的广泛应用，急性鼻窦炎的并发病如眼眶感染等已较少见。

鼻窦炎对身体的危害极大，它可引起头疼，头昏脑涨，失眠健忘，心烦意乱，容易发脾气，学生的学习成绩逐步下降、困倦淡漠，注意力不集中等。它也可成为病灶，影响周围组织发炎，尤其是眼病，如中心性视网膜炎等。

小贴士

生活中鼻窦炎的预防

在生活中应该注意养成良好的生活卫生习惯，从而预防鼻窦炎的发生。

1. 平时注意鼻腔卫生，养成早晚洗鼻的良好卫生习惯。

2. 注意擤涕方法。鼻塞多涕者，宜按塞一侧鼻孔，稍稍用力外擤。之后交替而擤。鼻涕过浓时以盐水洗鼻，避免伤及鼻黏膜。

3. 游泳时姿势要正确，尽量做到头部露出水面。

4. 有牙病者，要彻底治疗。

5. 急性发作时，多加休息。同时应保持室内空气流通。但要避免直接吹风及阳光直射。

6. 遵医嘱及时用药。

7. 慢性鼻窦炎者，治疗要有信心与恒心，注意加强锻炼以增强体质。

8. 严禁烟、酒、辛辣食品。

9. 保持性情开朗，精神上避免刺激，同时注意不要过劳。

10. 平时可常做鼻部按摩。

11. 每日早晨用冷水洗脸，可以有效增强鼻腔黏膜的抗病能力。

呼吸困难

能够正常顺利的呼吸时我们可能觉得一切都是自然而然，没有什么感觉，但如果一旦出现呼吸困难，痛苦却是难以忍受的。那么我们又该如何应对呢？

呼吸困难是呼吸功能不全的一个重要症状，是患者主观上有空气不足或呼吸费力的感觉；而客观上表现为呼吸频率、深度和节律的改变。

根据主要的发病机理，可将呼吸困难分为下列 6 种类型：

1. 肺源性呼吸困难：由呼吸器官病变所致通气、换气功能障碍导致缺氧和二氧化碳潴留的呼吸困难，主要表现为下面 3 种形式：

- 吸气性呼吸困难：表现为喘鸣、吸气时胸骨、锁骨上窝及肋间隙凹陷。常见于喉、气管狭窄，如炎症、水肿、异物和肿瘤等。
- 呼气性呼吸困难：呼气相延长，伴有哮鸣音，见于支气管哮喘和阻塞性肺病。
- 混合性呼吸困难：表现为呼吸气期均感觉费力，频率增快，深度变浅，可伴有异常呼吸音或病理性呼吸音，多见于肺炎、肺纤维化、大量胸腔积液、气胸等。

2. 心源性呼吸困难。是由于各种原因的心脏疾病发生左心功能不全时，病人自觉呼吸时空气不足、呼吸费力的状态，其临床特点主要包括以下方面：

- 患者有严重的心脏病史。
- 呈混合性呼吸困难，卧位及夜间明显。
- 肺底部可出现中、小湿啰音，并随体位而变化。

● X线检查：心影有异常改变；肺门及其附近充血或兼有肺水肿征。

3. 中毒性呼吸困难。各种原因所致的酸中毒，均可使血中二氧化碳升高、pH值降低，刺激外周化学感受器或直接兴奋呼吸中枢，增加呼吸通气量，表现为深而大的呼吸困难；呼吸抑制剂如吗啡、巴比妥类等中毒时，也可抑制呼吸中枢，使呼吸浅而慢。

4. 血源性呼吸困难。重症贫血可因红细胞减少，血氧不足而致气促，尤以活动后显剧；大出血或休克时因缺血及血压下降，刺激呼吸中枢而引起呼吸困难。

5. 神经精神性与肌病性呼吸困难。重症脑部疾病如脑炎、脑血管意外、脑肿瘤等直接累及呼吸中枢，出现异常的呼吸节律，导致呼吸困难；重症肌无力危象引起呼吸肌麻痹，导致严重的呼吸困难；另外，癔症也可有呼吸困难发作，其特点是呼吸显著频速、表浅。

6. 由于胃膨大顶住膈肌使胸腔变小造成呼吸困难。胸闷是一种主观感觉，即呼吸费力或气不够用。轻者若无其事，重者则觉得难受，似乎被石头压住胸膛，甚至发生呼吸困难。它可能是身体器官的功能性表现，也可能是人体发生疾病的最早症状之一。

对于呼吸困难，在生活中我们可以根据不同的症状来进行最初的自我判断，从而更好地进一步治疗。

1. 在精神极度紧张时突然发生呼吸困难，造成的原因可能仅仅是精神紧张。如是第一次发作，应该去看医生，以查明呼吸困难是因为紧张还是其他原因所引起的。

2. 数天来曾咳出灰色或黄绿色的痰，现在发生呼吸困难。那么这可能是慢性支气管炎。如果诊断证实是慢性支气管炎，医生可能用抗生素治疗，吸烟的病人要戒烟。

3. 呼吸困难的同时有持续了几分钟的收紧压迫性的胸痛。造成的原因可能是心绞痛。此时应该赶快去看医生。医生可能要为病人做心电图检查，诊断确实后医生会用硝酸甘油解除病人的心绞痛。发作时将药片含在舌下，数秒钟后心绞痛就会消失。

4. 呼吸困难，自觉有窒息感。这可能是轻微的哮喘引起的。此时应该去看医生，仔细检查哮喘是否是因为接触或吃了什么东西所引发的，查出以后就要避免。

5. 体温在38℃以上，咳嗽，呼吸困难。可能是奇偶胸腔感染，如肺炎或急性气管炎。对体弱或年老的病人有危险。此时应赶快去看医生。医生可能用抗生素来治疗，病情比较严重的人可能要住院。

6. 在半夜里发生呼吸困难，咳出白色泡沫或粉红色的痰。这很可能是由于心脏功能衰竭引起肺水肿，使呼吸发生困难。此时应该使病人安静地直坐在椅子上等待救护车到来，送医院。最好把病人吐的痰带去医院以供检查，有助于医生确诊。

7. 呼吸困难是在病人因疾病或受伤后卧床养病期间发生，可能是肺部栓塞，尤其是咳嗽咯血的病人。此时应该送病人去医院，病人须做X线检查、心电图检查、放射性同位素扫描。如诊断证实是由于栓塞，医生会用药物化解栓塞，并防止新的栓塞产生。

8. 病人在农场或家禽、牲畜养殖场工作，与饲料有密切接触，发生呼吸困难，则可能是一种霉菌感染病，也可能是对谷物饲料或对禽类蛋白质过敏。此时医生要对病人的肺部做X线检查，如是霉菌感染，医生会用抗霉菌药物治疗，如由于过敏，病人最好是改换工作。

9. 病人在采石场、矿场工作，经常咳嗽，咳出黄绿色或灰色痰，发生呼吸困难，则可能是肺尘埃沉着病（矽肺）。此时应该去看医生，检查病情的轻重，必要时医生可能建议病人换职业，吸烟的病人要戒烟。

鼻子发痒

鼻子总是痒得难受，就像有只虫子在里面扭来扭去一样，抑制不住地想打喷嚏。有时候连续几个喷嚏打出让自己气喘吁吁，有时候打不出来硬生生憋在里面让人浑身难受。这是怎么回事？

打喷嚏是鼻黏膜或者鼻咽部受到外界刺激所引起的一种防御性呼吸反射。其与咳嗽均是人体的一种自发保护性反射动作。打喷嚏由深吸气开始，随即产生一个急速而有力的呼气动作，接着急速的气流大部分通过鼻腔喷出。打喷嚏的同时有时还伴有其他症状，比如发痒、流涕、鼻塞，或眼睛发痒、流泪等。导致打喷嚏的原因包括以下几方面，其中不乏体内一些疾病，如有可疑情况者需要提高警惕，及时查明打喷嚏的原因，防范自己的身体健康状况出现问题。

1. 感冒是引起打喷嚏的主要原因之一。人在感冒时多会伴有鼻塞流涕等现象，这时候就需要打喷嚏来帮助清洁鼻部。作为感冒症状的打喷嚏可随感冒病愈而消失。

2. 过敏性鼻炎或花粉症是引起打喷嚏的常见原因。当有过敏性鼻炎或花粉症时，如果遇到会对鼻子产生刺激的物质时，就会通过打喷嚏从鼻道排出过敏物，减少鼻腔受到的伤害。因此，这类患者打喷嚏多来自鼻道的刺激，如胡椒粉和外来微小物质。

3. 血管收缩性鼻炎会导致喷嚏不断。此病的典型症状是流黏液鼻涕，同时也会经常打喷嚏。这种喷嚏源于鼻部血管变得对湿度和温度甚至有辣味的食物过敏。

4. 非过敏性鼻炎也是打喷嚏的常见原因。这是一种嗜曙红细胞增多性鼻炎，患者有慢性鼻炎症状，但对各种过敏原的反应都非阳性。

多数与过敏性相关的打喷嚏现象都可以通过用抗组胺药物有效治疗，抗组胺剂可以使黏液干燥或减少阻塞鼻子中的肿胀血管的渗出。在家时则应该着眼于减少过敏原以防治打喷嚏，如灰尘、霉菌、头屑等。如果有花粉症，可通过在外出前做适当的预防措施来减轻不适。

此外还可以通过按摩改善打喷嚏。对外关穴、风池穴、迎香穴和合谷穴进行静压于有助于控制打喷嚏。

小贴士

打喷嚏不可用手掩

有些人认为，打喷嚏是不文明的行为，尤其是女性掩饰喷嚏的行为更为常见，往往是左手捂住嘴，右手捏着鼻子，发出一个轻微憋闷的声音。其实，这种行为非常有损健康。如果将口鼻完全捂住，空气无法喷薄而出，不能通过打喷嚏得以缓解的压力就会通过咽鼓管作用于耳道鼓膜，严重时可造成鼓膜穿孔，从而引起耳部感染，有时甚至会威胁生命。如果感觉要打喷嚏时，可用手轻揉鼻翼，以减轻鼻孔内的刺激，这样就可以避免喷嚏的发出。如果实在忍不住，不妨把喷嚏痛痛快快地打出来。若是觉得不太雅观，只要低下头用双手或手帕在口鼻前轻轻挡一下就行了。为了健康，一定不要把喷嚏闷回去。

鼻子不通气

鼻子频频出现问题，明明白天还通畅无比，到了晚上却堵得丝毫不通气。鼻子失去了作用，只好张开口进行呼吸，吸进的空气没有过滤，似乎满是尘土，而且不一会就口干舌燥了。

鼻塞是指鼻内有东西阻碍呼吸，致空气流通困难，它是各种鼻部异常现象中最为高发的一种，由此可以窥见身体可能存在的疾病。一般来说，凡是影响到鼻腔的呼吸通道的宽狭的病变都能引起鼻塞。常见的病变有：鼻腔肿瘤及息肉，鼻咽部肿瘤以及增殖体肥大，外伤后致鼻中隔偏曲，鼻腔的特异性感染的分泌物阻塞，如鼻梅毒、鼻白喉、鼻结核、鼻硬结症等。

另外，最常见的就是鼻炎和鼻窦炎。鼻炎和鼻窦炎为什么会引起鼻塞呢？其中的关键在于鼻腔的黏膜。起初鼻炎的鼻塞是由于黏膜的水肿而引起的，鼻道是固定的，如果鼻腔黏膜水肿必然会减少呼吸的空气通过气道。鼻腔在水肿的情况下会引起一种现象，就是随着体位的变化而出现交替性的鼻塞。随着病变的加重，黏膜由水肿逐渐变为肥厚。至此，鼻塞就逐渐成为持续性现象，这时候就需要手术治疗。鼻窦炎的鼻塞主要是因为脓液的刺激致使黏膜肥厚，由于鼻腔黏膜病变增厚，因此脓液吸不进去，吐不出来，导致鼻塞涕厚，却无法解决，令人十分困扰。

在生活中要想远离鼻塞困扰可采用以下方法：

1. 左侧鼻塞向右卧，右侧鼻塞向左卧，接着用双指夹住鼻子按揉双侧迎香穴 1～2 分钟，即可缓解鼻塞。除此以外，用热毛巾敷鼻，或用电吹风对着鼻孔吹热风，再吹双侧太阳穴、风池穴、大椎穴，也可解除鼻塞困扰。

2. 自我按摩。平坐，用拇、食两指在鼻翼两侧自上而下揉摩 3 分钟，再揉压迎香穴 1 分钟，当鼻腔有热感时气息就会通畅。每隔 2～3 小时做一次，两天后鼻塞自然消失。若为重感冒引起轻度发热的鼻塞，配合风池穴、合谷穴按摩也有一定帮助。

3. 蒸熏法。以食醋 20 毫升，加热蒸发，吸入蒸汽不久就可以缓解鼻塞。

4. 葱的黏液可以抑制鼻部发炎。切下大葱白色的部分，会发现切口处有黏液，此黏液治疗鼻部的发炎症状非常有效，可将黏液涂贴在鼻梁上，也可将白色部分的葱切成细丝，放入碗里，注入热水，加入少量味噌，每天饮用2～3次。或者只是加入味噌服用也很有功效。

5. 莲藕榨汁可以帮助鼻子恢复畅通。莲藕有使皮肤黏膜收缩的作用，而且能够消除发炎，对鼻塞很有疗效。可以取莲节一个捣碎成泥，用脱脂棉沾此榨汁，塞入鼻孔，如此交互持续动作，则可以去除鼻塞现象。蘸取莲藕汁的方法最好在睡前施行，这样功效会更加明显。或者直接取两三滴莲藕榨汁滴入鼻孔即可。

6. 用脱脂棉沾白萝卜的榨汁，持续交互塞入鼻孔内可以治疗鼻塞。或者用浓的粗茶加入盐，以洗涤器洗净鼻腔，也可以消除鼻塞。

嗅觉减退

鼻子最近似乎变得迟钝了，对许多气味都辨别不清。少了鼻子对气味的灵敏，即使嘴里嚼着香喷喷的肉块，也好像少了一丝痛快。鼻子为什么要罢工?

人的嗅觉非常灵敏，可以敏锐地觉察出各种物质发出的气味，这样人们才可以适应周围的生活环境。一般情况下，当人体内部出现异常不适或者疾病时，便会连带嗅觉功能受损，出现嗅觉障碍、嗅觉减低甚至嗅觉退化损失。如果这些不适和疾病经治疗好转，嗅觉又可逐渐恢复正常。

嗅觉障碍者在生活和工作中常感诸多不便，每个人都应该警惕平时的嗅觉迟钝现象。

一般而言，影响嗅觉的疾病包括以下几种：

1. 鼻腔疾病

引起嗅觉下降及丧失最为常见的鼻腔疾病有鼻腔血管瘤、急慢性副鼻窦炎、高位的鼻中隔偏曲及其他鼻腔良、恶性肿瘤等。这种情况随着疾病的治愈有些人嗅觉还可以恢复到患病以前，有些情况严重的，如肿瘤切除后也可能永久地丧失嗅觉。

2. 鼻外伤

鼻外伤也是引起嗅觉丧失很常见的原因，因为鼻子被撞击导致骨折、水肿或脱位，会损伤嗅神经。

3. 呼吸系统疾病

呼吸系统疾病会对嗅觉造成一定影响，如上呼吸道病毒感染，就会使嗅神经受到感染也会导致丧失嗅觉。

4. 其他疾病

嗅觉减退还可能是由颅脑中枢性疾病而引起，如脑膜炎、脑脓肿、脑梅毒、脑外伤、脑肿瘤等，因病变损害了嗅觉中枢而发生。这类神经性失嗅较少见，治疗起来也较困难，因此不容忽视。

要想远离嗅觉失灵困扰就应该在生活中防患于未然，具体应做到如下几点。

- 注意防寒保暖，预防感冒。注意鼻部的日常养护，不随意乱挖鼻孔，不往鼻内塞填东西。

● 注意运动锻炼，增强体质，提高机体免疫力和抗病能力，预防疾病发生。

● 注意工作、生活环境的空气清净，避免接触灰尘及化学原料。保持室内空气清新，经常开窗通风。

嗅觉过敏

某些人会对气味特别敏感。这种情况在医学上叫作嗅觉过敏。嗅觉过敏对身体没有什么坏处，不过有点令人烦恼。如果嗅觉过敏，那么你会因为一些轻微的令人不快的气味而感到恶心。当然，好闻的气味对于你而言也会更强烈。

嗅觉是由物体发散于空气中的物质微粒作用于鼻腔上的感受细胞而引起的。在鼻腔上鼻道内有嗅上皮，嗅上皮中的嗅细胞，是嗅觉器官的外周感受器。嗅细胞的黏膜表面带有纤毛，可以同有气味的物质相接触。人类嗅觉的敏感度是很大的，通常用嗅觉阈来测定。所谓嗅觉阈就是能够引起嗅觉的有气味物质的最小浓度。对于同一种气味物质的嗅觉敏感度，不同人具有很大的区别，有的人甚至缺乏一般人所具有的嗅觉能力，我们通常叫它为嗅盲。即使是同一个人，嗅觉敏锐度在不同情况下也有很大的变化。如某些疾病，对嗅觉就有很大的影响，感冒、鼻炎都可以降低嗅觉的敏感度。环境中的温度、湿度和气压等的明显变化，也都对嗅觉的敏感度有很大的影响。

嗅觉过敏通常被认为是一种受精神状态影响的身体状况，是神经官能症的表现。神经官能症是一组精神障碍的总称，包括神经衰弱、强迫症、焦虑症、恐惧症、躯体形式障碍等，患者深感痛苦且妨碍心理功能或社会功能，但没有任何可证实的器质性病理基础。病程大多持续迁延或呈发作性。

对于女性而言，嗅觉过敏也可能是怀孕的信号。几乎每个孕妇都会经历种种变化：对物品的味道嗅觉更加灵敏。从某些食物到皮肤产品到身体香味，一系列的东西都会引起恶心的感觉甚至厌恶，高兴或抑郁的感受。

因而在怀孕期间，孕妇应试着避免所有强烈的气味，特别是那些刺激性的化学气味。当闻到恶心的气味时，可以吃一些有盐分的东西如撒盐饼干从而使你的胃平静下来。一天中可以多吃几次零食而不只是三餐。这样可以帮你保持血压稳定并且使你避免处于空腹的状态。确保有足够的休息时间，这种怀孕中的奇怪阶段是不会持续太长时间的。一般而言，很多女性在怀孕第二阶段的初期，会有嗅觉敏感（包括晨吐）的现象。

嗅觉过敏还可能是阿狄森氏病的表现。阿狄森氏病是由肾上腺皮质本身的病变所致，其主要病因是结核、癌瘤及特发性萎缩，在我国及日本主要是结核造成的肾上腺组织破坏，约占全部病例的68%。阿狄森氏病是一种破坏黏膜和皮肤的严重但罕见的激素失调性疾病。患者以中年及青年为多，年龄大多在20～50岁之间，男女患病率几乎相等，原因不明者以女性为多。

为了预防本病发生，必须强调及早治疗各种结核病，尤其是肾结核、副睾结核、肠及腹腔盆腔结核等，对于长期应用糖皮质激素治疗者，应尽量避免对垂体肾上腺的抑制。肾上腺手术切除时也应注意避免本症发生。

打不出喷嚏

打喷嚏是一个健康的信号，说明我们的鼻子能够很好地把侵入鼻孔的脏东西清除出去。可是，如果你想要打喷嚏却打不出来，这个问题可不能小瞧。

时常想打喷嚏却打不出那有可能是脑肿瘤的信号。颅内肿瘤即各种脑肿瘤，是神经系统中常见的疾病之一，对人类神经系统的功能有很大的危害，一般分为原发和继发两大类。原发性颅内肿瘤可发生于脑组织、脑膜、颅神经、垂体、血管残余胚胎组织等。继发性肿瘤指身体其他部位的恶性肿瘤转移或侵入颅内形成的转移瘤。脑肿瘤，也称颅内占位性病变。

发生脑中风又恢复过来的人有时候会发现自己打不出喷嚏。印度的一位精神病医生把这种情况称为喷嚏缺失。他发现不能打喷嚏在精神分裂症患者或者严重抑郁症患者中相当常见。因此，如发现自己经常出现这种情况，应及时就医。

鼻子干干的

鼻子干燥和流鼻涕一样，都是令人很不愉快的事情。鼻子干燥可能没什么可担忧的，也可能是舍格伦综合征的表现。舍格伦综合征是由淋巴细胞介入，主要破坏外分泌腺的慢性炎症性全身性自身免疫性疾病。主要临床表现为口腔、眼和其他部位黏膜干燥，常合并发生类风湿性关节炎。病变限于外分泌腺本身者，称为原发性舍格伦综合征。同时伴有其他自身免疫性疾病，如类风湿性关节炎等，则称为继发性舍格伦综合征。舍格伦综合征主要见于女性。患此病后，如果不经治疗，就会导致眼睛、生殖系统的问题以及一些其他疾病。

鼻子干燥还可能是应用（或过度应用）某些药物的常见反应，如治疗鼻塞、哮喘或者其他鼻子相关问题的药物，包括抗组胺药、鼻腔喷雾剂、支气管扩张药，特别是含有肌肉松弛剂阿托品的支气管扩张药。

如果鼻子长期干燥，并起硬皮，那么可能患上了一种罕见疾病——空鼻综合征。空鼻综合征是指由于下鼻甲或中鼻甲过分切除而出现的一系列病理生理改变。患者有鼻腔烧灼感，疼痛，通气不畅，鼻腔反复感染，干痂多，甚至患有抑郁症。X线片上鼻腔显示为空洞状，故名空鼻综合征。

空鼻综合征主要发生于由于疾病或者美观问题而进行了重大鼻窦手术或者其他鼻子手术的人身上。由于手术中错误地去除了过多鼻甲，导致鼻腔变得空虚了。放疗或者鼻子受外伤也可能会损伤鼻甲。空鼻综合征患者感觉在呼吸的时候得不到足够的空气，这是一种非常可怕的感觉。他们还经常自相矛盾地说他们感觉鼻子里又空虚又堵塞。

空鼻综合征的其他常见表现包括呼吸短促及呼吸困难、嗅觉和味觉迟钝、鼻子有臭味、睡眠障碍和睡眠呼吸暂停，而这些表现往往在鼻甲手术或者鼻甲受伤很多年以后才出现。

第七章

口唇：内脏健康与否的信号灯

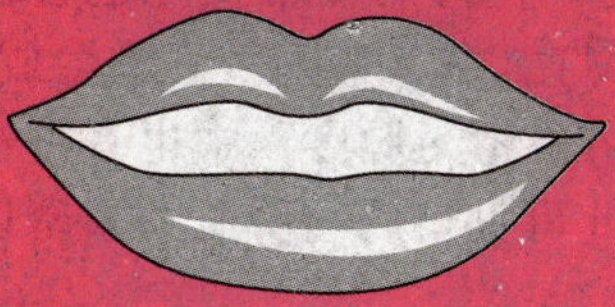

口唇是重要的消化器官，我们所摄入的食物都是通过口唇，经牙齿咀嚼后而进入消化道，所以口唇是消化道的起点。早在《难经》中就有过这样的记载：“唇为飞门，齿为户门，会厌为吸门，胃为贲门，太仓下口为幽门，大肠小肠会为阑门，下极为魄门。”唇为飞门，就是说口唇像门一样自由的开合，是消化道最外面的第一道关口。

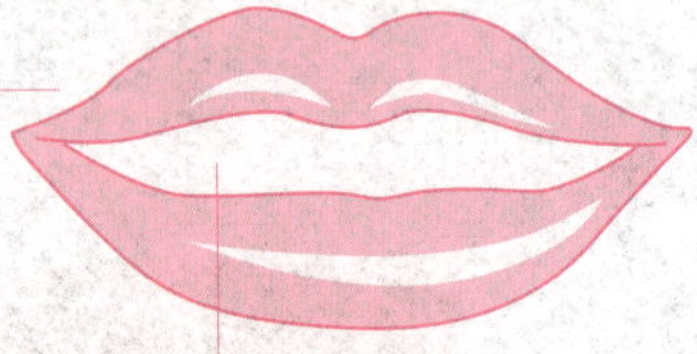
口唇周围
嘴角破裂
嘴角四周冒出痘痘
嘴唇干涩
唇色过白
唇色过红
口腔内的症状、分泌物
口腔炎
口臭
感觉口干舌燥且口水黏稠
早晨起床时发现枕边流了一滩口水
口唇部位易出现的异常变化

常言道：病从口入。可见口不仅是容纳食物的关口，也是传播疾病的罪魁祸首，是疾病进入人体的门户。脾开窍于口，口唇与脾脏的健康有着密切的关系。口唇能反映脾胃的功能，通过对口的辨味功能和唇的色泽的了解，可以判断解脾气的强弱。反过来说，脾胃的异常变化也会在口唇上反映出来，所以说口唇是内脏健康与否的信号灯。在《素问·五脏生成篇》中有这样的描述：“脾之合肉也，其荣唇也。”在《灵枢·脉度》中也有过这样的记载：“脾气通于口，脾和则口能知五谷矣。”由此可见口唇与脾脏关系密切。

通过口唇的形状察知病情

口唇是由皮肤、口轮匝肌和黏膜所构成的。正常人的口唇色泽鲜红，形态丰满，质地润泽，左右对称，端正居中，口中无异味，无结节及条索物增生。这样的口唇是健康的征象，是胃气充足，气血调匀的表现。

正常的口唇看上去健康而且富有活力，而异常的口唇不仅看上去不美观，而且还可能是某种疾病的征兆，是一个人不健康的表现。所以对于口唇出现的一些异常形状，我们一定要多加注意。

● 口歪斜：这是很常见的一种症状，在任何年龄、任何季节均可发生。我们经常会有这样的体验，一觉醒来之后就发现口眼全歪了，有些人可能自己都察觉不到，直到有人提醒才发现。这是怎么回事呢？这种情况一般都是由于受风所引起的面神经麻痹。多数人都可自行痊愈，而严重的就要靠针灸来矫正了。但如果是老年人忽然出现了嘴角歪斜的现象，且同时伴有头痛、眼歪和眼球活动异常等症状，这很可能是脑出血、脑卒中或脑梗死的征兆，一旦发作，很难治愈，甚至还可能造成瘫痪或死亡。

● 撮口：上下唇紧聚，撮如鱼口，即为撮口，是破伤风杆菌所引起的急性疾病，多见于破伤风患者。由于破伤风杆菌分布极广，且各种创伤均可以感染破伤风，所以该病的发病率也很高。如果积极治疗一般可以治愈，但如果是重症患者则危险性很大。据统计，破伤风的平均死亡率为20%～30%，重症患者可高达70%。由此可见，破伤风是一种很危险的疾病，平时一定要做好防疫措施。

● 唇裂：唇裂有单侧唇裂、双侧唇裂，完全唇裂以及不完全唇裂之分，多和腭裂同时发生。唇裂的形成与遗传有很大的关系，多是由于母体在怀孕初期受到了病毒感染、物理性损伤、内分泌失调、营养不良或服用了某些药物所造成的。

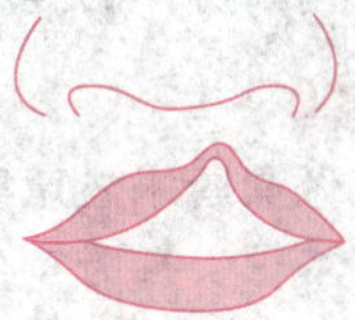

单侧唇裂（不完全唇裂）

● 唇缩：由于唇肌萎缩而使上下唇收缩，露出牙齿，这种现象就叫作唇缩。一般老年人比较容易出现唇缩，这是正常的生理现象。但是如果突然出现唇缩，则多是中暑、痰厥、中风等实证所引起的。如果嘴唇逐渐缩小、变薄，且唇色发绀，唇周发青，唇角处有两条向下的皱纹，则可能是门脉性肝硬化的表现。

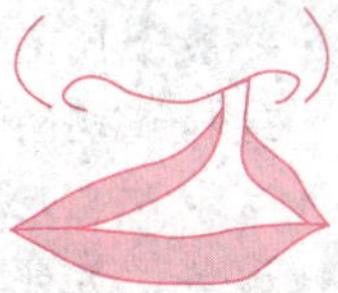

单侧唇裂（完全唇裂）

● 嘴唇上翘：多是子宫癌的征兆。如上唇正中上翘，则癌肿在子宫中；如左侧上唇上翘，则癌肿在子宫左侧；如右侧上唇上翘，则癌肿在子宫右侧。

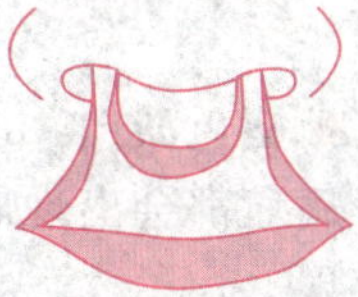

双侧唇裂（完全唇裂）

● 口张：口张也就是张口不闭，是虚证和寒证的表现。如果口里只是出气而不进气，则是肺气将绝的表现；口张如鱼口，无法再次闭合，则是脾气将绝的表现；中风患者出现此症，是心气将绝的表现；痉病患者出现此症，则是病危的表现。

● 口振：即口唇上下振摇，一般是阳气不振的表现，多见于疟疾初期。

● 唇颤：口唇颤动不能自禁即为唇颤，多是由血虚风动所引起的，也可能是脾虚血燥或胃火挟风所致。

此外，口的大小还可以反映一个人的肠胃功能。一般来说，口大的人肠胃也比较好，而口小的人则比较虚弱。

小贴士

过度贪凉会导致口眼歪斜

有些人在夏天一刻也离不开空调，连晚上睡觉都要整夜开着。这样对身体是没有好处的，长时间处在冷空气中，会使风寒之邪乘虚而入，面部气血痹阻，导致肌肉弛缓无力，受对侧的牵拉，形成口眼歪斜的现象。所以，即使天气再热也不能太过贪凉，空调开一段时间，感觉屋子凉下来以后就要关掉，不要一直开着，更不要睡觉时也开着。

口唇的颜色

由于口唇的血管非常接近黏膜表层而且毛细血管比较多，嘴唇的皮肤又比较薄，能够很清楚地反映出血管的颜色，所以口唇颜色一般应该是很红润的。如果出现了其他异常的颜色，则可能是脏腑发生了病变。通过观察口唇的色泽，可以判断身体的健康状况以及疾病的具体情况。

小贴士

做漂唇术注意事项

不少女性为了使唇色漂亮，选择漂唇术，但是漂唇术是一个非常细致而且精度极高的艺术，一旦失败会给人们带来终生的遗憾。所以应注意以下问题。

- 凝血机制不良者和有过敏性体质、瘢痕体质者一般不适宜漂唇。
- 一般女性不宜在经期进行漂唇术，选择在经期结束1周后为宜。
- 选择正规的美容机构。
- 从术前3天开始，要求术者忌口，主要忌辛、辣、刺激性食物和生蒜、生葱、辣椒等。另外，不能食用花生、瓜子、海鲜等食品，并且忌口要贯穿漂唇术全过程，直至创口完全愈合为止，一般为2天左右。

- 唇色淡白：多是气血亏损的表现，属虚证。过度劳累、大病缠身、失血症等病症都会出现唇色淡白的现象。如果唇的边缘形成一条白边，则多是失血的表现。
- 唇色苍白：一般是由气虚或者是气逆血阻引起的。如果是上嘴唇苍白，多是大肠病变所引起；如果是下嘴唇苍白，则多是胃部疾病所引起。
- 唇色深红：多是由于体内囤积了过量的热而造成的，是热证的表现。上下唇皆赤者是心热的表现；上唇赤而下唇白者是心肾不交的表现；唇赤而呕吐者是胃热的表现；唇深红而咳嗽者是肺热的表现；外唇深红而内唇淡白者是脾寒胃冷的表现。
- 唇色乌红：唇色乌红、晦暗多是血瘀阻滞的表现。
- 唇色焦红：焦色深入内唇，一般是血燥生热的表现。
- 唇色绛红：也就是中医所说的唇色发绀，这种现象一般是由于血液中的氧分和血红蛋白含量不足而引起的，多见于肺病患者。
- 唇色呈樱桃红：可能是煤气中毒的征象。严重的还会同时出现神志不清，呼吸和心率加快等症状，甚至可能因为呼吸系统衰竭而导致死亡。
- 唇色淡红：一般是脾胃虚弱或气血不足的表现。
- 唇色青紫：一般是由于血液循环不畅而引起的，若同时伴有小腹冷痛则多是小肠虚寒的表现；如唇紫而身痛则多是瘀血的表现；如唇紫而腹痛则多是脾胃虚寒的表现；如上唇的内黏膜呈紫色，可能是冠心病的信号；如下唇的黏膜出现紫红色的斑块，可能是消化道癌肿的表现。

● 唇色紫蓝：多见于慢性肺源性的心脏病患者，也可见于严重的风湿性心脏病患者。

● 唇色发蓝：一般是由时行的瘟病所引起的。如果慢性病患者出现了唇色发蓝的现象，则是心肺虚衰或肝气将败的表现。

● 唇色发黄：多是脾虚湿困的表现。

● 唇色发青：这是血液循环不畅的表现，可能是血管栓塞、中风等疾病的先兆。

● 唇色发黑：可能是由消化系统障碍所引起的。如果口唇的四周呈黑色，是肾绝的表现；如果唇色晦暗而黑浊，多是由腹泻、食欲不振、便秘等病症所引起的；如果唇上出现黑色的斑块，多是由肝肾功能不全而引发的阿迪森病；如果唇部和口角都出现黑褐色的斑点，可能是胃肠道中产生多发性息肉的表现。

嘴唇干燥

每个人都有嘴唇干燥的时候，而造成嘴唇干燥的原因也是多种多样的，比如说天气原因、生活习惯以及疾病。而大部分人的嘴唇干燥主要还是缺水造成的，尤其是整天面对电脑的上班族，更容易产生嘴唇干燥的现象。

嘴唇与皮肤不同，它是露出体表的黏膜，没有汗腺，无法自行分泌油脂来保持水分，也没有保护层，无法减慢水分的损失。嘴唇的湿润主要是由黏液来滋润的，当黏膜得不到充分的滋润时，就会使嘴唇变得干燥而易裂，同时抵抗力也会相对减弱，从而使细菌和病毒入侵，产生疾病。当内脏发生病变时，会使体温上升，嘴唇黏膜也就无法得到充分的滋润，从而出现嘴唇干燥的现象。

总的来说，嘴唇干燥是热证的表现，一般是外感燥热或脾经有热所致。如果是上唇焦燥且消渴饮水，说明热在上部，多是肺热的表现；如果上唇焦燥而不饮水，则说明热在下部，是大肠有燥粪的表现；如果是下唇焦燥且消渴饮水，则说明热在阳明胃府；如果下唇焦燥而不饮水，则说明热在太阴脾。

小贴士

嘴唇干燥时不要用舌去舔

很多人在嘴唇干燥的时候，都习惯用舌头去舔一舔，以求使干燥得到缓解。可结果却恰恰相反，越舔嘴唇越干，越干就越想舔，如此往复就形成了恶性循环，有些人甚至还会出现嘴唇周围的皮肤粗糙、嘴唇肿胀等症状。为什么会这样呢？这主要是因为唾液中含有酵素，它会吸收嘴唇的湿度，让嘴唇更加干燥。所以当出现嘴唇干燥的现象时，不要用舌去舔，那样只会越来越糟。正确的做法是多喝水，另外还要记得补充维生素，少吃刺激性和酸性的食物，如麻辣的菜肴、泡菜等，这类食物会让嘴唇产生刺痛感。

引起嘴唇干燥的原因主要有以下几个。

1. 气候干燥、风吹、寒冷以及机械、化学、温度、药物等因素易引起嘴唇干燥。

2. 缺水和喜欢蒙头睡觉的人容易出现嘴唇干燥的现象。

3. 高热或失水严重的病人会出现明显的嘴唇干燥现象。

4. 抽烟、喝酒、舔唇以及咬唇等不良的生活习惯会使嘴唇变得干燥。

5. 缺乏B族维生素以及很少吃水果、蔬菜和杂粮的人比较容易出现嘴唇干燥的现象。

6. 糖尿病患者由于体温升高而出现嘴唇干燥的现象，同时还会产生强烈的口渴。

7. 当慢性肾炎发作时，会产生一定的热，使口腔中的唾液减少，引起嘴唇干燥。

8. 患有唇炎的病人都会出现嘴唇干燥的现象，一般是由于唇部化妆品过敏而引起的。

由于口唇干燥的人体内缺少水分，所以经常出现这种现象的人一定要注意补水。除此之外，还要注意饮食，多吃水果和蔬菜，少吃辛辣油腻的食物，还要注意保持周围环境的湿润。

嘴唇四周长出的异物

嘴唇及其四周的部位是异物生长的多发地带，这些异物包括痘痘、白疱、脱屑等。引发其生长的主要因素一般是体内脏腑的病变或内部有火，也可能是生活习惯所引起的。通过观察出现的异物的形态、色泽以及生长位置，可以判断出病原所在，从根本上祛除异物。

常出现的嘴唇异物如下。

- 嘴角四周的痘痘：多是肠胃虚弱的表现。由于肠胃和口腔是相通的，因此当肠胃上火时，也会导致口腔上火，使嘴角四周冒出痘痘。
- 嘴唇四周的疔：一般都会有痛痒的感觉，多是火毒所引起的。如果生长在上下唇，则火毒位于脾胃；如果生长在唇角，则火毒位于心脾；如果生于唇角、不能张口或生于唇上、唇口外翻，则都属于恶寒发热的重证；如果出现神昏高热的现象，则是危证的征象。
- 嘴唇四周的肿物：一般表现为色紫而有头，坚硬、麻木、疼痛，甚至出现恶寒发热的症状，这是脾胃积热所引起的。
- 嘴唇上的疮：一般是由脾胃蕴热引起的。如果生在上唇，且唇质皱厚色紫，则多是心肺火郁的表现；如果生在下唇上，且唇质粗糙色乌，则多是脾经蕴热的表现；如果生在嘴唇的四角，则是胃与大小肠火蕴的表现。
- 嘴唇上的皮屑：一般会同时出现疼痒不适，撕揭则疼痛出血等症状，且反复发作，不易治愈，多是风燥袭脾，唇失濡养所致。
- 口唇内的口疮：即口唇内出现的白色小泡，四周红肿灼热疼痛。口疮的颜色鲜红且数量众多是心脾积热的表现；颜色淡红则多是阴虚火旺，心肾不交的表现。

● 口唇上的红色斑片：如果用手按压颜色即退，则多见于遗传性的毛细血管扩张症。

● 下唇上的紫黑色斑块：一般呈圆形或椭圆形，如果斑块未高出皮肤，且按压也不会退色，则可能是消化道癌症的表现。

● 下唇上的丘疹：一般呈淡红色或淡白色，如粟米大小，半透明状的突起，这是蛔虫斑，是内有蛔虫的征象。

● 嘴角破裂：一般是由于胃的负担过重而引起的，此时应多注意控制饮食，适量摄取易消化的食物，细嚼慢咽，帮助恢复胃部功能。但有时候虽然嘴角已经破裂，食欲却异常的旺盛，无论吃多少东西都不觉得饱，这就是所谓的假性食欲，千万不要被这种假象所蒙蔽。

知识链接

吃菠萝会出现嘴唇红肿的现象

有些人吃了菠萝后会出现嘴唇红肿的现象，有的人甚至会出现呼吸困难等症状，这是怎么回事？这主要是因为菠萝里面的刺激性物质比较多，容易引发刺激性接触性皮炎，即一种变态反应。所以过敏体质的人最好不要吃菠萝，有菠萝过敏史的人更不能吃。另外，不是过敏体质的人也不要大量食用菠萝，可以先用水煮一下或用盐水泡一下，用清水冲洗后再食用。食用时也要尽量避免直接与皮肤接触，吃完后要及时洗脸和漱口。

看人中可以了解泌尿生殖系统

人中位于鼻下唇上的正中处，是一条竖形的凹陷沟，又名水沟。通过观察人中的形态、色泽等变化，可以诊断疾病。经历代医学家在临床上大量实践和研究证明，人中的异常变化确实可以反映出某些疾病。

人中与泌尿生殖系统的关系尤为密切，早在古代，就有人提出过这样的说法。《灵枢·五色篇》中有过这样的记载："面王以下者，膀胱子处也。"张介宾在《类经》的第六卷中也指出："面王以下者，人中也，是为膀胱子处之应，子处，子宫也。凡人中平浅而无髭者多无子。"另外，在《形色外诊简摩》中还提到过："人中内应脾胃，下应膀胱子户。"可见通过人中可以诊察脾胃以及泌尿生殖系统的疾病。

现代医学认为人中与子宫在胚胎发育的过程中是有关系的，所以我们可以通过观察人中的变化来了解男女泌尿生殖系统的情况。通常情况下，人中宽直，色泽红润，则说明肾气旺盛，生殖器官发育良好；反之，如果人中窄短，色泽枯滞，则说明肾气亏乏，可能是生殖系统发生了病变。

人中可以反映肾气的盛衰状况，对生机的盛衰存亡有着重要的预测意义。

如人中的色泽晦滞、枯夭，或是有色素沉着，一般是肾虚的表现，多见于不孕的女性；孕妇的人中光泽明润是气血旺盛的表现，预示母子安康；若孕妇人中出现隐黄，则可能发生胎漏下血的现象，是子死腹中的征兆；如果男子的人中发黑，则多是由腹痛所牵及的睾丸或茎痛所致；人中发黑，或是出现黑斑、黑块，一般是肾上腺皮脂功能减退或脑垂体功能不足所引起的，是肾阳虚的预兆，多见于阿迪森病等肾虚疾病。

泌尿生殖系统疾病是常见病，只要早预防，早治疗，一般不会对人体产生太大的危害。但是由于其感染致病的原因十分复杂，且所需的康复时间长，一旦耽误了治疗，使病情恶化或发生了病变，则是很危险的。所以我们要经常观察自己人中的变化，及时发现潜藏在身体内部的危机，这样才能有效抑制泌尿生殖系统疾病的发生。

正常的人中形态

正常的人中位于鼻与唇的中央垂直线上，形态端正，两侧沟缘清晰，沟道深浅适中，上窄下宽呈梯形。人中将上唇平均分成两边，是人身体左右两侧的分界线。正常的人中形态是肾气充足的表现，同时也是身体健康的征象。

人中的长度根据人的体形与脸形的差异而有所不同。身高面长的人稍长一些；身矮面短的人则稍短一些。一般以12～19毫米为适中的长度，小于12毫米则人中偏短，大于19毫米则人中偏长。另外，肥胖面宽的人，人中也比较宽；而瘦削面窄的人，人中也相对狭窄。

小贴士

发生昏厥的时候不要乱掐人中穴

一般人尤其是老年人都有这样的常识，就是当人昏厥的时候立刻掐人中就会使其苏醒过来。我们在上面也提到过，通过刺激人中穴确实可以对一些昏厥现象起到一定的缓解作用，尤其是对一些急症的治疗很有帮助，但是对于原发病的治疗则作用不大或没有作用。如果遇到急性脑中风、急性心肌梗死或严重的感染等病症，掐人中可能还会延误抢救的时机，影响患者的康复，甚至危及生命。所以说在发生昏厥的时候乱掐人中是不妥的，况且掐人中只是暂时的缓解，如遇到这种情况，还是要尽快将患者送往医院，由医生采取治疗措施。

人中沟道的深浅有以下3种情况。

- 沟道浅平：沟缘的隆起不明显，两条沟缘之间几乎看不出凹陷。
- 沟道深陷：沟缘的隆起明显，两条沟缘之间有明显的凹陷。
- 沟道适中：介于沟道浅平与沟道深陷两者之间。

沟道浅平与沟道深陷都是病态的表现，只有介于两者之间，沟道适中的人中才是正常的人中形态，才是健康的表现。

人中沟里有一个重要的穴位，那就是人中穴，中医的一些诊疗方法就是通过刺激人中穴来完成的。历代的医学家都认为，人中穴有急救的作用。对于中风、中暑、昏厥、昏迷以及手术时出现的呼吸停止、休克、血压下降、一氧化碳中毒等，都可以通过用手指平掐或用针刺人中穴的方式来加以治疗，实践证明效果显著。

为什么人中穴会有急救的作用？这是因为刺激人中可以升高血压，血压是主要的生命特征之一，如果血压过低就会危及生命。所以人在危急的时候，就要想办法提升血压来保证各脏器的血液供应，维持正常的生命活动。研究表明，节律性、连续强性或连续弱性的刺激人中，都可以达到提升动脉血压的作用。

但要注意的是，刺激人中不仅可以提升血压，对人的呼吸也有一定的影响。如果连续的刺激人中很容易引起吸气兴奋或抑制，这会导致呼吸活动暂停。所以最好采取节律性的刺激方式，这样既可以提高血压，又有利于呼吸活动节律性的进行。

常见的人中异常情况

人中的异常多是由疾病引起的，且与泌尿生殖系统有着密切的关系。下面将常见的人中异常情况与其所反映的疾病列于下表，以供参考。

人中的异常情况及对应的病症

人中的异常情况	对应的病症
人中特别短，沟道浅平，沟缘隐约可见，色淡	如是女性，则一般是子宫小（多是幼稚型子宫）、发育差、宫颈短的表现，多无内膜增生；也可见于宫颈松弛者，这样的人受孕后易漏胎。如是男性，则是睾丸先天发育不良或阴茎短小的表现。存在这种情况的女性月经初潮一般都比较迟，且经量少；而男性一般都有阳痿遗精的现象，且精子的成活率低。这种类型的人性欲都比较低，发生不育的概率比较大
人中狭窄，沟道浅平，沟缘的隆起不明显	一般是由后天性的子宫萎缩、质硬、活动较差引起的，多见于经期紊乱者
人中较宽，沟道浅平，沟缘的隆起不明显	一般是后天性子宫发育不良或生殖功能低下的表现，也可见于子宫萎缩者
人中的沟道狭窄细长，沟缘的隆起明显，色暗	如是女性，多是子宫狭小、宫颈细长的表现，一般都有痛经的症状出现；如是男性，则多是阴茎包皮过紧或过长的表现
人中上宽下窄，呈倒梨形	一般是子宫前倾或前位的表现，这样的人通常会出现经行胀痛的症状
人中上窄下宽，呈八字形	一般是子宫后倾或后位的表现，这样的人通常会出现经行腰酸的症状，严重者可影响受孕，多见于矮胖的女性

人中的异常情况	对应的病症
人中有两个沟道，呈双人中	这是内有双子宫、双阴道或双阴道横隔的表现
人中的沟道或沟缘向左或向右偏斜	如果不是先天性、损伤性或神经性的鼻唇沟变形，则是子宫体偏斜的表现。如人中向左倾斜，则子宫体偏左；如人中向右偏斜，则子宫体偏右
人中的沟道内有位置及形态不定的增生物隆起	一般是宫颈糜烂的表现，多有附件炎、子宫肌瘤、息肉、囊肿等状况出现
人中凹陷	这是骨盆异常或狭窄的表现，容易出现难产
人中起丘疹	如是女性，则多是宫颈糜烂、附件炎的表现；如是男性，则多是前列腺炎、精索炎的表现
沟道内出现晦暗的瘀斑	多是子宫内膜结核、附睾结核、精索静脉曲张等病症的表现
人中呈土黄色	这是脾胃虚寒的表现，如为孕妇则是胎漏下血、子死腹中的表现
人中呈白色	这是病危的征兆。如呈淡白色，是虚寒泄泻的表现；如在上段近鼻际处呈淡白色，则是气虚崩漏的表现；如呈苍白色，则多见于咳嗽、咯血的患者
人中灼热	多是外感温热病而引起的
人中冰冷	多是阳虚而阴寒太盛的表现

此外，人中还是人体经气的汇聚之地，可以反映脏腑经络的病变。如果危重的患者出现了人中短缩的现象，则是脾阴绝的表现；如果短缩似无，则是病危之象；人中卷缩，则是脏腑之气将绝的表现。

腭黏膜和颊黏膜

腭是口腔的顶部，有分隔鼻腔与口腔的作用。鄂分为硬腭与软腭两部分，硬腭以骨质为基础表面，上层覆有黏膜；软腭在硬腭之后，以横纹肌为基础，表面覆以黏膜。颊位于口腔的两侧，由黏膜、皮肤和颊肌组成，腮腺管的开口就位于上颌第二磨牙牙冠相对的颊黏膜上。

腭和颊的黏膜上皮血管丰富而且浅薄，所以很易于观察。中医认为这部分在表里之间，所以通过观察腭黏膜和颊黏膜的变化，我们不仅可以了解外邪袭内所产生的病变，也可以了解体内的病理变化。

◆腭的异常变化

通常情况下，人的上腭应该是红润而富有光泽的，一般以粉红色为主，以软腭很少充血，中柱无小静脉，整个上腭均无增生物出现为健康的征象。如果是老年人，则中柱会稍呈淡黄色或粉红色，但各部分的轮廓清晰，无断裂弯曲且表面干净。

腭黏膜会因疾病而发生变化，不同的变化预示着不同的病症。如腭前的黏膜呈红色，而分线的左右呈橘黄色，且分线突出，多是外感风热、内有食滞的感冒引起的；如上腭的分线为紫黑色，而中柱两边呈深紫红色，且腭前为紫色，则多是血热壅盛的表现，也可见于出血严重的患者；如果上腭出现紫红色的出血点，且尤以中柱两侧的出血点增多，则多是血证的表现；如果中柱两旁出现多个针尖大小的小孔，则多是肝肾不足的表现，多见于遗尿症患者；如果腭黏膜呈红色、深红色或暗紫色，且有充血、静脉曲张等现象出现，则是血瘀证的表现。

小贴士

慎防口腔溃疡发生癌变

口腔溃疡是一种常见的口腔疾病，很多人都曾出现过。需要注意的是，口腔溃疡如果处理不当，也有可能产生癌变，尤其是那些与牙齿接触的部位。由于说话时和咀嚼食物时都会与牙齿产生摩擦，这使溃疡不易愈合，长期下去就很可能产生癌变。如果口腔内存在未拔除的破损牙齿，或者佩戴的假牙不合适，就很容易使牙齿锋利的边缘刮破黏膜而产生溃疡。如果不加以处理，将会使溃疡越来越重，这种经久不愈的溃疡，很容易癌变。所以对于口腔溃疡，千万不要大意，尤其是在出现反复发作或久治不愈的溃疡时，一定要到医院进行检查，以免延误了治疗时机。

腭黏膜的颜色变化对于小儿疾病的诊断有重要的意义。如腭黏膜呈白色，多是脾胃虚弱的表现；如呈淡白色，则多是贫血的表现；如呈黄色，则多是脾胃失调的表现；如呈深黄色，则是脾胃湿热的表现；如呈浅黄色，则是脾胃运化失调的表现；如呈深紫色，则多是瘀血的表现；如呈紫红色，则多属实热证。

◆颊的异常变化

颊黏膜是口腔溃疡的多发地带，发作时红肿胀痛，影响进食，一般是外感风热或心脾积热引起的；经久不愈、反复发作的颊黏膜溃烂，则是脾肾虚弱的表现；如颊黏膜出现瘀斑，则多是体内有瘀血的表现；如出现青紫色的斑带，则多见于食道癌患者；如出现苍白、灰白或黄白相间的口斑，则是钩虫病的表现；如出现蓝黑色的斑点，则多是肾阳不足的表现；如黏膜下出现大小不等的出血点，则多是由各种出血性疾病所引起的；如出现黏膜充血、肿胀的现象，则多是猩红热、风疹或药物中毒所引起的；如果儿童在对应第二磨牙的颊黏膜上出现针头大小的白色斑点，则可能是麻疹的征兆。

口腔中的气味

正常的口腔中几乎都有一定的气味，在进食葱、蒜、韭菜、羊肉等食物后，口腔中的气味还会加重，但是这些气味一般都可以通过刷牙漱口消除。而当口腔、呼吸道或内脏发生病变时，也会使口腔产生各种各样的异味，这样的异味则是很难彻底清除的。口腔异味不仅让自己尴尬，影响个人形象，而且还可能是体内某种疾病的征兆，所以不可轻视。

小贴士

喝绿茶可使口气清新

口臭是由于口腔内的厌氧菌所分解出来的硫化物而形成的。要使口气清新，就要抑制厌氧菌的生长。有研究表明，绿茶中的多酚能够杀死厌氧菌，这样就有效抑制了硫化物的形成，从根本上祛除了口气。此外，喝绿茶还可以增强人体的免疫力，降低心脏病和癌症的患病率。尤其是经常看电视、面对电脑的人更要多喝绿茶，因为绿茶中有可转化为维生素A的胡萝卜素，有助于预防眼睛疲劳。

口腔中的异味主要有以下几种。

- 腥臭味：多是胃热偏盛所引起的。此外，牙周发炎、口腔糜烂、副鼻窦炎、萎缩性鼻炎、鼻肿瘤、支气管扩张、胃炎等病症也可引起口气腥臭。
- 烂苹果味：糖尿病患者发生酮症酸中毒所引起的。
- 鼠臭味：多见于肝功能严重受损而发生肝昏迷的患者。
- 尿臊味：一般是由肾功能严重受损而造成的，多见于严重的尿毒症患者。
- 血腥味：多见于牙龈出血、上消化道出血或支气管扩张咯血的病人。
- 大蒜味：各种有机磷类中毒所致，也可见于误服灭鼠药磷化锌者。
- 苦杏仁味：多见于氰化物中毒的患者。
- 臭鸡蛋味：多是由硫化氢中毒而引起的。

除上述几种口腔异味外，还有很多种，有的我们叫不出名字，也无法形容，但只要能闻出气味，就是口腔出现异味的表现，因为正常情况下，一般都不会闻到一个人口腔内的气味的。引发口腔异味的原因还有以下几种。

- 口干：由于口腔干燥，使口腔内含硫的厌氧菌大量繁殖，并分解出硫化物，因而出现难闻的气味。一般人在早上起床的时候比较容易出现口腔异味，这是因为晚上口腔功能降低，唾液的分泌减少，而为厌氧菌的滋生提供了便利的结果。
- 舌头的分泌物：舌头后部的舌乳头间经常会存在一些分泌物，如果分泌物过多，且处于厌氧环境，就会使厌氧菌活跃而产生口腔异味。
- 药物：如果长期服用抗抑郁类、抗高血压、抗过敏药物或激素类药物，都会使口腔变得干燥，从而导致口腔异味的出现。
- 不良的生活和饮食习惯：葱、蒜、奶制品等食物在口腔中都会分解出硫化物，导致口腔异味，抽烟、喝酒等也会使口气异常。另外，节食的人由于要消耗体内储存的脂肪，所以也会代谢出丙酮从而产生口腔异味。
- 口腔卫生：由于不注意口腔卫生，使口腔内细菌滋生，也可导致各种口腔疾病，出现口腔异味。
- 心理因素：由于精神紧张、压力过大或过度劳累，使唾液腺分泌减少或消化系统发生病变，这两种情况均可导致口腔异味。

● 遗传：没有什么具体的原因，而是先天性的遗传所形成的。

为了防止口腔产生异味，每个人都应养成良好的个人习惯，保证口腔卫生，多吃水果和蔬菜。对于由疾病所造成的口腔异味，就要从根本上祛除疾病，这样口腔异味自然也就消除了。

口干与口渴

口干与口渴都是人体内缺水，津液不足的表现，但二者也有不同。口干是渴但是不想喝水，口渴是渴而且想喝水。一般来说，口干是津液未伤的表现，多见于寒证的患者，但是正常人也可能出现此现象；而口渴则是津液损伤的表现。

一般在天气炎热的时候比较容易出现口干、口渴的现象，这是由体内大量缺水而引起的，只要及时补充水分就可以有效缓解。另外，当人摄入的食盐过多时，也会产生口渴的症状，此时只要控制食盐的摄取量，就可缓解口渴。这样的口渴是人体自身一种独特的保护机制，可以使人体免于脱水。但是，有些口干和口渴却是内脏病变的表现，是某种疾病的征象。

1. 口干难耐，即使水不离口也难以解渴，一般还会同时伴有唾液减少，舌及口角开裂疼痛，吞咽干的食物困难等症状，这多是干燥综合征的表现。

2. 口干多汗，怕热，如果同时出现甲状腺肿大、突眼等症状，则是甲状腺功能亢进症的表现。

3. 患有鼻中隔偏歪、下鼻甲肥大、鼻息肉等疾病的患者，由于经常要张口呼吸，使气体从口腔进出，这样就会带走大量的水分，引起口干。

4. 口干，并伴有口角溃疡、咽干、舌体溃疡等症状，一般是缺乏维生素 B_2 所造成的。

5. 肺部功能衰弱，因而经常用嘴来呼吸，也会出现口干的现象，多见于肺气肿、慢性支气管炎等疾病的患者。

6. 口干，但只是想漱口而不想喝水，这是瘀血内阻的表现。

7. 口渴，欲大量饮水，食量增加反倒消瘦，小便频多，这是消渴的表现，一般是肺燥津伤、胃火炽盛或肝肾阴虚而引起的。

8. 口渴，在夜晚的时候更甚，但饮水量不多，多是阴虚内热的表现。

9. 口渴，欲饮水，但是水入即吐，小便不利，这是水逆证的表现。

10. 肾脏功能衰弱，丧失了保持水分的能力，就会使人产生口渴的感觉，多见于肾盂肾炎、肾积水等肾脏疾病。

11. 有些药物会导致机体的水与电解质失衡，服用这些药物也会使人出现口渴的现象。

12. 有些人在脑损伤或神经外科手术之后，由于缺少了限制排尿的激素，会出现口渴的现象，这是一种很危险的症状，往往在 1 天，甚至 1 小时内即可致命。因此如有这种情况出现，应立即将患者送往医院。

此外，糖尿病患者由于尿量和排尿的次数增多，也会出现口干、口渴的现象。口干是糖尿病的早期信号，这时其他的症状都还不明显，所以很容易被人忽视，由此错过最佳的治疗时间。所以当我们感到口干口渴的时候，一定要引起注意，如果自己无法判断，就要到医院检查，以免延误治疗。

知识链接

为什么人在喝酒后容易口渴

很多人都会觉得不解，为什么喝酒后会有口渴的感觉？要注意，我们喝的是酒，而不是水。酒中含有酒精，尤其是白酒，酒精的含量更高。酒精进入身体后会刺激肾脏，加速肾脏的排尿活动，因此人在喝酒后，排尿比平常要频繁。而酒精溶入血液进入人体细胞后，也会使细胞内的水分渗透到外部，从而使体内储存的部分水分被排泄出去。由于体内水分减少，就会使人产生口渴的感觉。所以人在喝酒之后，要多喝白开水来补充水分。

口腔炎

由于人的口腔环境比较复杂，而口腔黏膜又比较薄弱，因此很容易使口腔黏膜破损而导致口腔炎。如果口腔黏膜出现红肿、起水疱、溃疡或黄白色的斑点，有时还伴有局部疼痛，影响进食，这就是口腔炎的表现。

口腔黏膜是覆在口腔表面的一层黏膜，有保护黏膜下面的器官免受外界侵袭、接受和传递外界环境的刺激以及帮助消化等功能。正常情况下，黏膜本身的结构有免疫防御的作用，但是当人的免疫力下降或发生病变时，就会使黏膜无法发挥其防御作用，从而导致口腔炎。

小贴士

用隔夜茶漱口可治疗口腔炎

我们都知道隔夜茶是不能喝的，但它也并非毫无用处。对于患有口腔炎的人来说，隔夜茶是大有用处的。这是因为未变质的隔夜茶中含有丰富的酸素，可以阻止毛细血管出血，因此对口腔炎有很好的治疗作用。早上起来或饭前饭后，用隔夜茶来漱口，不仅可以有效缓解口腔炎的症状，而且还可以清新口气，坚固牙齿。

中医认为口腔炎可能是由以下几种原因造成的。

- 外感风热：由于外感风热而引发心脾内热，上蒸于口舌黏膜而导致口腔炎。
- 食伤：由于暴饮暴食或食用辛辣食物等不良的饮食习惯，使脾胃积热，火热上灼口舌，继而导致口腔炎。
- 阴虚：由于阴液损耗，水不制火，使得虚火上炎，热熏口腔而导致口腔炎。

西医则认为口腔炎是由于口腔不洁，而口腔本身的环境又比较湿润，温度适宜，使细菌大量繁衍，当人在抵抗力比较弱的时候，就很容易出现细菌感染口腔黏膜的现象，从而导致口腔炎的发生。

除了口腔炎，口腔黏膜还会出现其他的异常变化，仅通过口腔黏膜上出现的不同颜色的斑就可以识别多种疾病。

● 白斑：多见于老年男性，一般出现在口腔颊黏膜、唇、腭、舌黏膜等处，经常大量吸烟的人，白斑的发生率比较高。据统计，我国的白斑发生率为8%左右，其中有1%～5%的人都出现了癌变。所以当白斑出现硬结、突起、溃疡等症状时，一定要引起注意。因为那很可能是癌变的先兆。

● 红斑：一般表现为边缘清晰的鲜红色斑块，且无疼痛感，也可表现为内有粟粒状白点的鲜红斑块，伴有轻微的疼痛，这种斑因为无明显的不适，所以通常不会引起人们的注意，但是这种斑的癌变率比白斑要高17倍，虽然不易发生，但是一旦发生是很危险的。

● 黑斑：一般表现为边缘清晰、形状不规则的小块，多出现在上腭和颊黏膜等部位，无自觉症状恶变率为30%左右。当出现黑斑增大、边缘不清、色素增深不均等现象时，就有可能是恶变的信号。

● 黑蓝色斑：这是血液循环不畅而导致的一种色素沉着现象，多见于肾上腺皮质功能减退的患者，也可见于肝硬化腹水的患者。

● 瘀斑：一般是由于缺乏维生素C所引起的，多见于麻疹、水痘、流行性腮腺炎、猩红热、流行性出血热等病症的患者。

流口水

口水在医学上称为唾液，是由腮腺、颌下腺、舌下腺以及许多小的唾液腺分泌而成的。

唾液是非常重要的，它的养生与保健功能自古就受到肯定和重视。中医认为，“肾液为唾”，肾脏是先天之根本，是生命之根，那么作为肾液的唾，自然也格外宝贵。唾液在古代有很多美名，如“金津”“玉液”“甘露”“琼浆”“华池神水”等，足见古人对它的偏爱。

《本草纲目》中曾有过这样的记载：“人有病，则心肾不交，肾水不上，故津液干而真气耗也。”李时珍指出：“津液乃人之精气所化。”古代医学家认为：津液下咽，可润心，避免心火过盛，使水火相济，阴阳平衡，称之为“自饮长生酒”。因此古人常通过吞咽津液来达到祛病养生、益寿延年的目的。

现代医学也充分认识到了唾液的功效，通过观察唾液来诊视各种疾病。通过研究唾液的成分，就可以建立一个健康标准，再与患者的唾液相对比，以此来判断疾病的具体情况。此外，唾液还可以用来检测艾滋病毒、乙肝病毒和肺癌，有一定的临床意义。

正常人每天都要分泌一定的唾液来维持生理功能的正常运作，随着年龄的增长，人的唾液分泌量也会减少，因此很多老年人都会出现口干的现象，这是正常的生理变化。但是如果唾液分泌过多，也就是我们通常所说的流口水，那就有可能是疾病的表现。

通常情况下，人的口水是不会流出来的。但是也有一些人，一觉醒来就发现枕边湿了一片，这是怎么回事？当然这可能是由于不当的睡姿所引起的，如趴桌子、侧卧等姿势都可导致流口水。但如果长期存在这种现象，那就可能是某种疾病引起的。

- 肠胃虚弱：由于肠胃无法吸收水分而使水分滞留，将唾液稀释，通常还会伴有胃鸣、下痢等症状，因此肠胃虚弱的人流出的口水都是比较稀的，呈水状。
- 口腔疾患：口腔内的炎症会促进唾液的分泌，此时口水一般呈淡黄色，且有咸味。
- 牙齿畸形：如果前牙向上突出的比较明显，睡觉时唇部就很难覆盖牙齿表面，上下唇分开就很容易流口水。
- 神经调节障碍：唾液的分泌调节是神经反射性的，对于有神经调节障碍的患者，睡觉时常出现副交感神经异常兴奋的现象，这样会使大脑发出错误的信号，增加唾液的分泌。多见于神经官能症或其他可能引起神经紊乱的全身疾病患者。
- 药物刺激：有些抗癫痫的药物本身就有流口水的副作用，因此在服用此类药物的时候，也可能会出现流口水的现象。

此外，有时唾液分泌量过少也是疾病的表现。如腮腺炎患者，由于唾液腺泡萎缩、破坏，所以就会使唾液的分泌量过少，出现口干的症状。这是一种病态的表现。

知识链接

滋润用的唾液与消化用的唾液是有差异的

唾液可分为2种：一种比较黏稠，是用来滋润口腔黏膜并保护黏膜的，它是由肾脏分泌出来的；另一种比较稀薄，不具有黏性，是用来帮助消化的。两种唾液分工合作，共同保持口腔的清洁以及机体的正常运作。一旦失去平衡，就会使唾液变得过于黏稠或过于稀薄，从而引发各种疾病。一般情况下，人的情绪和运动也可以影响唾液的分泌，所以保持愉快的心情及适当的运动是很必要的。

口糜、口疮

口疮又称口腔溃疡，是困扰我们口部健康的主要问题之一，一旦发作持续地刺激性疼痛便会让人不堪其扰。那么它究竟是从何而来，如何才能去除呢？

口疮是发生在口腔黏膜上的表浅性溃疡，大小可从米粒至黄豆大小、成圆形或卵圆形，溃疡面为口腔溃疡凹、周围充血，可因刺激性食物引发疼痛，一般一至两个星期可以自愈。口腔溃疡成周期性反复发生，医学上称“复发性口腔溃疡”。可一年发病数次，也可以一个月发病几次，甚至新旧病变交替出现。

口糜多因湿热内蕴，上蒸口腔所致，是以口腔肌膜糜烂成片，口气臭秽等为主要表现的疮疡类疾病。发生于小儿者，以 1 岁内婴儿或不满月婴儿多见，又称鹅口疮、燕口疮、白口疮、雪口。发生于成人者，往往继发于伤寒、大面积烧伤或烫伤、泻泄、糖尿病、原发性免疫缺陷，以及长期大量使用抗生素的患者。

口糜病机分虚实两类。实证病机，成人多因膀胱湿热熏口所致，小儿多属心脾积热灼口。虚证病机以阴虚口齿失养为多，主要见于成人，具体原因如下：

- 膀胱湿热，上泛龈口：多因外感湿热，蕴结膀胱，或饮食不节，湿热内生，下注膀胱，湿热积聚，循经熏蒸于口而为病。
- 心脾积热，上炎龈口：心开窍于舌。脾开窍于口。过食辛热食物，脏腑失调，热积心脾，不得宣泄，循经上炎于口，灼腐肌膜，遂成口糜。
- 阴虚火旺，上炎龈口：大病久病之后，胃阴耗伤，虚火上炎，灼伤口舌肌膜发为本病。

对于口糜，在诊断的过程中要注意以下要点：

1. 病史。发生于成人者，往往有伤寒、大面积烧伤或烫伤、泻泄、糖尿病、原发性免疫缺陷，以及长期大量使用抗生素病史。

2. 临床表现。局部灼热干燥感，轻微疼痛或不疼痛，往往在医生检查舌苔时才发现。婴儿患者可有流唾液、拒乳、啼叫不安、低热等症状。

3. 局部检查。初起见口腔黏膜出现小的白色斑点，状如凝乳，略高出于黏膜之上，周围无红晕；白色斑点融合成片状如蛋膜不易拭去，强行拭去则易出血，1～2 小时后可复生如旧。白色斑点可发生于口腔任何部位，但以两颊、上腭、口底为多见，亦有蔓延至咽部；但发生于成人者一般不会融合成大片状。

4. 其他检查。涂片检查可找到菌丝或芽孢，培养可查见白念珠菌。

小贴士

预防口糜与口疮

平常应注意保持口腔清洁，常用淡盐水漱口，戒除烟酒，生活起居有规律，保证充足的睡眠。坚持体育锻炼，饮食清淡，多吃蔬菜水果，少食辛辣、厚味的刺激性食品，保持大便通畅。妇女经期前后要注意休息，保持心情愉快，避免过度疲劳，饮食要清淡，多吃水果、新鲜蔬菜，多饮水等，以减少口疮发生的机会。

有了口腔溃疡不要一概轻视，如有可疑就应及时到医院检查，必要时须进行病理检查，以明确诊断，再做相应的治疗。切不可粗心大意，延误治疗时机。

咽喉有异物感

咽喉有异物感总是咳不出又咽不下，还偶尔伴随着恶心干呕。那么出现这种情况又是怎么回事呢？

咽喉部异物感，一般泛指众多咽喉部感觉异常，如烧灼、梗阻、压迫感、球塞感、黏着感、蚁行感等。

咽部，是呼吸道和消化道的大门，受到各种食物、灰尘几次的机会很多。而且咽喉部感觉神经非常丰富，很多神经末梢交织成网，构成神经丛，这些神经又和食管、胃肠、气管等相近。如果器官有了毛病，如胃溃疡、消化不良、便秘、气管炎都会引起咽部异物感。

此外，许多疾病均会出现咽喉部异物感：咽喉部疾病，包括各种类型咽喉炎、咽喉肿瘤、悬雍垂过长、囊肿等；邻近器官疾病，如鼻窦炎、食管炎、茎突过长；全身性疾病，如高血压、心脏病、糖尿病、屈光不正、胃溃疡、十二指肠溃疡等；精神性疾病，如癔病、神经衰弱、咽神经官能症、癔病、疑癌症、焦虑状态，精神分裂症等也可以引起咽喉部异感症；上呼吸道慢性炎症，它会使咽部末梢循环发生病理变化，造成神经功能障碍而引起咽异感症状；神经肌肉痉挛疾病，如咽肌痉挛、食管肌痉挛、贲门痉挛等可诱致咽异常感觉；返流性食管炎及胃病，这种病会在咽部产生一种反射击性堵塞或紧迫感；扁桃体结石、角化症、舌扁桃体肥大、慢性鼻窦炎、环杓关节炎等也可引起咽喉异物感；其他还有咽、喉、食管、贲门部癌肿早期。

另外，烟酒刺激、消化不良、甲状腺功能异常、贫血等也可能引起咽喉部异物感。

一侧咽部异物感，颈转动时可能加重，且位置固定可能是茎突过长的征兆。正常茎突平均长度约 2.5 厘米，超过此长度谓茎突过长。茎突起于颞骨下茎乳孔的前内方，呈细圆柱状，远端伸向内、前下方，位于颈内动脉与颈外动脉之间。茎突过长使其远端伸向扁桃体窝内或其附近，无论扁桃体摘除与否，均可出现咽部异物感，如压迫神经末梢，可出现咽痛等症状。过长茎突压迫或摩擦颈部动脉，影响血液循环，可引起相应区域疼痛。但也有茎突过长而无症状者。

小贴士

食疗调理咽喉异物

1. 罗汉果炖梨

罗汉果半个，梨 1 个。将梨切碎捣烂，同罗汉果一起煎水，代茶饮。

2. 葱白桔梗汤

葱白 2 根，桔梗 6 克，甘草 3 克。先将桔梗、甘草煮沸 5～7 分钟，之后加入葱白，焖 1～2 分钟后趁热饮用。每日早晚各 1 次。

3. 橄榄绿茶

橄榄两枚，绿茶 1 克。将橄榄连核切成两半，与绿茶同放入杯中，冲入开水加盖闷 5 分钟后饮用。

咽喉肿痛

一般重感冒的时候我们往往会出现咽喉肿痛的情况，但若是平时也总是出现这种情况就需要警惕了。

咽喉肿痛是口咽和喉咽部病变的主要症状，以咽喉部红肿疼痛、吞咽不适为特征，又称“喉痹”。咽喉肿痛常见于西医学的急性扁桃体炎、急性咽炎和单纯性喉炎、扁桃体周围脓肿等。

一般地说，单纯的咽喉肿痛多由普通感冒、单纯性急性咽炎或慢性咽炎引起，局部症状明显，全身伴随症状非常轻。

如果除咽喉肿痛症状外，还伴有以下一些症状，应及时就医，以免延误治疗时机。

1. 咽喉肿痛伴发热头痛、周身不适，体温达38℃以上，多见于急性扁桃体炎，它不同于一般的咽喉肿痛，发病急，还可伴有吞咽困难和吞咽痛。急性扁桃体炎如果没有采用正确的治疗方法，可进一步并发为扁桃体周围炎或扁桃体周围脓肿，还可能引起急性风湿热、风湿性心脏病、心肌炎、肾炎或关节炎等疾病。因此，病人应及时到医院就诊。

2. 咽喉肿痛伴吞咽梗阻感或吞咽困难，吞咽时咽痛加剧等，多见于急性会厌炎，除上述症状外，该病严重者可出现吸气性呼吸困难。急性会厌炎常起病急，病情进展快，可突发喉梗阻而窒息，危及生命。因此，出现咽喉肿痛伴吞咽梗阻感或吞咽困难时，必须及早就医。

3. 小儿在咽喉肿痛的同时，出现特征性的吸气性喉鸣音或哮吼样咳嗽声，多见于小儿急性喉炎，它有明显的临床特征，除以上症状外，重者还伴有呼吸困难。由于小儿对疾病的表达有一定困难，而小儿声门下黏膜组织松弛，在急性感染时易出现明显水肿而发生喉梗阻，且病情发展快，如不及时治疗，可出现窒息而危及生命。因此，应及时送医院急诊处理。

小贴士

咽喉肿痛的食疗方

咽喉肿痛虽然问题不大，但却会造成很多痛苦，除了必要的治疗，在生活中也需要辅以食疗来改善。

1. 双叶盐茶

功用：清热，宣肺，利咽。

适应证：因外感引起的声音嘶哑等症。

制备与服法：苏叶3克，盐6克，茶叶3克。先用砂锅炒茶叶至焦，再将盐炒呈红色，同苏叶加水共煎汤服。每日2次。

2. 罗汉果茶

功用：清热化痰，润喉止渴。

适应证：治痰火喉痛。

制备与服法：罗汉果10～15克，绿茶1克。罗汉果切碎与茶一起冲泡，加盖5分钟后，饮用。

3. 竹叶麦冬茶

功用：清热养阴，生津止渴。

适应证：治肺热型慢性咽炎。

制备与服法：新鲜竹叶10～15张，麦冬6克，绿茶1克。先将竹叶、麦冬洗净切片与茶同放杯中，用沸水冲泡，加盖温浸10分钟后再饮。

性味与功效：麦冬味甘，微苦，性寒，入肺胃、心经，可养阴润肺，清心除烦，益胃生津。此茶有补充人体营养的功效，一般用于病后虚弱，或用于一些疾病的辅助治疗。滋补茶的选用，要根据个人的体质、病情、季节、地理环境等情况，分别选用，才能收到较满意的效果。

4. 橄竹梅茶汤

功用：清咽润喉。

适应证：治久咳及劳累过度所引起的咽喉失音症。

制备与服法：咸橄榄5个，竹叶5克，乌梅2个，绿茶5克，白糖10克。用水共煮，饮汤。

口唇肿胀

很多人也许会觉得厚厚的嘴唇看上去很性感，但并不是所有的厚嘴唇都意味着性感，它也有可能意味着嘴唇发生了水肿。

嘴唇肿可能是血管神经性水肿。血管神经性水肿亦称巨型荨麻疹，是变态反应的一种，特点是突然发作，局限性水肿，消退也较迅速。

引起该病发作的因素有食物、肠道寄生虫、药物、寒冷刺激、感染、外伤、情绪波动等。某些抗原或半抗原物质第一次进入机体后作用于浆细胞，产生IgE（反应素），这些抗体附着于黏膜下方微血管壁附近肥大细胞表面，当相同抗原第二次进入机体时，则立即与附着在肥大细胞表面的IgE相结合并发生反应，引起肥大细胞脱颗粒释放出组织胺、迟缓反应物质（SRS－A）、激肽等，使血管扩张通透性增加，引起水肿等相应症状。

血管神经性水肿多发于面部疏松组织，唇部好发，尤以上唇多见，表现为肥厚翘突，可波及鼻翼和颧部，反复发作则可形成巨唇。

引起嘴唇变肿的原因还可能是血管及淋巴管扩张，充血渗出，形成局限性水肿，伴有炎性细胞浸润，病理改变以至于波及皮下组织。

口唇上的雀斑

嘴唇上形状怪异的棕色斑点叫作黑色素斑。口腔黏膜及口唇有明显的黑色素斑，可为单个或多个，呈褐色或黑色，直径为1～5厘米不等，形状呈不规则的圆形或椭圆形，于青春期前后颜色最深，幼年、老年色较淡，个别患者颜面和手上也有不同程度的黑色素斑。很常见，在医学上没有任何重要意义。我们用不着为这些斑点惊慌，不过，它们可能会逗留很多年。

口腔内部也可能长雀斑，叫作口腔黑斑。这种皮肤颜色的病变往往是阿狄森氏病的早期信号。阿狄森氏病是一种罕见的肾上腺疾病，又称慢性肾上腺皮质功能减退症，是由肾上腺皮质组织破坏（至少破坏95％以上）所引起。病因多为自身免疫和肾上腺皮质结核，其他为感染、炎症、破坏性肿瘤和肾上腺的淀粉样变。本病常为隐袭性，且以原因未明的胃肠道症状，如食欲减退、腹痛、腹泻为首发症状。正常的胃肠蠕动大概在一定程度上与肾上腺皮质功能有关，但二者的关系仍未明了。除胃肠道症状外，还可呈衰弱无力、体重减轻、色素沉着及血压下降等。患者以中年及青年为多，年龄大多在20～50岁之间，男女患病率几乎相等，原因不明者以女性为多。

阿狄森氏病的皮肤表现为皮肤、黏膜出现棕黑色色素沉着，以暴露、压迫、摩擦部位最明显，如前额、眼周、四肢屈侧、肩、腋、腰、臀皱襞及掌跖皮纹等处。黏膜如口唇、颊黏膜、牙龈、乳头、乳晕、外生殖器等部位也会出现棕色色素斑。本病除皮肤表现外，还有疲倦、精神萎靡、食欲不振、头晕、心悸、血压降低、恶心、腹痛等症状。本病常伴有其他内分泌障碍如低血糖，甲状腺机能减退，性机能减退等。

为了预防本病发生，必须及早治疗各种结核病，尤其是肾结核、副睾结核、肠及腹腔盆腔结核等，对于长期应用糖皮质激素治疗者，应尽量避免对垂体肾上腺的抑制。肾上腺手术切除时也应注意避免本症发生。本病治疗原则为：纠正本病中代谢紊乱；内分泌替代补充治疗；治疗诱发病；避免应激，预防危象。由于本病属慢性过程，必须使病人了解防治本病的基本知识，自觉地尽量避免过度疲劳、精神刺激、受冷、暴热、感染、受伤等应激因素，也须避免呕吐、腹泻或大汗所引起的失钠失水等情况。饮食须富含糖类、蛋白质及维生素，多钠盐少钾盐。

口腔黑斑还可能提示其他各种激素变化或者疾病。与所有皮肤上的斑点一样，一旦这些斑点或者雀斑的颜色、形状或者质地发生改变，就可能是皮肤癌的健康警示。

撅嘴唇

撅嘴唇可能是一种叫作硬皮病的严重免疫性疾病的表现，它会导致皮肤硬化和内部器官瘢痕化。由于嘴唇周围皮肤紧绷，因此会出现张口困难，嘴唇也会缩拢、撅起来。

硬皮病现称系统性硬化症，临床上以局限性或弥漫性皮肤增厚和纤维化为特征，并累及心、肺、肾、消化道等内脏器官的结缔组织病。各年龄均可发病，但以20～50岁为发病高峰。女性发病率为男性的3～4倍。

依据患者皮肤病变的程度及病变累及的部位，硬皮病可分为局限性和系统性两型。局限性硬皮病主要表现为皮肤硬化；系统性硬皮病，又称为系统性硬化症，可累及皮肤、滑膜及内脏，特别是胃肠道、肺、肾、心、血管、骨骼肌系统等，引起相应脏器的功能不全。

硬皮病并不可怕，如果感染上除了积极治疗还应该在心理、饮食等多方面来预防和改善。

1. 在心理上

应该充分认识到硬皮病是在治疗上反应较差的病种之一，具有长期性、反复性，预后及疗效的不确定特点，常影响日常生活，使容貌改变，病情迁延难愈，从而产生了急于治疗，又害怕治疗效果不佳的矛盾心理。应该对疾病有正确认识，树立战胜疾病的信心，乐于接受治疗及护理。严格掌握口服药的时间及准确的剂量，并在医生的指导下严格坚持服药。

2. 在饮食上

有些硬皮病患者对固体食物咽下困难，饮食不慎亦常打呛，多呈间歇性。因此这些病人需严格饮食管理：应以高蛋白、高维生素流质饮食，多食新鲜水果汁、蔬菜，忌食辛辣及刺激性食物。

3. 注意保暖，避免受寒

特别是秋冬季节，气温变化剧烈，及时增添保暖设施。手足以棉手套，厚袜子保护，戴帽和多穿衣以防因躯干部位受寒冷刺激而引起的反射性效应。

4. 预防皮肤感染

硬皮病患者由于末梢血液循环差，故肢端易并发感染，且感染不易控制。应注意患者个人卫生，常修剪指甲，清洁皮肤，不要用手去抠鼻子，防止抓破皮肤。穿宽松棉制衣服。防止外伤，注意保护受损皮肤，即使较小的外伤，都要引起足够的重视。

5. 硬化皮损的护理

按医嘱使用血管活化剂，结缔组织形成抑制剂。吸烟能使血管痉挛，应戒烟。洗澡温度要适宜，水温过低易引起血管痉挛，过高组织充血水肿加重，而影响血液循环，禁止用热水烫洗。对皮肤干燥、瘙痒的患者，洗浴后用滋润皮肤、温和润滑剂止痒。避免强阳光暴晒及冷热刺激，如溃烂、感染及时治疗。

6. 呼吸道护理

肺部受累是导致硬皮病患者死亡的首要原因。大多数患者有肺纹理增多、增粗现象，有肺弥漫性间质纤维化倾向，最终导致肺换气功能障碍，重要措施之一是预防呼吸道感染，避免劳累。另外应密切观察病情，特别是呼吸的频率、节律、深浅度，呼吸异常时应做好气管切开的准备工作。

第八章

牙齿：骨骼发育及老化的标志

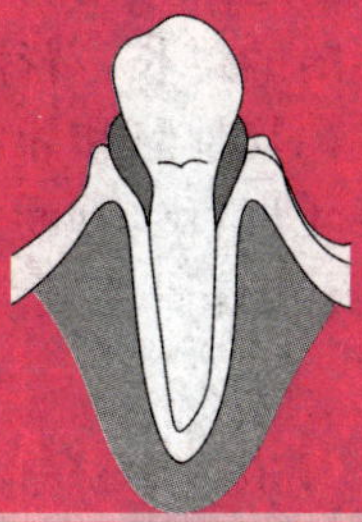

牙齿是人体消化系统的第一道防御屏障，是人体唯一露在体表之外的骨骼。《口齿类要》中有过这样的记载："诸经多有会于口者，牙齿是也。"因此我们也说牙齿是外露百骨之精华。它好比磨房里的石磨，将食物磨碎后，再由食管送入胃。如果牙齿遭到破坏，那么食物在口腔中就无法充分研磨，这样就会使食物在胃中停留，增加胃的负担，日久会生胃病。由此可见，牙齿是人体不可缺少的一部分，牙齿的破损将直接影响内脏的健康，因此我们平时一定要注意保护牙齿。

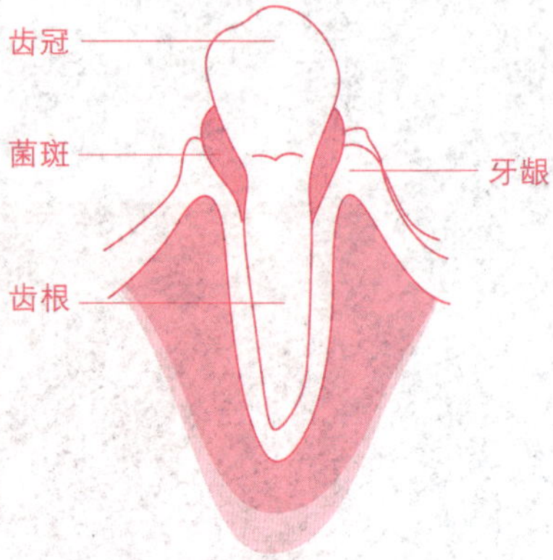

牙齿的结构

另外，牙齿与肾的关系也很密切。中医学中有"肾生髓，主骨，齿乃骨之余"的说法。齿与骨同出一源，也是由肾精所滋养的，牙齿的生长脱落与肾精的盛衰有着密切的关系。随着年龄的增长，肾脏的功能会逐渐降低，同时骨骼也会开始变弱。肾脏不好的小孩，其骨骼和牙齿的发育也比同龄的小孩慢。牙齿是暴露在外的骨骼，通过观察牙齿可以判断骨骼的健康状况。牙齿健康，表示全身的骨骼健康。所以我们说牙齿是骨骼发育及老化的标志。

牙齿的颜色

一般来说，正常的牙齿都是洁白润泽的。但是由于牙齿的颜色会因为个人因素以及摄取食物的不同而染色，所以也不能一概而论。而当你的牙齿出现明显的异常变化的时候，很可能是某些疾病所引起的，不可大意。

● 牙齿呈灰色：如果某颗牙齿和其他的牙齿相比呈暗灰色，有可能是蛀牙的信号。这时虽然不会感到牙齿疼痛，但是其内部已经开始形成蛀牙，等到感觉疼痛的时候就已经侵袭到牙髓了，所以对于忽然出现的灰色要提早防范。

● 牙齿枯白：一般是气血两虚的表现，多见于老年人或慢性消耗性疾病、白血病、慢性肾病等病症患者。

● 牙齿发黄：随着年龄的增长，牙齿的颜色会逐渐变黄，这是正常的生理现象。如果牙齿忽然变黄，这是肾虚的表现；如果呈黄豆色，则是肾气绝的表现；如果齿色黄黯而黑，则是腹中有久年的冷积所造成的；如果齿黄而脱落，则是骨绝的表现。此外，孕妇或者是 8 岁以下的小孩如果服用了四环素族之类的药物，会使出生后的小孩或 8 岁以下的小孩出现牙齿发黄的现象。

● 牙齿发紫：如果同时有脉躁的现象出现，则是阴阳两虚的表现。

● 牙齿发黑：如果同时伴有腰痛的症状，则多是骨蒸所引起的。如果牙齿忽然变黑，则是病情迅速恶化的表现。

此外，以下几种情况也可能导致牙齿的颜色异常。

● 牙釉质发育不全：在牙基质形成或钙化时，由于各种障碍而使牙齿的发育受到影响，导致牙齿的颜色和结构均有所改变。

● 氟斑牙：由于长期吸收过量的氟化物或长期生活在含氟较高的地区，从而导致牙齿表面出现啡黄或白斑。

● 牙髓坏死：多是由牙髓炎转化而来的，也可由外伤引起。由于牙髓组织的死亡，导致牙齿呈暗黄色或灰色，且无光泽。

● 生活习惯：由于长期吸烟、喝酒、喝咖啡、喝茶等，使色素沉积在牙齿表面而造成的。

小贴士

吃鱼片过量可导致氟斑牙

鱼片香脆可口，很多人都喜欢吃，尤其是小朋友。很多家长都觉得鱼片营养丰富，多吃也并无害处，所以对孩子的进食无度也并不加以制止。事实上，鱼片中虽然含有大量的蛋白质、钙和磷等营养元素，但同时也含有大量的氟。人体每天对氟的生理需求只有1.0～1.5克，如果超过了4克，就会使氟在体内积蓄起来，长此下去，很容易引起慢性的氟中毒。如果长期吸收过量的氟化物就会形成氟斑牙，所以，进食鱼片要限量。

小儿不出牙

牙齿是骨骼发育的标志，所以每个家长都很关心婴儿牙齿的生长状况，包括出牙时间的早晚以及出牙的顺序等。一般来说，健康的婴儿在出生后六七个月就开始出牙了，可是有的小儿到了这个时候甚至超过了这个时间还是不出牙，让很多家长都焦急万分，这是怎么回事？

小贴士

小儿出牙晚的时候不要盲目补钙

有些家长看见自己的孩子迟迟不长牙，心里很着急，以为孩子可能是缺钙，所以才会长不出牙来。于是就开始给孩子服用鱼肝油、钙粉等，希望能达到补钙的效果。可是这样的做法也是有一定的危害的，虽然孩子出牙比较晚有可能是因为缺钙造成的，但是也不能盲目给孩子补钙。因为大量的服用鱼肝油、维生素D或注射钙剂，很容易使孩子中毒，影响孩子的健康。况且有的时候出牙晚也并不是因为缺钙，有的小儿在1周岁的时候才开始出牙，只要其他方面没有异常，就不必太紧张，可以适当用一些辅助方法来促进生长。即使真的缺钙，也不应该盲目补钙，要在医生的指导下进行治疗。如果孩子始终不出牙，且伴有其他异常，就要及时到医院检查，确诊后再进行针对性的治疗。

其实小儿自身状况的不同，出牙的时间也会有所差异，有的略早一些，有的则略晚一些。一般来说，早到4个月或晚到10个月都属正常的范畴，但是如果超过了10个月仍然不出牙，那就要找原因了。导致牙齿萌出过迟或不能萌出的主要因素是发育不良和钙化障碍，可见于以下病症中。

● 呆小病：呆小病是先天性的甲状腺功能低下。由于缺乏甲状腺激素，使得小儿的骨骼生长受到了影响，因此才会出现牙齿迟迟不出的现象。另外，甲状腺分泌不足还会影响大脑和体格的发育，造成小儿身材矮小、智力低下。

● 佝偻病：佝偻病是婴儿时期的一种慢性营养缺乏症，主要是由于缺少维生素D造成的。由于维生素D的缺乏以及缺少阳光的照射而使体内的钙磷代谢失常，造成骨骼生长发育障碍，从而出现不出牙的现象。如出现此病症，要抓紧时间治疗，以免留下后遗症。

先天性甲状腺功能减低症：一般是由于小儿的甲状腺先天性缺陷或是母孕期的饮食缺碘而引起的。由于甲状腺不发育或者发育不全，而使小儿的体格和智力发育都产生了障碍，影响骨骼生长，也可导致小儿的牙齿萌出过迟或不能萌出。

另外，小儿的先天性骨骼畸形、营养不良、缺钙等也会使小儿牙齿的萌出时间较晚。对于小儿出牙时所出现的一些不良反应也要多加注意，以便及时发现病症，尽快就医。一般情况下，在出牙的时候都会出现发热、流口水、烦躁等症状，这些都是正常的生理反应，如果没有其他的不适，就无须担心。但是如果出现高热超过38.5℃、烦躁、拒奶或腹泻且每天多于10次的情况，就要马上就医了。

蛀　牙

蛀牙学名叫作龋齿，是牙齿腐烂的一种现象，发病率高，是人类最常见的疾病之一。这种看似不大的毛病，其实对人的健康有着极大的危害。俗话说得好："牙疼不是病，疼起来真要命。"这句话道出了广大蛀牙患者的心声，那么造成蛀牙的原因究竟是什么呢？

蛀牙的发生其实是一个渐进的过程，是由3种原发因素相互作用而形成的。

小贴士

常喝纯净水的孩子容易患蛀牙

很多家长都认为，纯净水中不含有任何杂质，对孩子的健康有利。其实纯净水在过滤的时候，过滤掉了大量对人体有益的成分，这其中就包括氟化物。由于纯净水中的氟化物含量比较低，而氟化物对于保护牙齿又是十分重要的，所以经常喝纯净水的孩子患蛀牙的概率就比较大。据国外的研究结果显示，与不经常喝纯净水的孩子相比，经常喝纯净水的孩子患蛀牙的风险要高71%。所以家长一定要限制孩子饮用纯净水，而应以自来水为主要饮用水。

- 牙齿：指的是细菌侵袭的对象。
- 细菌的感染：致病细菌侵袭牙齿而导致蛀牙的形成。
- 受质：即各种类型的食物，是为细菌的生长代谢提供滋养成分的。

以上三者缺一不可，只有在 3 种因素同时存在的条件下，蛀牙才会发生。也有学者对此做出了补充，那就是还要有充足的接触培养时间。在牙齿表面有一层几乎无色的薄膜，这就是牙菌斑，它含有造成蛀牙的细菌。当食物进入口腔后，牙菌斑中的细菌就会和食物中的糖以及淀粉作用产生腐蚀牙齿的酸性物质。久而久之，就会形成蛀牙。

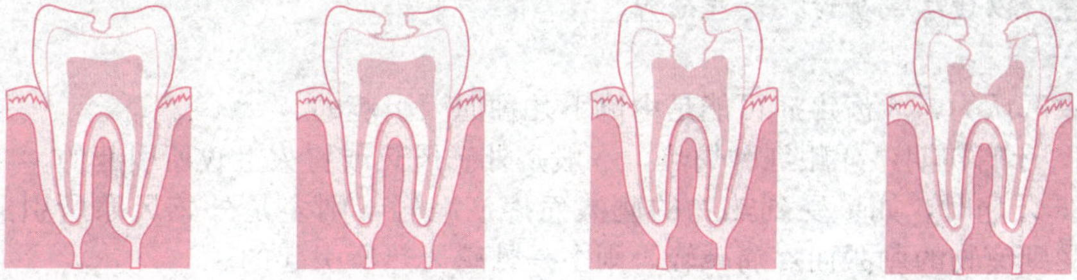

龋齿的发展过程

如果已经形成了蛀牙，要马上治疗，否则就可能发展到牙髓腔，引起牙齿疼痛，甚至在根尖形成囊肿。“牙疼不是病”的观点是不科学的，得了蛀牙要马上采取补救措施，添补龋洞，防止其继续恶化。另外，采用优质的含氟牙膏能够在牙齿表面形成保护层，并修复早期的小蛀斑。所谓“亡羊补牢，为时未晚”，只要积极地进行补救，还是可以有效遏制和修复的。

有些人可能会问：为什么我每天都刷牙可还是有蛀牙呢？刷牙看似每个人都会做，但是要做好也不太容易。刷牙的方法、时间以及所用的牙膏都直接影响着刷牙的质量。如果牙刷得不够彻底、干净，那么刷了也是白刷。另外，蛀牙还可能是骨质疏松症的前兆。如果女性很容易出现蛀牙，那么就很可能在更年期结束时出现骨质疏松症。还有我们在前面讲过，肾脏不好的人牙齿也不会太好，所以也很容易出现蛀牙。

牙　痛

牙痛是牙齿疾病最常见的症状之一。关于牙痛的病因，有很多种可能。在《辨证录》中曾有过很多关于牙痛的记载：“人有牙齿痛甚不可忍，涕泪俱出者，此乃脏腑之火旺，上行于牙齿而作痛也。”“人有牙痛日久，上下牙床尽腐烂者，至饮食不能用，日夜呼号，此乃胃火独盛，有升无降之故也。”“人有牙齿疼痛，至夜而甚，呻吟不卧者，以肾火上冲之故也，然肾火上冲，非实火也。”在《外科正宗》中也有关于牙痛的阐述：“齿病者，有风，有火，亦有阳明湿热，俱能致之。风痛者，遇风发作水肿，随后生痛，以消风散治之。”

小贴士

老年人牙痛要谨防冠心病

有的老年人会忽然感到牙痛难忍，但是又找不到具体的原因，服用止疼药也无法解除疼痛。如果出现这种情况，应该马上到医院去做心电图检查，因为这很可能是心绞痛发作所引起的。由于老年人的大脑和心脏神经纤维都发生了退行性的变化，使其对痛觉的敏感度降低，以致心绞痛的部位放射到下颌骨、下牙齿，所以就产生了牙痛的症状，医学上称之为“心源性牙痛”。所以超过50岁的老年人一旦发生原因不明的牙痛，就有可能是患上了冠心病，应立即到医院检查，以便尽快确诊，对症治疗。

中医认为，牙齿疼痛可能是由以下几种原因引起的。

1. 牙痛初期，牙龈红肿灼热，一般是外感风热或胃火上攻所引起的。

2. 牙痛时，如果受到热物的刺激而疼痛减轻，则多是外感风寒所引起的；如果受到凉物的刺激而疼痛减轻，则多是外感风热所引起的。

3. 牙齿持续疼痛，是实证的表现；牙痛隐隐，是虚证的表现；牙齿疼痛时轻时重，则是虚实夹杂的表现。

4. 牙齿的疼痛朝轻暮重，这是阴虚的表现；牙痛朝重暮轻，则是阳虚的表现。

5. 上牙疼痛是胃火上炎的表现；下牙疼痛是大肠有热的表现。

6. 牙齿疼痛且伴有头痛的，一般是外感风寒之邪犯脑所致；疼痛如针刺者，则多是瘀血攻龈的表现。

西医则认为，牙齿疼痛是由以下几种牙齿疾病所导致的。

- 蛀牙：表现为进食时疼痛，吃甜食或过冷、过热的食物时，疼痛加重。
- 磨损症：表现为牙齿有酸痛感，多是因为咀嚼肌功能失调而使牙齿磨损过度所引起的。
- 牙髓炎：表现为自发性、阵发性或放射性的牙齿疼痛，在夜晚睡觉时疼痛加剧。喝热水时疼痛加剧，喝冷水时减轻。
- 楔状缺损：表现为牙齿受到冷、热、酸刺激时出现酸痛的感觉，多是因为长期不正确的刷牙方法以及牙龈在牙颈部发生炎症和萎缩所引起的。
- 牙根尖周炎：表现为持续性的牙齿疼痛，患牙有伸长感，不能咬食物，压痛感明显，多是牙髓炎扩散到牙管口所引起的。
- 酸蚀症：表现为牙齿酸痛，多是由于牙齿不断地受到酸的侵蚀所引起的，也可见于长期泛酸的胃病患者。
- 冠周炎：表现为咀嚼食物时牙齿疼痛，且嘴巴不易张开，牙齿肿胀。
- 牙隐裂：表现为咬硬物时忽然出现明显的酸痛感，一般是牙齿有裂纹所引起的。

牙齿松动

牙齿周围的牙周膜、牙龈和牙槽被称为牙周组织，牙周组织包围着牙齿，有固定牙齿的作用。另外，牙齿的营养也是由牙周组织所提供的，因此我们说牙周组织是牙齿的“支持组织”。随着年龄的增长，牙周组织会逐渐萎缩，支持力也会相对减弱，从而出现牙齿松动的现象。

牙齿松动必然会造成咀嚼无力，使口腔内的食物得不到充分的咀嚼，这样就会加重肠胃的负担，导致肠胃发生病变，从而影响身体健康。

在中医学中，也将牙齿松动看成是肾虚的表现。前面已经讲过，肾与牙齿是有着密切的关系的，牙齿是由肾精所滋养的。如果肾脏比较虚弱，牙齿也就得不到充分的滋养，因此肾虚也可能造成牙齿松动的现象。

小贴士

洗牙不会造成牙齿松动

很多患有牙病的朋友都不肯去洗牙，原因就在于他们认为洗牙会造成牙齿松动。其实这是一种错误的想法。牙齿上的结石表面附着大量的细菌及其代谢物，它们会刺激牙周组织而产生炎症。如果长期处于这种状态下，反而会使牙龈萎缩，牙齿松动，到最后牙齿就不得不拔除了。而洗牙是将牙齿表面的结石和牙菌斑都除掉，消除炎症，可使牙齿变得牢固。由此可见，洗牙不但不会造成牙齿松动，而且对于松动的牙齿还有帮助其还原的作用。所以我们一定要定期洗牙，保护我们的牙齿健康。

此外，牙齿松动还可能是由于以下几种原因造成的。

- 牙周病：牙周病是一种慢性、进行性的牙齿支持组织的破坏疾病，一般表现为下前牙最先出现松动。如果是轻度的松动，则可以通过治疗来恢复正常；如果是中度的松动，则一般都很难恢复，这时只能通过治疗来降低牙齿的负荷，防止牙齿松动加剧；如果松动严重，即牙齿无论上下左右都明显松动，这时只能采取拔牙的办法，以免给相邻牙齿造成不必要的负担。
- 外伤：外伤也可导致牙齿松动，但这种松动一般都可复原。只要把牙齿复位，固定于相邻的牙齿上，并服用消炎药，注意保养，短期内就可以恢复正常。
- 牙周炎或根尖周炎：当牙周炎或根尖周炎急性发作的时候也会造成暂时性的牙齿松动，只要控制住炎症，牙齿松动的症状自然就会消失。
- 牙齿咬合异常：个别牙齿咬合力量过大或咬合关系异常时也会出现牙齿松动的现象，这时只要调整咬合，消除咬合的创伤，牙齿就可恢复正常。

糖尿病患者也可能会出现牙齿松动的现象。这是因为糖尿病患者常伴有牙周炎、牙龈炎等慢性破坏性疾病，很容易使牙齿的稳固性受到影响，造成牙齿松动，严重者还会引起牙齿脱落。因此牙齿松动也是糖尿病患者常见的并发症之一。

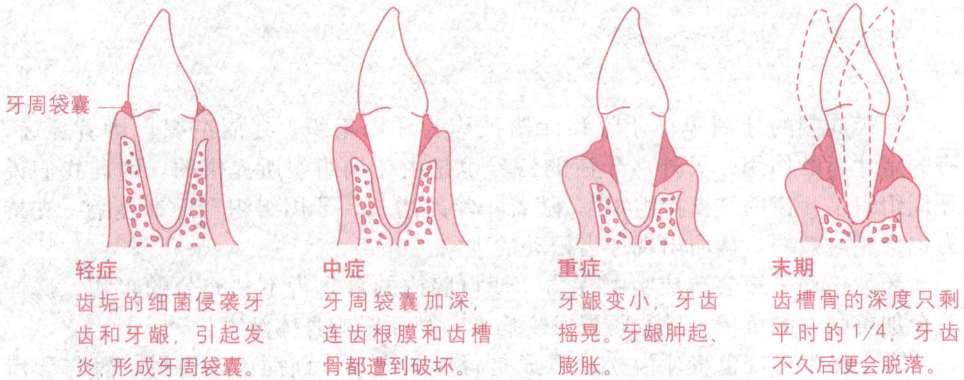

牙周病的恶化与治疗

牙周病可分为牙龈炎和牙周炎。只限于牙龈发炎者，为牙龈炎；连齿根膜和齿槽骨都遭到破坏者，则为牙周炎。

齿 垢

齿垢是由细菌、唾液及其他分泌物在进食后集聚而成的，是覆盖在牙齿表面上的黏性薄膜。齿垢如果不及时清除，就会变硬而形成牙石，继而引发多种口腔疾病。所以齿垢一定要及时清除，防止其形成牙石，是防止牙病的最佳方法。

中医学认为，齿垢是胃中的垢浊之气所结成的，病深动血，必先结瓣于齿。齿垢的形成与内脏的健康有着密切的关系，早在古代，就有过很多关于齿垢的研究，通过齿垢的色泽变化来诊视疾病以及患者的预后情况。如《灵枢·经脉》篇曰："足少阴气绝则骨枯……故齿长而垢发无泽，发无泽者骨先死。"《素问·诊要经终》亦曰："少阴终者，面黑齿长而垢。"《灵枢·寒热病》曰："骨寒热者……齿已槁，死不治。"临床上将齿光无垢作为预后不良的征象，叶天士在《温热经纬》中提到过："若齿垢如灰糕样者，胃气无权，齿焦无垢者死，齿焦有垢者肾热胃劫也，当微下之，或玉女煎，清胃救肾可也。"可见其十分注重齿垢对疾病的预报意义。

通过观察齿垢的颜色及形态变化，我们就可以判断身体内部的病理变化。

- 齿垢黄厚：一般是胃热熏蒸所引起的。
- 齿垢白厚：一般是湿聚中焦所引起的。
- 齿垢呈黄色：若同时伴有全身发黄的现象，则一般是黄疸的表现。
- 齿垢呈灰色：这是肾胃津液两伤所导致的。
- 齿垢间有红缕：一般是出血的征象。
- 齿垢挟有竖粒：一般是由于胃中食滞所引起的。

此外，齿垢坚韧一般是实证的表现，齿垢松弛则一般是虚证的表现，齿垢多而伴有口臭者多是实证的表现，齿垢少且口臭者则多是虚证的表现。

在日常生活中，我们要注意齿垢的清除，勤刷牙，勤漱口，保持口腔环境的清洁卫生，不给齿垢形成牙石的机会，这样就可以有效预防口腔疾病的发生。如果齿垢的颜色或形态出现了异常，就要考虑到身体内部的变化，如果自己不能判断，要及时就医，以免延误治疗。

牙龈的颜色

中医学认为，胃的经脉络于龈，由此可见牙龈与胃有着密切的关系。牙齿受肾精的滋养，牙龈则受胃津的滋养。如果胃发生了病变，那么牙龈也一定会有所变化。通过观察牙龈的变化，我们就可以窥知胃的健康状况。

另外，牙龈还可以反映身体的多种病症。一般来说，正常的牙龈都比较红润，且表面光滑。如果出现其他异常的颜色或形态变化，则有可能是由于身体内部发生病变所引起的。我们可以根据牙龈的颜色变化，来判断身体的健康状况。

小贴士

猕猴桃有益牙龈健康

猕猴桃是一种营养价值极高的水果，且味美可口。猕猴桃中维生素C的含量是所有水果中最高的，对牙龈的健康有益。因为人一旦缺少了维生素C，牙龈就会变得比较脆弱，常常出血，肿胀，甚至引起牙齿松动，所以说牙龈的健康离不开维生素C，而猕猴桃恰好可以满足牙龈对维生素C的需求。另外，多食用猕猴桃还可以预防老年骨质疏松，防止动脉硬化，改善心肌功能等。

- 牙龈呈淡白色：一般是由于气血亏虚而不能上荣所导致的，多见于失血性贫血、白血病、慢性消耗性疾病等病症患者。
- 牙龈呈青紫色：一般还伴有肿胀的现象，这是瘀血的表现。
- 牙龈萎缩而色淡：一般是肾元亏虚或肾阴不足所引起的。
- 牙龈红肿：多是胃火上炎的表现。如果牙龈呈淡红色，则多是气虚的表现；如果同时伴有出血的现象，则多是胃火伤及经络所导致的。
- 齿龈之间出现蓝色的斑线：一般是铅中毒的表现。
- 齿龈间出现酱黄色的血瓣：这是阴血，一般是肾阴下竭，虚火上炎所导致的。

除了颜色异常，牙龈还可能出现以下几种异常，观察这些异常现象也可以检视身体的健康状况。

- 重龈：即牙龈肿如水泡，高起增厚，形似齿根重叠，故称之为重龈。一般是由于胃中有热，湿浊熏蒸所引起的。
- 牙龈肿胀：有疼痛感，一般是外感风寒所导致的；如果肿胀结肉，且呈黑紫色，则多是血热气滞郁结于胃经而形成的。
- 牙龈腐烂：同时有大量的脓液流出，呈黄稠状，腥臭难闻，多是肺胃火热壅盛所致；如果脓液清稀秽臭，则多是肾阴不足，虚火上炎的表现；如脓液清稀无味，则是脾胃虚弱的征象。

● 牙宣：表现为牙龈宣肿，龈肉萎缩，使得牙根外露，牙齿动摇，有时还会有脓血渗出。此症一般是由于胃火上蒸、肾阴亏损或气血两虚所引起的。

● 牙痈：又称为牙棋风。表现为牙龈痈肿，疼痛溢脓。一般是由风热邪毒侵袭，引动胃火上蒸于牙龈所形成的。

● 牙疔：表现为牙龈肿胀，小如粟米，色红疼痛，甚至连及腮颊。一般是由胃经火毒上攻或大肠经湿热导致的。《医宗金鉴》卷六十五有这样的记载："牙疔牙缝胃火成，大肠湿热亦可生，肿如粟米连腮痛，若兼麻痒即黑疔。"

● 风热牙疳：表现为牙龈疼痛剧烈，发热或寒热交作。一般是素有脾胃积热的患者，复感风热之邪而导致的。

牙龈出血

牙龈出血是口腔常见的症状之一。很多人在刷牙或吃东西的时候，都会出现牙龈出血的现象，一般情况下并没有疼痛感，所以通常都不会引起人们的注意。但是我们应该清楚的是，牙龈出血也是牙龈不健康的表现，如果置之不理，就可能导致比较严重的牙周病。所以对于牙龈出血，要抓住病因，尽快治疗，以防其引发牙周病。

一般来说，牙龈出血是肠胃虚弱的表现。由于肠胃的消化吸收功能不好，而使营养供给不足，血管就会变得比较脆弱。因此只要遇到轻微的刺激，就会出血，它其实是肠胃虚弱的外在表现。出现这种情况要注意加强肠胃功能，肠胃功能得到了改善，牙龈出血的现象自然就能得到缓解了。

牙龈出血还可能是由于以下原因引起的。

● 选用了不合适的牙刷：如果使用的牙刷刷毛过硬，就会导致牙龈出血。如果是这种原因引起的，在更换了软毛的牙刷后便会得到明显的改善。

● 缺乏维生素 C：维生素 C 是保障牙龈健康的必要条件，缺少了维生素 C，也会出现牙龈出血的现象。

● 阿司匹林的副作用：长期服用阿司匹林的人，也可能出现牙龈出血的现象，一般还会同时伴有鼻腔出血，这是阿司匹林的副作用所引起的。通常在停药后症状即可消除。

● 肿瘤：生长在牙龈上的肿瘤都会造成牙龈出血，要注意与牙龈炎区分开来。

● 血液病：牙龈出血的同时还伴有头晕、疲乏、发热、淋巴结肿大，出血频繁或持续出血，常规止血药无法将血止住，经治疗后暂时止住，随后又发作等现象，这有可能是血液病所引起的，应及时做血液检查。多见于急性白血病、血友病、再生障碍性贫血等病症患者。

● 某些全身性疾病：某些全身性疾病由于凝血功能低下或严重贫血，也会出现牙龈出血的现象，如肝硬化、脾功能亢进、恶性贫血、肾炎后期等。当牙龈出现反复出血的现象时，就要考虑到这种可能性，必要时应立即就医。

棕黄色的牙齿

正常情况下小儿的乳牙是乳白色的，体积较小，但恒牙是呈淡黄色的。恒牙在正常情况下都应该呈淡黄色，但其他情况下牙齿变黄则属异常。

最多见的就是四环素牙。什么是四环素牙？在我国 20 世纪六七十年代，曾广泛使用四环素类药物，使用这类药物过量可以在牙齿组织中积蓄，使牙齿内层染色变黄。因为服用了四环素并不会即刻使牙齿变黄，而是在牙齿钙化时期（乳牙在母亲怀孕时期，恒牙在儿童 7 岁以前）服用过量四环素而导致四环素牙。就恒牙来说，若儿童 7 岁以前服用了过量的药物，待 7 岁以后换牙后才表现出黄牙。当时无论是医生或家长都很难把服用四环素和牙齿变色联系起来，后来经科学研究才证实了本症与四环素的关系。我国卫生部现在已明令禁止生产和使用小儿用四环素，所以年青人已基本上见不到四环素牙了。

另一类常引起牙齿变黄的就是氟牙症了。氟牙症是在牙齿发育钙化期，人体摄入过量氟造成的，摄入氟主要是通过饮水。在我国有些地区天然水中含氟量过高，容易导致氟牙症，属地方性氟中毒的一种表现。但现在这些高氟地区的饮水工程逐步得到改善，地方性氟中毒和氟牙症也已经减少了。

另外，在小儿牙齿发育钙化期若患比较严重的全身疾病，病程比较长影响了全身营养代谢功能，也可影响牙齿釉质发育不全和钙化不良，它的特点是釉质失去光泽、不透明，可呈黄褐色，重者可使牙齿表面粗糙斑点状，外形不完整，患牙常左右对称。本症虽然是营养障碍引起钙化不良，但只是反映了过去的健康状况对牙齿的影响。因此，出现牙齿钙化不良后再来补充钙、维生素 D 已毫无意义了。

其他使牙齿变黄的原因还有些局部外来因素。比如吸烟、饮浓茶、喝咖啡，以及某些中药，这些都只影响牙齿的表面染色，比较易于清除。

那么在日常生活中应怎样避免牙齿变黄？

- 尽量避免吸烟，以免给牙齿表面“染色”。
- 饭后记得漱口，及时赶走可能附着的细菌和色素。
- 每天坚持至少早晚两次刷牙，如果能配合使用洁白牙膏当然更好。
- 正确使用牙线，不要给牙齿间隙中的污垢留下可乘之机。
- 咨询专业的牙医，每年定期去诊所洗牙，给牙齿做“大扫除”。

在诸多牙齿保护的措施中，尤其值得我们注意的是刷牙这个环节。如果你想拥有洁白、整齐、健康的牙齿，选对牙齿清洁用品将有所助益。下面就向你介绍选择牙膏、牙刷、牙线的几个原则。

1. 牙刷

筑起保卫牙齿、去除牙菌斑的首道防线。而在挑选牙刷的过程中要注意以下细节：

- 选择软毛牙刷。软毛牙刷比硬毛牙刷更能有效清洁牙面，而硬毛牙刷还会伤害牙龈和牙组织。

● 选择“小头”牙刷。牙刷“头”越小，也就越容易清洁口腔的隐蔽处和缝隙。

● 适时更换牙刷。当牙刷刷毛开始向外弯曲时，就应当更换牙刷了。通常三个月应当更换一次牙刷。

● 流感或感冒痊愈后应更换牙刷，以避免再次感染。

● 认清“牙医协会认可”的标志。确认包装上的质量认证标志。

2. 牙线

建筑起口腔健康的第二道防线。牙线对于牙缝间的清洁是十分必要的，因为那里常常是牙龈疾病的发源地。

3. 牙膏

氟化物在预防儿童和成人的牙齿蛀蚀方面起着重要的作用，牙膏则是氟化物最好的来源。

氟化物可在牙齿受到蛀蚀的早期帮助牙齿修复珐琅质，并中和产生酸的牙菌斑。

● 适合你的牙膏不一定就适合其他人。如果医生向你推荐一种特别的牙膏，如抗过敏牙膏或去垢牙膏，它们并不一定就适合你的家人。

● 虽然也有人宣称漱口水能杀灭口腔细菌。但预防口腔疾病最重要的是将细菌从牙周袋中除去，而漱口水却不能渗入这些地方。此外许多漱口水产品中含有酒精，有的酒精浓度高达20%甚至更高，这会对孩子造成危险。

● 如果你希望拥有一口洁白的牙齿，那么牙齿漂白剂可能会吸引你。但通常这种漂白效果不能持久。如果过多地使用漂白剂还会对牙龈造成伤害或引起感染，尤其是退化或敏感牙龈。因此在你使用漂白剂之前，应向牙科医生咨询，以确定哪种产品最适合你。

绿色或金属色的牙齿

如果牙齿变黄，一般情况下可以通过一些措施来改善。但是如果牙齿变成奇怪的绿色或金属色，那又该怎么办呢?

牙齿染上绿色、蓝绿色或者棕色可能说明你在过多地接触某些金属，可能是由于工作，或者由于牙科治疗。牙齿染上什么样的颜色取决于这些金属与口腔中的细菌发生的化学反应。过多地接触铁、镁和银会令牙齿发黑；铅尘会留下蓝绿色的污渍；铜和镍会把牙齿变成绿色或者蓝绿色；吸入某些烟雾，如铬酸，会令牙齿变成深深的橙色；过量接触碘溶液或者在含氯的游泳池中待的时间太久会使牙齿变成棕色。

斑驳的牙齿

如果你的牙齿上出现很多斑块，颜色不均，这可能是氟牙症的表现，是牙齿由于饮用氟化水、使用含氟牙膏或者含氟漱口水而过度暴露于氟化物的结果。

氟牙症又称氟斑牙或斑釉牙，是一种典型的地方病，为慢性氟中毒病早期最常见而突出的症状。氟牙症在世界各国均有报告。我国氟牙症流行区很多，东北、内蒙、宁夏、陕西、山西、甘肃、河北、山东、贵州、福建等地都有慢性氟中毒区。

轻度的氟中毒，牙齿上的斑块很小、发白、不透明。比较严重的氟中毒，牙齿上的斑块会呈棕色、牙齿是斑驳的。在儿童时期，正在发育的牙齿过多地暴露于氟化物中就会出现这种情况，但一般过一段时间之后牙齿上的染色和凹陷才会比较明显。

氟牙症一般是由于饮用水中含氟量较高引起的。不过，随着现代社会生活环境的改善，高氟地区的饮水工程的建设，已很少出现这种病症了。

对已形成的氟牙症可用以下方法处理：

1. 脱色法亦称磨除加酸蚀法。适用于无实质性缺损的氟牙症。

2. 可见光复合树脂修复。适用于有实质性缺损的氟牙症。市场上复合树脂种类很多，其性能和方法亦有差异，术者使用前应仔细阅读各厂的产品说明书，然后按规定使用，这样才能得到良好的效果。

锯齿状的牙齿或有凹痕的牙齿

发育正常的上下门牙、侧切牙在它刚刚萌出的时候，切端都呈锯齿状凹凸不平，这种锯齿我们把它称为锯齿牙。牙齿萌出是一个缓慢的过程，在这个过程中牙齿本身也是不断发生变化的，牙釉质还因为在其表面的生长线所形成的细沟呈线条状的波纹，这就是我们经常看见我们的牙齿表面像瓷器裂了一样有几条细细的纹路，它其实是釉面横纹。

从医学角度来看，锯齿是属于牙齿正常的解剖形态，随着年龄的增长，牙齿会因为咀嚼和对合牙的咬合逐渐磨耗，缓慢变得平整。另外还有一种情况：就是在成年以后前门牙齿仍然呈锯齿状，这多数是因为人们喜欢用前牙嗑瓜子比较多而造成的牙齿边缘磨损，我们把它叫“瓜子牙”。

“瓜子牙”称为上前牙牙体慢性磨损，主要发生在经常嗑瓜子的女性、咬钉子的木匠及鞋匠等。日积月累的咬切使上前牙切缘的某些区域牙釉质完全被磨耗，牙体呈 V 形凹陷，严重时部分牙本质暴露。由于磨损到牙本质，患者咬硬物，喝过冷或过热饮料，吃酸性食物时会出现酸痛，也就是牙本质过敏症。严重者，牙面出现折裂纹，甚至切角缺损，有的由于过度磨损还会使牙髓胚暴露出现牙髓病和根尖周病。所以，出现“瓜子牙”要及早治疗。

如果牙齿上有平滑的凹痕，还可能说明吃了太多的橘子和柠檬。这些水果以及其他食物中的酸会腐蚀牙釉质，导致牙齿磨损。

如果牙齿靠近牙龈的部位有 V 形凹痕，可能说明你刷牙过度了。有时，过多地使用牙签也会形成这样的凹痕，因为用牙签剔牙实际上就是在挖掘保护牙齿的牙釉质。不过，这些凹痕更可能是磨牙的证据，医学上称为磨牙症。

像玻璃般质地的牙齿

如果感觉自己的牙齿特别是后牙像玻璃一样光滑，听起来感觉很不错，然而，实际上这可不是个好迹象。

像玻璃般光滑的牙齿可能是骨质在流失（骨质疏松症）的健康警示，也可能是一种饮食紊乱贪食症的证据。患上贪食症后，反复呕吐会致使牙齿沐浴在胃酸中，保护性的牙釉质就会被酸腐蚀掉。

所谓贪食症并非是普通的贪吃。作为一种进食行为的异常改变，贪食症具有以下一些特点：病人的摄食欲望或行为常呈发作型，一旦产生了进食欲望便难以克制和抵抗，每次进食量都较大；病人担心自己发胖，故常常在进食后自行催吐，也有人会服用泻药或增加运动量等来消除暴食后引起的发胖；上述的暴食现象每星期至少发作 2 次，且至少已连续出现 3 个月以上。

贪食症多发生于青少年或成年早期，以女性为多，男性病人仅为女性的1/10左右。贪食症的发生大多存在一定的诱发因素，如人际关系不佳、长期情绪烦躁抑郁，或对自己偏胖的形体感到不满，以致采取出格的节食措施，在饥饿难挨时又不加控制地转为暴食。贪食症病人最初会对自己的暴食行为感到害羞，因而在暴食时常常背着他人，在公众场合则尽量克制，而到了后期，这点控制能力会完全丧失。贪食症不仅仅是一种不良的生活习惯，而是一种心理疾病，是个人自身无法控制的，必须由专业人士帮助治疗。

贪食症患者的治疗包括药物、营养支持及心理治疗。治疗重点在于让患者养成一日三餐、营养均衡的饮食习惯，避免在两餐之间吃零食或高脂、高糖的食物。另外，多吃高纤维食品能帮助食物通过消化系统，而减轻对轻泻剂的依赖。心理治疗则应鼓励患者接受其体重和身材，找出情绪压力的来源，并强调正确的饮食观念。

避免贪食症的原则：

- 不要受体重数字的影响；
- 不要以明星艺人的体型为目标；
- 和别人一起愉快进食；
- 拥有可以倾吐烦恼的贴心朋友；
- 不要对“吃”抱有罪恶感；
- 对自己的外貌要有信心。

破碎不整的牙齿

有些人可能会发现或感觉到牙齿有裂口，后牙断裂往往是磨牙症的信号，有银汞填充物的后牙容易发生断裂。男性与女性患上磨牙症的概率是一样的。实际上磨牙症比龋坏对牙齿的破坏性更大。磨牙和咬牙会导致保护牙齿的牙釉质被磨损掉，牙齿就会变得非常敏感。而且，不论白天还是晚上，磨牙或咬牙往往会引发下颌问题，如颞下颌关节综合征。

那么平常又应该如何预防磨牙呢？

1. 睡前尽量放松自己，尤其是在入睡前。可以适当地做些体操、泡泡热水澡、听听轻音乐等。

2. 避免兴奋性食品和吸烟，并且要改善睡眠环境。

3. 尽量避免含有咖啡因等饮料或食物，像咖啡、巧克力、可乐等尽量避免。

4. 多吃些含维生素丰富的食物。

5. 热敷上下颚，可松弛咬合肌肉。

6. 保持正确姿势。弯腰驼背也会导致磨牙。

7. 睡前一定要刷牙，晚饭不要过饱。

8. 日常饮食注意补充钙质，定期驱虫。

9. 白天时让嘴巴保持在健康的休息状态，即让牙齿维持松弛。

严重的磨牙患者要采取积极的治疗措施，首先从病因入手，注意调节心理、减缓压力。睡前应放松，避免兴奋性食品，改善睡眠环境。还应积极治疗全身性疾病，减轻夜磨牙的发生。

如果牙齿磨损的厉害，建议使用牙合垫进行隔断，避免牙齿进一步磨损。但患者不能自行购买，需要在医生的指导下选用和佩戴。

除此，针对磨牙症还可以辅以食疗。

1. 鲜枸杞菜（连梗先煲）250 克、黄花菜 20 条（去蒂）、蜜枣 2～3 个、猪胰腺 1 条，煲汤。

2. 每晚睡前吃一块生橘皮或者用陈皮泡水，连吃 2～3 天，可治小儿及成人睡觉磨牙，对早期磨牙刚刚发生时尤其有效。

牙齿上的黑洞

如果你发现牙齿上有黑洞，那么说明你患上了虫牙，虫牙也是龋齿的俗称，是牙齿硬组织的一种慢性疾病。龋齿是一种由口腔中多种因素复合作用所导致的牙齿硬组织进行性病损，表现为无机质脱矿和有机质分解，随病程发展而从色泽改变到形成实质性病损的演变过程。它在多种因素作用下，使牙釉质、牙本质受到破坏、缺损，逐渐发展成为龋洞。龋齿出现后，应该及时填补，以免其继续扩大。同时也应充分了解其产生原因，以免日后再次发生。龋齿的成因主要有以下几种：

1. 牙齿本身的健康状况。孕妇在妊娠时的营养不良，会直接影响胎儿的牙齿健康状况；怀孕过程中，药物和感染类疾病也会造成胎儿的牙齿不健康。如此一来，先天龋齿因素便埋伏下来了。

2. 生活模式的改变。例如建立新家庭、转换工作、家居迁移、剧烈运动训练等，都能影响正常的个人护理及日常饮食，增加蛀牙的风险。药物亦可能含有高含量的隐藏糖分或减少唾液分泌的物质，而令蛀牙的风险增加。

3. 口腔细菌的作用。口腔中的变形链球菌和乳酸杆菌，在口腔里残留的食物残渣上繁殖、发酵而产酸，使牙齿被腐蚀，软化，脱钙。牙齿脱钙后，便慢慢形成龋洞。

4. 食用糖类过多。糖类在龋齿的发生中起决定性作用。尤其是含有蔗糖的食物，可使牙齿的菌斑增多，导致龋链球菌大量增加。

5. 抵抗力下降。机体的抵抗力包括牙齿和全身的抗龋能力，机体的内在因素可影响龋齿的发生。尤其是体内蛋白质、矿物质及维生素缺乏时，更容易导致龋齿的发生。

治疗龋齿的主要方法是充填。即将龋坏组织去除净，做成一定的洞形，清洗、消毒以后，用充填材料填充，并恢复牙齿缺损的外形。

要想远离龋齿，在生活中应该注意减少或控制饮食中的糖，养成少吃零食和糖果糕点的习惯，睡前不吃糖，养成多吃蔬菜、水果和含钙、磷、维生素等较多的食物的习惯。

增强牙齿的抗龋性。主要是通过氟化法增加牙齿中的氟素，增强其抗龋性，如自来水氟化、学校饮水氟化、牙面涂氟、含氟牙膏刷牙、氟溶液漱口等方法。每天用浓度不超过0.4%的氟化钠牙膏刷牙，早、晚各1次，有一定的减低龋齿的效果。

定期检查口腔。让牙医定期为你彻底检查口腔，每年至少1～2次。

早、午、晚三餐要定时，并且分量要足够，避免在正餐以外的时间进食，以减少吃喝次数。口渴时只喝清水，这样便可以减少龋齿的机会。如果两餐之间真的感到饿可以吃一次茶点。

在饮食中要多吃富含维生素D、钙、维生素A的食物，如牛奶、动物肝脏、蛋、肉、鱼、豆腐、虾皮、菠萝、胡萝卜、红薯、青椒、山楂、橄榄、柿子等。含氟较多的食物有鱼、虾、海带、海蜇等，这些食物均有助于强健牙齿，预防龋齿。

小贴士

家庭外用治疗龋齿验方

1. 花椒护牙方。花椒1粒，放于龋洞上，用力咬住。

2. 胡椒青盐方。韭菜根10个，川椒20粒，香油少许。将三者放在一起捣烂如泥，敷病牙侧面颊上。

3. 香蕉盐。香蕉3个，去皮抹盐少许吃之。每日2次。

4. 鸭蛋牡蛎粥。咸鸭蛋2枚，干牡蛎50克，粳米60克。将咸鸭蛋和粳米煮粥，熟时捞起咸鸭蛋去壳，切碎和干牡蛎一起放入粥内，再煮片刻，调味食用。

牙齿酸痛

牙齿一旦酸痛，通常表示已发生病变，应当引起患者重视，赶快请医生检查治疗，避免病变再进一步发展。

引起牙齿酸痛的原因较复杂，现简单从以下几方面来说明：

1. 牙齿咬合面的磨耗

牙齿表面有一层白色坚硬的牙釉质覆盖，由于长期使用，可以出现牙齿咬合面的磨耗。如果磨损太快或大严重，牙齿下一层的牙本质会暴露出来。牙本质层里有神经末梢的牙本质纤维，此时，暴露的牙齿如受到外界刺激即可引起牙齿酸痛的症状。而造成牙齿磨损太快的原因是牙齿本身的发育钙化不良（即牙本身的结构质量差）。平日爱吃过硬食物的人，尤其是中年以后爱吃过硬食物者，牙齿表面磨损更快。另有少数人有夜间磨牙的不良习惯等也易引起牙痛。当牙齿产生酸痛的症状后，如果仍不注意保护，继续磨耗下去，还可引起其他方面的牙病，使治疗更加复杂，故应尽早定期请医生检查。

2. 楔子状缺损

最常见的部位是靠近牙龈缘或颊面的牙颈部产生一个三角形或月牙形的缺损，当缺损发展到一定深度时，则可产生酸痛的症状。造成楔子状缺损的原因很多，与由于牙颈部的牙釉质结构薄弱，以及长期不合理的采用横式刷牙方法等，对牙颈部长期进行的磨损有关。此外，口腔内不断分泌的一种酸性分泌物会侵蚀牙颈和牙缘，某些职业如制酸工人常受到酸性物质的侵蚀等，也可造成牙齿缺损。

3. 龋齿（俗称蛀牙）

当龋齿病变破坏到一定深度时，牙轴质被破坏后，受到冷、热、酸、甜等各种刺激后，会产生酸痛的症状。龋齿治疗后症状便可消失。

4. 其他原因

如外伤、牙周病、原因不明的牙本质过敏等。

不敢咬硬物

你是否也遇到过这样的情况，年纪轻轻碰到稍微硬点的食物却不敢去咬，一咬上去就感觉牙松动了。牙齿松动可能是多种原因造成的，要想拥有坚固健康的牙齿，远离牙齿松动的困扰就需要我们养成良好的生活习惯。

我们的牙齿犹如一棵棵牢牢长在泥土里的树木，树干立在地面上，树根深深埋在泥土里。生长在牙槽骨中的牙齿有牙周组织的支持和固定，能够保持在正常位置并行使功能，不会发生松动。在正常生理状态下牙齿会有一定的松动度，主要是水平方向，不易察觉，而非正常的牙齿松动则可由许多疾病引起。

牙周病是引起牙齿松动的常见因素。若轻度松动，通过有效的牙周治疗，多会恢复正常。若重度松动，在治疗牙周病的同时，还应该把松动牙与相邻的牙固定在一起，用以降低松动牙的负荷，阻止牙齿松动的加重。同龋齿的护理一样，防治牙周病的关键是控制和消除牙菌斑，目前最有效的方法是每天坚持正确刷牙，按摩牙龈，促进牙龈血液循环，增强牙龈组织的抗病能力，注意锻炼身体，增强机体免疫力。同时，补充含有丰富维生素C的食品，可调节牙周组织的营养，有利于牙周炎的康复。

牙周病发病后应积极治疗，初期疗效尚好，病变很易阻止，晚期疗效较差。

受到面部局部外伤也是造成牙齿松动的原因之一。若轻度松动，可服用消炎药，一旦炎症消退，牙齿即可自动恢复固定状态；若松动严重或脱位、移动时，就应把牙齿复位，然后结扎固定于相邻的牙齿上，并服用消炎药，保持口腔卫生，短期内禁用此牙等，过1～2个月此牙即可恢复正常。

根尖周炎急性发作时会引发牙齿松动，治疗上主要是控制炎症，一旦急性炎症缓解，牙齿松动情况也能减轻或消失。

个别牙咬合力量过大或咬合关系异常时出现的牙齿松动，一般经医生调整咬合，消除咬合创伤后，牙槽骨能自我修复，牙齿也可恢复稳固状态。

在生活中要想远离牙齿松动困扰就要养成良好的生活习惯。

1. 要少吃坚硬的食物：人的牙齿上包有一层珐琅质。人若经常吃一些坚硬的食物，会使这层珐琅质因过度磨损而受到破坏，甚至使深层的牙本质暴露在外，使牙髓神经失去保护。因此，应尽量少吃甘蔗、榛子等坚硬的食物，更不能用牙齿去启瓶盖、拔钉子，以防止牙齿受到损害。

2. 既要常漱口，又要常刷牙：有的人认为只要经常漱口就能保护牙齿，不必总刷牙。常漱口确实很有必要，但漱口代替不了刷牙。因为刷牙既能清洗牙齿表面的污垢，又能杀灭口腔中的细菌。人们长期坚持刷牙可以有效地防止牙菌斑和牙石的形成。因此，应该养成常刷牙和常漱口的习惯。

3. 定期洗牙：有的人认为保护牙齿只要坚持刷牙就可以了，没有必要总去洗牙。这种观点是不对的。其实，刷牙是不能代替洗牙的。这是因为长期只刷牙不洗牙的话，那么在其牙齿的背面和侧面就会形成大量的牙菌斑和牙石。而洗牙则可通过一些物理和化学的方法去掉牙齿各个面上的牙菌斑和牙石，从而达到彻底清洁牙齿的目的。因此，应养成定期洗牙的习惯，最好每年洗牙2～3次。

4. 掉了牙及时修补：临床研究发现，人的牙齿脱落后若没有得到及时的修补，那么其附近的牙齿也会很快松动甚至脱落。另外，人的每颗牙齿都有不可替代的作用，哪怕只有一颗牙齿出现缺失，也会使人的咀嚼能力下降，从而影响人体对食物的消化吸收。因此，专家建议：一旦出现牙齿缺失应立即进行修补，以恢复牙齿的功能并避免影响其邻近的牙齿。

小贴士

食疗调剂牙齿松动

1. 豆腐黄瓜汤

取豆腐500克，黄瓜250克，食盐少许。豆腐切块，黄瓜切片，二者一起放入锅中加适量清水煮沸，加入食盐即可。

2. 黄瓜固齿方

取黄瓜根40克，洗净放入锅中加水煎煮，去渣取汁后代茶饮用。

第九章

舌：从形态、大小、颜色、舌苔了解体质

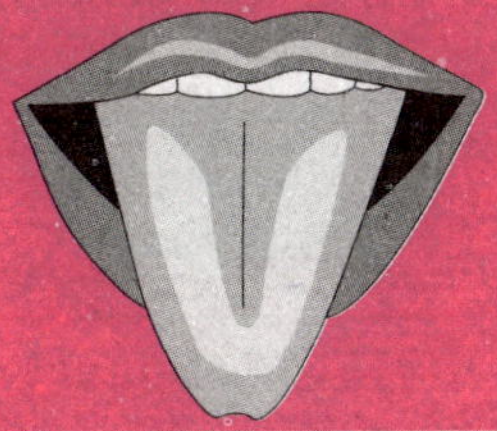

舌头会不时地向我们传递各种各样的能够显示身体健康状况的重要信息，因为舌头的状态是随着身体状况的变化而改变的。通过观察舌头的形态、大小、颜色以及舌苔，我们就可以了解血液的质量、体内脏腑的状态等人体基本情况，从而推测出人的体质。

观舌诊病，由来已久，被称为中医一绝。早在《黄帝内经》中就有过很多关于舌的论述，明确指出舌头的变化对于疾病诊断的重要意义。《黄帝内经》指出：人体的五脏六腑均与舌有着直接或间接的联系，因此，脏腑的病变皆可在舌上反映出来。舌也被认为是人体内脏的一面镜子，通过观察舌能够了解身体的健康状况，判断疾病的轻重属性，所以舌在古代还有“舌镜”之称。

中医认为舌为心之苗，苔为胃气之根。舌质和舌苔在反映病症方面各有侧重，舌质侧重于反映病邪的位置及病位的深浅，而舌苔则侧重于反映病邪的情况。相对来讲，中医更重视舌质的变化。清代医学家周学海在《形色外诊简摩》中指出：“苔无论何色，皆属易治，舌质既变，则当察其色之死活。”当然，舌苔和舌质的变化并不是孤立的，而是彼此联系的，所以在实际的观察过程中，还要综合起来进行分析。

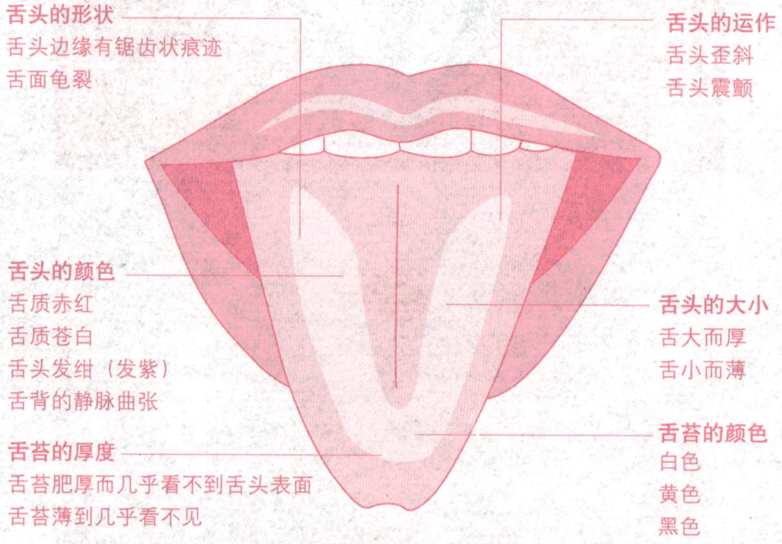

舌头上易出现的各种异常变化

苍老舌、娇嫩舌、胖大舌、肿胀舌、瘦薄舌

◆苍老舌与娇嫩舌

舌质纹理粗糙，形色坚敛，即为苍老舌；舌质纹理细腻，浮胖娇嫩，即为娇嫩舌。在《辨舌指南》中有这样的记载："凡舌质坚敛而苍老，不论苔色白黄灰黑，病多属实；舌质浮胖兼娇嫩，不拘苔色灰黑黄白，病多属虚。"苍老舌是邪正双方剧烈斗争的病理状态，说明病邪较重，但是机体的体质尚佳；娇嫩舌则是体质虚弱的表现，也可见于长期患有慢性消耗性疾病的患者。

苍老舌一般出现在突然发病，热势较甚的病症。由于病势比较强，人体的抵抗力也比较强，所以使代谢物大量产生，造成细菌、白细胞等多种污物堆积，形成厚实的舌苔。如果舌苔呈黄色，则是热毒内盛的表现；如果舌苔呈白色，则是体内痰湿、食滞壅阻，阴寒之邪内盛的表现。另外，长期吸烟者，也可出现苍老舌的现象，这只是生理变化而非病理变化。

娇嫩舌是体质虚弱的一种表现，多见于长期患有慢性消耗性疾病的患者，也可见于大病尚未复原的患者。由于长期的发热、出汗、营养不良，人体失去了大量的维生素、蛋白质、微量元素等营养物质，而又得不到及时的补充，因此体质比较虚弱。如果同时还伴有形体偏瘦，头晕耳鸣，口干心烦，且舌色偏红的症状，则是肾阴不足，肾阳上亢的表现；如果伴有面色淡白，怕冷，精神萎靡，且舌淡嫩的症状，则是阳气虚弱的表现。

另外，根据舌的颜色不同，还可以看出内脏的病理变化。在《临证验舌法》中曾有过详细的论述："舌见青色，肝胆病也。不拘所见何症，但看青舌而坚敛苍老，肝胆两经邪气盛也，泻火清肝饮；青而浮胖娇嫩者，肝胆两经精气虚也，滋水生肝饮。舌见黄色，脾胃病也。不拘所见何症，但看黄而坚敛苍老者，脾胃两经邪气盛也，泻黄散……黄而浮胖娇嫩者，脾胃两经精气虚也，益黄散。舌见赤色，心与小肠病也。不拘所见何症，但看赤而坚敛苍老者，心与小肠邪气盛也，泻心汤……赤而浮胖娇嫩者，心与小肠精气虚也，养心汤。舌见白色，肺与大肠病也。不拘所见何症，但看白而坚敛苍老者，肺与大肠邪气盛也，泻白散，白而浮胖娇嫩者，肺与大肠精气虚也，补肺汤。舌见黑色，肾与膀胱病也。不拘所见何症，但看黑而坚敛苍老者，肾与膀胱邪气盛也，清肝饮，黑而浮胖娇嫩者，肾与膀胱之精气虚也，补元煎。"

◆胖大舌

舌体比正常的舌体大而厚，舌色淡白，甚则充满口腔，即为胖大舌的表现。胖大舌多是脾肾阳虚所引起的。我们知道，脾主运化，有运化水液的功能。而脾的运化功能所依赖的就是脾的阳气，如果阳气虚损，就会使脾运化水液的功能减退，水液运行迟缓，导致水液在体内停滞，即所谓的"湿浊内生"。湿浊上泛，就会使过多的水湿停积在舌体内，舌黏膜的透明度减退，血色难以显露，以至使舌体胖大而舌色淡白，形成胖大舌。

气为血之帅，气行则血行。由于体内的阳气不足，推动血液运行的力量也就较弱，从而使血液循环迟缓，引起舌黏膜的微血管出现瘀血，造成舌色偏暗紫。出现这种现象要及时调养，以防进一步引起舌黏膜营养不良而发展成为裂纹舌。

胖大舌多出现在慢性消化不良，营养吸收障碍或内分泌功能失调的患者身上，也可见于寒性体质的正常人或机体新陈代谢功能偏低的人群。

◆肿胀舌

肿胀舌不同于胖大舌，表现为舌体肿胀，严重者甚至无法缩回到口中。肿胀舌主要是由于痰、湿、热毒之邪蕴结所形成的，多出现在嗜酒肉者身上。由于进食过多，尤其是摄取了过多的脂肪、糖和蛋白质，而使代谢失常，废物蓄积体内，导致内脏充血水肿，因而在舌黏膜上出现相应的病理特征，形成肿胀舌。如果舌苔白而厚腻或是黄白苔相兼，则是痰湿重于热的表现；如果舌红而苔黄腻，且同时伴有胁胀、腹满、便秘等症状，则是痰湿与热皆重的表现；如果舌苔黄腻且伴有咳痰黄稠的现象，则多是痰热阻肺的表现。

肿胀舌主要有两种颜色：鲜红色和青紫色。如表现为鲜红色的肿胀，则多是心脾有热，气血上壅所造成的；如表现为青紫色的肿胀，则多是由于中毒所引起的，一般还会同时伴有口唇肿大青紫等现象，多见于酒精中毒或食物、药物中毒。

◆瘦薄舌

舌体比正常的舌扁薄而狭小，称为瘦薄舌。瘦薄舌可分为两种情况：鲜红瘦薄舌和淡白瘦薄舌。鲜红瘦薄舌是气阴不足，阴虚火旺的表现；淡白瘦薄舌则是气血两虚，机体营养不良的表现。

鲜红瘦薄舌是由于热邪侵袭机体，身热长久不退，使血流加快，津液耗损，机体组织营养不良而造成的，也可见于慢性消耗性疾病的患者，如肺结核、癌症等病症。而体内的营养物质消耗过度，使得体液不足，阴虚内热，也会出现舌体鲜红瘦薄的现象。

淡白瘦薄舌是由于全身的营养状况不良而形成的。心主血脉，脾主肌肉，舌的血脉由心所主，舌的肌肉靠脾来荣养。因此如果心脾两虚，就会导致气血不足，舌体得不到充分的濡养，就会逐渐变得瘦薄无华。多见于慢性非炎症性的疾病，如慢性萎缩性胃炎、长期的胃肠功能紊乱、慢性出血性疾病导致的贫血症、代谢障碍以及恶性肿瘤等疾病所引起的气血两虚。如有较明显的苔垢，则多是伴有轻度感冒或消化不良所导致的，是体质虚弱的表现。

《辨舌指南》中有过相关的记载："舌瘪者，薄瘦也。舌肉属心脾，心脾虚则舌瘦瘪也，亦虚辨其苔色，若淡红嫩红者，心血不足也；紫绛灼红者，内热动风也；舌干绛，甚则紫暗如猪肝色者，皆心肝血枯也，舌紫枯瘪形如猪肝色，绝无津液，乃不治证也；舌质不赤，中黄无苔枯瘦者，乃过汗津枯血燥死证也，舌红干瘪不能言者，亦死证也，舌红干瘪能言者，因证治之或可。"

知识链接

大舌头并非胖大舌

很多人都把大舌头和胖大舌混为一谈，其实它们是两种完全不同的现象，是有本质的区别的。胖大舌是体内脾肾阳虚的一种病理表现，而大舌头则是一种口语病，是舌神经麻痹而引起的语言中枢神经系统痉挛，从而使患者在讲话时发音不准，吐字不清的一种语言障碍现象。大舌头一般是先天形成的，也可见于发育器官有疾病或生理有缺陷的患者。而且大舌头可以表现为多种形态，如舌体过大、过小、过宽、过厚，甚至在舌体形态正常的情况下也可能出现大舌头的现象。所以说大舌头和胖大舌是截然不同的两回事，不要将其混淆。

裂纹舌、齿痕舌、点刺舌、裙边舌、淤积舌

◆裂纹舌

舌面上出现纵横不规则的裂纹、裂沟，深浅不一，多少不等，这样的舌被称为裂纹舌。裂纹舌是由于气血阴液亏损，舌体失于濡养而形成的，也可见于内有实热的患者。裂纹舌可分为裂纹红舌和裂纹淡舌两种：裂纹红舌是机体热甚伤津，气阴两伤的病理表现；而裂纹淡舌则是气血两虚，机体营养不良的病理表现。

裂纹红舌的舌苔薄净而且少津。这是因为热伤津液，营养大量流失，全身和舌的微循环功能出现障碍，舌组织营养不良而造成的。多见于外感热病后期所出现的热盛阴伤，或内伤杂病所导致的阴虚火旺。通常情况下，在症状得到改善后，裂纹也会逐渐平复。另外，有的人有先天性的裂纹舌，这种裂纹无任何痛苦，对人体也没有影响，是终身都不会消失的。

裂纹淡舌多是由于气血两虚造成的。由于气虚，使营养的吸收、化生和输布功能减退，无法供应充足的营养给舌组织细胞；由于血虚，舌组织的供血就会受到影响，舌体和舌苔得不到充分的滋养。气血两虚会使黏膜组织断裂而形成裂纹，舌黏膜缺血而色淡。多见于慢性肠胃病、营养不良等病症患者，也可见于大病之后尚未痊愈的患者。

关于舌体上出现的裂纹，在《辨舌指南》中有过详细的记载："裂纹，平人之舌无纹也，有纹者，血衰也，纹少纹浅者，衰之微；纹多纹深者，衰之甚。舌生横裂者，素体阴亏也。舌生裂纹如冰片纹者，老年阴虚常见之象也。淡白舌有发纹满布者，乃脾虚湿浸也……凡舌见裂纹断纹，如人字川字爻字，及裂如直槽之类，虽多属胃燥液涸，而实热内逼者，亦有之，急宜凉泻清火。中有裂纹者，多属胃气中虚，忌用寒凉，宜补阴益气；间有本无裂纹，经下后，仅见人字纹者，此为肾气凌心，宜纳气养肾。"

◆齿痕舌

舌体的边缘出现牙齿的痕迹，称之为齿痕舌。齿痕舌多表现为舌体胖大，

舌色淡白，一般是由于受到牙齿的压迫所致。齿痕舌多是脾虚湿盛造成的，由于脾虚使舌体胖大而受到牙齿的挤压，形成齿痕舌，因此齿痕舌多与胖大舌同时出现。舌淡红而有齿痕者，多是脾虚或气虚的表现；舌淡白湿润而有齿痕者，多是由寒湿壅盛所致；舌红而肿胀满口，边有齿痕者，多是湿热痰浊壅滞所造成的。齿痕舌多见于水肿、贫血、慢性肾炎、B族维生素缺乏等病症患者。

另外，舌体正常或瘦薄的人也可能出现齿痕舌，这主要是因为气虚或气血两虚，舌体不充盈，舌肌张力不足所引起的。

◆点刺舌

点刺舌是红点舌与芒刺舌的总称。舌面上有许多颜色深于舌质的细小红点，是由舌蕈状乳头充血肿大而形成的，一般不高出舌面，称之为红点舌；舌的蕈状乳头增生、肿大，突出舌面，状如芒刺，抚之棘手，称之为芒刺舌，也称杨梅舌。点刺舌是热盛的征象。

当机体热盛的时候，会使血流加快，组织充血，从而使蕈状乳头的微血管充血扩张，形成红点舌。如果继续充血，就会使红点突起而形成芒刺舌。由此可见，红点舌和芒刺舌可以表现充血的程度以及热病的深浅。此外，根据点刺的颜色和分布的疏密也可以判断热邪的轻重。如点刺鲜红且分布零散，则说明血热较轻；如点刺紫绛且分布密集，则说明血热极盛，病情危重。点刺舌可见于各种外邪引起的热证或内脏功能亢进引起的热性病症，也可见于女性的月经期。但月经期出现的红点舌与内分泌激素有关，大多呈规律性的周期变化，待月经过后便可自行消失。

点刺舌是热邪深入营血的标志，大多是由于伤风感冒未能及时治愈，而使得病邪深入所致，是病情加重的信号。所以要注意增强自己的抵抗力，做好疾病的预防和治疗，尤其在患病期间更要注意调整生活规律和饮食习惯，这段时间体质比较虚弱，稍有感染，就可能导致病邪深入，侵袭脏腑而使病情加重。

另外，思虑过度或精神过度紧张也会使舌尖出现红点或芒刺。这是心火过旺的表现，出现这种情况要多注意放松精神，保证睡眠，并进行适当的户外运动。

◆裙边舌

舌头伸出来的时候显得水肿而娇嫩，超过两边口角的范围，舌边有牙齿压出来的齿印，犹如裙子的边缘，因此称之为裙边舌。裙边舌多是由于体内营养不良、低蛋白血症等原因造成的。通常情况下，身体的其他部位并无水肿表现，但是由于舌组织的反应比一般的器官都要灵敏，所以会首先在舌上表现出来。在中医学中则将其视为脾肾阳虚的重证。

◆淤积舌

舌尖或舌边出现散开的紫黑色瘀斑或斑点，即称为淤积舌。淤积舌是体内有瘀血停积的表现。体内有瘀血的人，血液流动的较慢，甚至在局部会出现完全停滞的现象。淤积舌可以反映很多内脏的疾病，如肝硬化、肿瘤、心血管病变等。据统计，恶性肿瘤出现紫舌的占50%左右，而出现瘀点、瘀斑的占20%左右。所以，如果突然出现了淤积舌，一定不要大意，应该到医院进行仔细地检查。有些人在吃东西的时候不小心将舌头咬伤，之后也会出现瘀斑，但这种瘀斑属于生理上的瘀斑，过一段时间后便可自行愈合。

病理上的瘀斑通常都是由于气滞血瘀、气虚血瘀、寒凝血瘀等因素造成的，而形成这些因素的基础就是人的精神情志活动。由于现代人的压力日益增大，应酬越来越多，很难得到充分的休息，很多人都处于一种精神紧张的状态之中，时间长了，就会造成血瘀病变的发生。因此我们要调整好自己的状态，保证正常的作息时间，保持良好的生活习惯，并适当参加体育运动。

重舌、舌衄、舌痈、舌疔、舌疮、舌菌

◆重舌

重舌之名出自《内经》。《灵枢·终始》说："重舌，刺舌柱以铍针也。"在《辨舌指南》中是这样描述重舌的："重舌乃舌下生一小舌，其色鲜红，外证颏下水肿，有硬核，此因心经热毒或心经遏郁，忧思过度，心脾郁而生热。其状附舌下而近舌根，形如舌而微短小。"

如果舌下生出多个小舌，则称为莲花舌，《辨舌指南》中是这样记述的："莲花舌是舌下生三小舌，其状如莲花之形，皆由思虑太过，心火上炎，或酒后当风取凉，以致风痰相抟而成……莲花舌男妇多因思虑过度，每生此舌，若因循日久，以致溃烂腐秽，舌头一烂，外壳虽存，其中如烂鱼腐肠相似，切不可用升降药吹搽偶一，误用即血出如泉，致穿腮腐根，百不一生。"

重舌初发时一般表现为舌下血络颜色鲜红、疼痛、活动不利，过段时间后，血络变为青紫色，且肿痛也有所减弱。重舌者一般都会出现饮食难下，言语不清，口流清涎，日久溃腐等现象。多见于舌下腺囊肿以及肿瘤等病症患者。

一旦出现了重舌的现象，就要多注意口腔卫生，经常漱口，减少重舌破溃后染毒。此外，还要避免进食煎、炒、辛辣的食物，以防脾胃积热而上冲于舌。

◆舌衄

舌体出血即被称为舌衄。舌为心之苗，故舌衄多是心肝火盛引起的。如果出血量比较多，血色鲜红，且伴有舌体红肿发硬的症状，则多是由心脾热盛或胃热熏蒸所引起的；如果出血不多，舌体也无明显的肿大，则多是阴虚火旺所引起的；如果舌衄出现在舌下，则多是肝热所导致的；如果舌体流血不止，舌质淡白胖嫩，且伴有气虚的症状，则多是气不摄血的表现。

《辨舌指南》中也有关于舌衄的记载："凡舌上出血，名曰舌衄，多由心脾热甚逼血妄行。若舌上无故出血，如线不止，乃血热上溢心苗……如舌上出血如泉者，乃心火旺极血不藏经也。"《景岳全书·杂证谟》中也有相关的记载："舌上无故出血如缕者，以心、脾、肾之脉皆及于舌，若此诸经有火，则皆能令舌出血。"

如果出现了舌衄的现象，要查出病因，再根据具体的情况清除内脏的热火，只有这样才能从根本上祛除舌衄。

◆舌痈

舌痈在西医学中被称为舌囊肿，一般表现为舌赤红肿，局部根盘较大，初起质硬，溃后流脓，痰涎较多。《辨舌指南》中说："奎元曰：舌痈初起，舌红而肿大，心经火盛也。"舌痈是由于热邪聚于局部，使热毒溃滞，造成肉腐而形成痈。

如果舌体生痈，红肿疼痛，影响伸舌、饮食、言语，且伴有心胸烦闷、身热、面赤、口苦、舌红苔黄等症状，则一般是心火炽盛所引起的；如果舌体生痈、赤肿疼痛、妨碍言语、饮食，且伴有口中流涎、心烦呕恶、舌苔黄腻等症状，则多是痰火郁结的表现；如果舌体生痈，溃后流脓已少，但仍灼痛不适，且伴有口干、舌红少津等症状，则多是阴虚火旺所造成的；如果痈生舌下、舌红或绛，则多是脾肾积热的表现。

◆舌疔

舌疔是指舌面上出现长豆状或樱桃状的紫疱，根脚紧缩而深，坚硬剧痛，甚则出现寒热等全身症状。《辨舌指南》中是这样介绍的："心法云：舌疔者，乃心脾火毒。舌生紫疱，其形似豆坚硬，寒热疼痛，应心而起。"

舌疔多是心脾郁火成毒所导致的，与舌痈相似。由于脾失健运，使痰湿内阻，蕴久化热，就会热化为火毒；又因心经蕴热，而使心火上炎。热盛于湿者，即可发为舌疔。

◆舌疮

舌体局部溃疡，红肿，疼痛，如粟米状大小，即为舌疮。舌疮的成因有很多种，古代医书中就多有提及。《证治准绳·杂病》："风热口中干燥，舌裂生疮。"《疡医大全》卷十五："咽喉有肿兼舌上生疮，此心经受热也。邪热存心日久，则为喉闭，余毒在心，则舌生疮也。"《冯氏锦囊》："昔有人舌上生疮，久融成穴，服凉药不效。此下元虚寒，虚火不降，投养正丹遂愈。"

中医认为舌为心之苗，脾胃之外候，所以当人心火亢盛或脾胃郁火的时候，就会口舌生疮。当人精神紧张、睡眠不安的时候，很容易导致心火亢盛而引起舌疮；进食了过多的辛辣食物或是偏食肉食、甜食的时候，也会导致脾胃郁火而形成舌疮。此外，如果舌上的溃疡反复发作，长年不愈，则可能是机体免疫力低下的表现，是气虚或气阴两虚所造成的。

如果舌疮急性发作，局部灼痛，舌色较红，且伴有口苦口干、心胸烦热、头痛目赤、难以入睡等症状，则多是心火旺或心肝火旺的表现；如果舌苔黄厚，且伴有口臭、便秘、腹部胀满等症状，则多是心脾郁热所致。

◆舌菌

舌菌是指舌体出现赘生的肿块如菌，初则发硬，皮色不变，久则破溃穿腮。舌菌之名最早出自《薛氏医案》："舌菌，咽喉口舌生疮，甚者生红黑菌，害人甚速。”《辨舌指南》中有详细的记载：“舌菌，心法名舌疳，由心脾毒火所致，其证最恶。初起如豆，次则如菌，头大蒂小，其色红紫，疼痛异常，甚则红烂破皮，朝轻暮重……若失治，则焮肿，突如泛莲，或如大木耳，或如鸡冠，舌本短缩，将妨害言语饮食，时流臭涎，再因怒气上冲，忽然崩裂，血出不止，久久延及项颔，肿如结核，坚硬骨痛，皮色失常，顶软色暗，破后时流臭水，腐如烂绵，其证虽破，坚硬肿痛，仍前不退，此为绵溃，甚至透舌穿腮，汤水漏出，是以名瘰疬风也……自古治法虽多，然此证治愈者，十不得一。”

舌菌在西医学中也被称为舌癌，是恶性肿瘤的表现，主要是由于七情郁火，心脾郁火，热毒上攻所导致的，多预后不良。舌菌的早期症状与舌疮相似，如果在舌体两侧边缘的后 1/3 处反复出现溃疡且不易愈合，就应该考虑到舌菌的可能，要及时进行治疗。如果发现及时，要尽早进行手术切除。

舌菌是一种很危险的病症，一旦出现就很难治愈，因此在日常生活中一定要注意预防。高温煎炸和熏烤的食物，最容易产生致癌物质，所以要尽量少吃，同时多吃一些具有抗癌功效的食物，如百合、草莓、大蒜、冬瓜、海带、韭菜、苦瓜、茄子、黄瓜、蘑菇、生姜等。

萎软舌、强硬舌、歪斜舌、颤动舌、短缩舌、吐舌、弄舌

◆萎软舌

舌体柔软是正常的生理形态，可是如果舌体萎软，伸缩无力，则是病态的表现。《灵枢·经脉》中说：“肌肉软，则舌萎。”萎软舌多是由气血虚或阴液亏损，而使舌的筋脉和肌肉失养所造成的。多见于外感热病的后期或内伤久病的患者。

《辨舌指南》中有过这样的记载：“舌软者，软而不能动也，舌红萎软难言者，心脾虚也；心清语塞舌软无力难言者，营卫不足也。软而淡红者，宜补气血；深红者，宜凉气血；赤红者，宜清凉脏腑；紫红者，宜寒凉攻泻；鲜红灼红者，宜滋阴降火。绛红而光萎软者，阴亏已极，不治之证也。舌萎软黄燥，腹满，不得睡，将发黄也；声乱音嘶，舌萎，声不得前者，因误发其汗也；舌萎，人中满、唇反者，脾经气绝也；在病后，乏力之时，舌亦萎软不能言，养胃益阴则自复也。”

患有结核病的患者，经常会在夜间醒来或早晨起床时出现口干舌燥、说话困难的现象，这就是阴虚所引起的舌萎软。另外，还有一些老年人，经常会感到口干舌燥，尤其在夜间睡醒之后，还会出现舌无法转动的现象，这也是阴虚的表现。

◆强硬舌

舌体板硬强直，屈伸不灵活，不能转动或转动不便，即为强硬舌。强硬舌一般是由心脾风热所引起的。《诸病源候论》中有这样的记载：“心脾虚，为风热所乘，邪随脉至舌，热气留心，血气壅塞，故舌肿，舌肿脉胀急，则舌肿

强。”“脾脉络胃，夹咽，连舌本，散舌下，心之别脉，系舌本。今心脾两脏受风邪，故舌强不得语也。”

严重的舌溃疡或舌上有干硬的厚苔堆积，均可导致舌体转动不灵活，形成强硬舌。如果并非以上情况，那么很可能就是中风的前兆。出现强硬舌时，一般还会伴有语言含糊不清或言语不连贯等现象。多见于流行性乙型脑炎、病毒性脑炎、高热昏迷、肝昏迷、脑血管意外等病症患者。

◆歪斜舌

伸舌的时候舌体歪向一侧，即为歪斜舌。通常是由主宰舌体的脑神经出现功能障碍所导致的，可见于脑梗死、脑溢血等脑血管疾病。舌体歪斜有时也是中风发病的早期症状之一，因此可将其看作是中风的先兆。此外，中风的病人也可能留下舌体歪斜的后遗症。

中医学认为歪斜舌是由于肝阳化风，肝风内动，风痰或痰浊阻滞经络，经气失于宣畅所导致的。《辨舌指南》中是这样描述的：“歪斜，歪者，斜偏一边也，痉痱与偏枯常见，当再辨其色，若色紫红势急者，由肝风发痉，宜熄风镇痉；色淡红势缓者，由中风偏枯；若舌偏歪，语謇，口眼歪斜，半身不遂者，偏风也；舌偏向左者，左瘫，舌偏向右者，右瘫痪。”

如果歪斜舌单独出现，则多是处于中风初期的表现，此时的病情还比较轻，即中医中的“中经络”；如果歪斜舌出现的同时还伴有神志不清、肢体瘫痪等症状，则多是中风重证的表现，即中医所说“中脏腑”。

◆颤动舌

伸舌时，舌体不自主地颤动，即为颤动舌。颤动舌多是由肝阳上亢或气虚所引起的。多见于持续两天以上少进饮食的高热患者、甲状腺功能亢进患者以及少部分高血压患者和部分癔症患者。

《辨舌指南》中有这样的记载：“舌为心苗，其伸缩展转，则筋之所为，肝之用也。舌战者，舌颤掉不安也。舌红而颤动难言者，心脾虚也，汗多亡阳者，有之；舌挺出震颤者，多见于酒客湿热，神经衰弱者，大抵舌颤，由于气虚者，蠕蠕微动，由于肝风者，习习煽动，更宜添之舌色，如舌色淡红而颤者，气血俱虚也；嫩红而颤者，血虚液亏也；鲜红而颤者，血液亏，肝风内动也；紫红而颤者，肝脏热毒动风也。”

由于肝是风木之脏，主筋，所以当肝阳上亢或气虚等因素影响肝所主的筋脉时，就会使筋脉失养，出现所谓的“风证”，从而导致舌体颤动。此外，舌体颤动也是身体衰弱的表现，当人处于贫血状态或精神过度紧张时也可出现舌体颤动的现象。

◆短缩舌

舌体卷短紧缩，不能伸长，甚至伸舌不能抵齿，称之为短缩舌。有些人先天就存在舌体短缩的现象，一般可以通过手术进行矫治，无关内脏健康。但如果不是先天因素造成的，则多是危重病症的表现。多见于急性心肌梗死、肝性脑病、重型流行性乙型脑炎等病症。

《辨舌指南》中有这样的记载："缩者，卷短也，舌系收紧不能伸长之谓也。凡舌短由于生就者，无关寿夭；若因病缩短不能伸长者，皆危证也，邪陷三阴，皆有此证。""伸舌圆短不能出齿外，热已盛极，速当泻火；舌绛欲伸出，而抵齿难骤伸者，痰阻舌根，内有肝风也；亦有脾肾气败而舌短不能伸者，因脾肾之脉连舌本，其形貌面色，亦必枯瘁，多为死证；如舌根黄尖白，短缩不燥，硬而麻木，欲伸不能出者，肝风挟痰也，宜熄风化痰。"

◆吐舌和弄舌

吐舌是指舌体经常伸出口外，且不能立即收回的一种病症。弄舌是指舌体刚伸出口，即缩回口中，或舔唇边，抖动不停的病症。吐舌和弄舌都是因为心脾积热，而使筋脉不舒所造成的。多见于大脑发育不全的痴呆患者，也可见于先天愚型患者。

《幼幼集成》有云："夫舌为心之苗，胃之根，小儿多生舌病，以心脾之积热也……弄舌者，脾脏嘘热，令舌络紧，时时舔舌，安人称为蛇系惊者是也，切勿以寒凉攻下治之……大病后，精神困惫，饮食少思而弄舌者，凶候，因气血两虚精神将脱。"《石密秘录》中说："如人舌吐出，不肯收进，乃阳火强盛之故。"《国医舌诊学》又云："舌时欲伸出口外者，心间有热痰，舌肿胀也。舌伸而常舔唇口，时动不止，色紫而暗者，疫毒攻心也；舌偶时伸出弄唇者，中蛇毒也……小儿病舌出不收者，心气绝也，不治。"

有神舌和无神舌

舌神是指舌质的荣枯和灵动，是对舌象所反映的情况的一种综合性的概括，是人体整体神气表现的一个方面，也是脏腑功能和精气盛衰的外在表现。通过观察舌神的有无，我们可以从总体上把握脏腑功能的盛衰以及精气的盈亏，这对判断病情的轻重具有重要的意义。

《望诊遵经·望舌诊法提纲》中有这样的记载："心者，生之本，形之君……其窍开于舌，其经通于舌，舌者心之外候也，是以望舌，而可测其脏腑经络寒热虚实也。约而言之，大纲有五，一曰形容，二曰气色，三曰苔垢，四曰津液，五曰部位……虽然五者之用，固在通变，而五者之变，又在求神。神夜者，灵动精爽，红火鲜明，得之则生，失之则死，变化不可离，斯须不可去者也。"由此可见舌神的重要性。根据舌体的光泽与动态，我们将舌分为有神舌和无神舌 2 类。

◆有神舌

有神舌一般表现为舌质荣润而有光彩，舌色红活，运动灵活。有神舌是脏腑功能正常，阴阳气血精神皆足的表现。如出现此象则说明病情较轻，即使暂时病重也会很快复原。有神舌是正气未伤的征象，没有凶候。

◆无神舌

无神舌一般表现为舌质干枯而晦暗无泽，死板，没有生气，运动不灵活。无神舌是脏腑功能衰竭，阴阳气血精神衰败的表现。如出现此症则说明病情较重，未病者也很容易感染恶疾，已病者则病情危重。无神舌是元气大伤的表现，是凶疾之舌。

另外，胃气的盛衰还可以从舌苔的根底有无上表现出来。如果舌苔中厚边薄，紧贴于舌面，或刮舌面可见苔迹以及有苔能逐生之象者，均是有根的表现，表明胃气依然存在；如果舌苔似有似无，或刮之即去以及苔垢不易复生者，均为无根的表现，表明胃气已经衰败。

前人对此也做了大量的研究，《形色外诊简摩》中认为："前人论有地无地，只可辨邪气之浮沉虚实，有根无根才能辨中气之存亡；是苔之里一层，根是舌质与舌苔之交际；无苔是胃阳不能上蒸，肾阴不能上濡，胃肾乃舌与苔之根。"

总之，舌神是衡量机体正气盛衰的标准之一。凡有神舌无论舌色如何，均为活色；无神舌无论舌色如何，皆为死色。在诊断的过程中，虽然不能只凭活色和死色来断定人之生死，但在我们观脸测健康的过程中，还是可以以此来判断病情的轻重的，这对疾病的早发现、早治疗有一定的积极意义。

淡红舌和淡白舌

◆淡红舌

淡红舌是正常舌色的表现。舌色淡红说明体内的脏腑功能正常，气血和津液充足，是体内气血调和的征象，也是身体的各个方面均处于良好的平衡状态的表现。淡红舌一般是青少年人群的健康舌色，随着年龄的增长，舌色还会有一定的变化，要注意区分。

小贴士

水蜜桃有改善舌色的功效

水蜜桃不仅汁鲜味美，营养丰富，而且还有着很多保健功效。对于有淡白舌的朋友，水蜜桃不失为一个很好的选择，因为水蜜桃中含有丰富的铁质，有较好的补血作用。经常食用水蜜桃可使人面色红润，肌肤光滑，舌色也会随之改善，因此水蜜桃被称为"美颜美容之王"。经常食用水蜜桃，不仅可以达到美容养颜的目的，还可改善体内的气血亏虚现象，起到保健的作用。但是，水蜜桃也不可进食过多。《本草纲目》有言：水蜜桃不宜多食，一则水蜜桃性温，多吃会使人内热过盛；二则营养丰富，食用过量会导致胃肠腹痛。

《舌鉴辨正》中说："全舌淡红，不浅不深者，平人也。有所偏，则为病；表里虚实热证皆有，红舌唯寒证无之。如全舌无苔，色浅红者，气血虚也。"由此可见淡红舌也可以表现一些轻微的病症，如轻微表证、实证、热证、虚证的患者皆可出现淡红舌。

◆淡白舌

与淡红舌不同，出现了淡白舌则是疾病的表现。淡白舌的舌色浅而淡，白多红少，一般是由于体内气血亏损或阳虚所致。淡白舌是寒证和虚证的重要标志，通常伴有气短乏力、头晕耳鸣、面色苍白、心悸唇淡等症状，多见于贫血和营养不良的患者，也可见于慢性肾炎、甲状腺功能减退、低血压等病症患者。

《舌苔统志》曰："淡白者，病后之常舌也，较平人舌色略淡，比枯白之舌色略红润也。须分其舌本之厚薄大小，其舌色之淡也，中藏虚也，故淡白舌为藏气虚寒，宜温补。"《舌鉴辨正》曰："白舌为寒，表证有之，里证有之，而虚者实者亦有之。不独伤寒始有白舌，而白舌亦可以辨伤寒，其类不一……至若杂病之人，舌白嫩滑，之明净者，里虚寒也。无苔有津，湿而光滑，其白色与舌为一，刮之不起垢腻，是虚寒也……纯熟白舌，光滑无苔，乃气血两虚，脏腑皆寒极也……为虚寒舌之本色。"

中医学认为，淡白舌是虚寒的表现。虚，即气血亏损。由于气血虚弱，血液就无法充斥血络，因而使舌呈现淡白色；寒，即阳气亏虚。由于体内的阳气不足，就会使血液无法上荣于舌，且阳虚还可导致内寒，使血脉收引、舌部的血流量减少因而形成淡白舌。西医学则认为，淡白舌是由于内分泌失调，新陈代谢降低，使血液中的血红蛋白减少，血液的黏度降低，微血管收缩，而使舌面的血液流量和微循环不足造成的。

淡白舌根据其形态的不同，又可以分为以下几种。

名　称	舌体表现	伴有症状	原　因
淡白瘦薄舌	舌色淡白，舌体瘦薄，苔薄白或少苔，舌面无过多水分	疲乏无力，声低息微，心悸自汗，气短懒言	气血衰少，机体失养所造成
淡白胖嫩齿痕舌	舌色淡白，舌体胖嫩，舌边有齿痕，苔多白腻或水滑	畏寒肢冷，小便不利，口泛清水，脉象沉迟无力	脾肾阳虚，水液代谢失常，使水湿内停
白腻干苔淡白舌	舌色淡白，舌面少津，苔白干裂，中有两条厚腻苔	肢困身重，面目虚浮，头晕脑重，恶心呕吐	阳气虚损不能化生、不散津液
淡白夹红舌	舌色淡白，但舌尖较红或舌尖有红点，舌体胖嫩，苔白润或淡黄薄腻	体倦乏力，不耐劳作，脘腹喜暖怕冷，下痢稀溏	气虚而虚阳上浮或脾虚湿滞所引起
淡白光莹舌	舌色淡白，毫无生气，舌苔全部脱落	危重之病	脏腑阳气衰竭
淡白偏暗舌	舌色淡白、暗滞，舌体较胖，边有齿痕，苔白腻，根部有腐苔	面色黧黑，失眠多梦，水肿、腹胀，便溏	气虚湿阻，血行不畅所致

红舌和绛舌

◆红舌

舌色比正常的舌色鲜红，即为红舌。红舌是热证的表现，多是由外感热病或内伤杂病所引起的。外感热病可使热入血液，体内的热邪旺盛而使气血腾涌，上荣于舌面即可出现红舌的现象；内伤杂病可导致体内的阴阳两气不平衡，阴液不足而阳气上涌，体内虚火旺盛而出现红舌。

《伤寒舌鉴》有云："夫红舌者，伏热内蓄于心胃，自里而达于表也。仲景云：冬伤于寒，至春变为温病，至夏变为热病，故舌红而赤。"《舌苔统志》曰："正红者，火色也，绛红者，赤朱也。红者心之色，淡者胃之气……故凡流之心，必赖胃气充荣。如舌之正红无粉气者，乃心脏失胃气之真色；胃者，土也。万物得土则生，失土则死。法云脉无胃气则死，色无胃气则死。故舌之正红为病色，若红色而娇艳者，为心脏之真色也，见必死。经云食气入胃，浊气归心，淫精于脉，故无粉色之正红者，为胃气之衰，人身之疾病也。"

在对红舌进行诊断的时候，一般要配合舌苔来辨别热证的虚实。如果是实热，则通常是阳气有余的表现；如果是虚热，则多是阴液不足所导致的。

● 薄白苔：舌色略红或局部发红，舌苔薄白，这是邪热未盛的表现，常伴有微恶风寒、发热、头痛、咳嗽等表证。

● 黄厚干燥苔：全舌红赤，舌苔黄厚干燥，在外感病和内伤病中均可出现，是邪气、正气都比较亢盛的表现，两者交争剧烈，因而使脏腑功能亢奋，出现阳热有余的现象，是实热的表现。一般会伴有面红目赤，心烦口渴，潮热汗出等症状。

● 焦黄、灰黑苔：舌红偏暗，舌质苍老，舌苔焦黄灰黑，这是由上一种情况发展而成的，是热邪过盛的表现，一般伴有高热不退，腹满胀痛，面红息粗等症状。

● 黄腻苔：舌质红，舌苔黄而黏腻，一般是由于热邪太甚炼液成痰，热邪与痰涎湿浊交结而成的，多见于痰热壅肺、痰热结胸、痰热蒙蔽心包等外感热病，也可见于痰热证、湿热证等内伤病。

● 少苔：舌质红，舌体瘦，舌苔少，这是由于阴液不足，而使阳气相对偏亢，形成虚火上炎于舌所导致的，是虚热的表现。多见于各脏腑的阴虚火旺证或是热邪初退，津液大伤，一时还未能恢复的患者。

根据舌红的位置，我们还可以判断发热的脏腑所在。《寿世医鉴·鉴舌知病诀》中有这样的记载："凡看病以舌为主也，舌上红活光润者，无病也。舌尖红者，心热也；舌根红者，肾热也；舌中心红者，胃热也；舌左边红者，肝热；舌右边红者，肺热也；舌上满红者，内有蓄热也。"

◆绛舌

舌色深红就称之为绛舌。绛舌是热邪深入营血的表现，是由红舌进一步发展而形成的，是病情较重的征象。《舌苔统志·绛色舌》曰：“绛色者，火赤也，深红也。为温热之气蒸腾于膻中之候，或过饮火酒，酒气熏胸中，亦有此色，故绛色者，神必不清，气必不正，为壮火食气，气乱则神昏是也。”绛舌多见于急性感染性疾病且高热不退者，也可见于贫血、高血压、肝硬化、糖尿病等病症患者。

中医学认为，绛舌是因为久病不愈或病情严重而使体内的阴气过度损耗，热邪深入营血，血液黏稠，使血液循环不畅而导致的；西医学则认为引起绛舌的原因有很多，如体内有炎症、微血管增生、舌乳头黏膜的组织细胞萎缩、变性、坏死等因素均可导致舌体绛红。绛舌通常伴有暴躁、神志不清、高热、气喘、脱水等症状。

绛红舌的病因与红舌相似，都是由于外感或内伤使阴气大伤、虚火亢盛所导致的，只不过绛舌的程度更甚而已，《舌鉴辨正》中就有“不论病状如何，见绛舌则不吉”的说法。《舌苔统志·绛色舌》也有这样的观点出现：“绛舌卷缩者，为热毒伤肝；神昏不省者，热毒伤心；黑苔音哑者，热毒伤肾；齿焦唇吊者，热毒伤脾；皮槁脉涩者，热毒伤肺；伤一者难治，伤二者多危，伤三者终不救。”

由于绛舌提示的病情比较严重，所以要特别留心。一旦发现舌体有异常出现，就要赶紧就医，及早治疗尚可控制病情。另外，平常在生活中也要注意增强自己的体质，避免被严重的传染病和感染性疾病侵袭。

青紫舌

舌色青紫，即为青紫舌。在古代医书中经常将青舌与紫舌分开阐述，认为青舌属寒，紫舌属热，如《舌苔统志·青色舌》中有过这样的论述：“青色舌如水牛之舌，乃寒邪直入肾肝之候，竟无舌属热之因。虽有烦躁呕吐，发渴求凉，切不可以从之与冷与水，误为必死。”《舌鉴辨正》曰：“紫见全舌，脏腑皆热极也，见于舌之某经，即某经郁热也。”

在现代医学中，通常将青紫放在一起来论述，因为在临床的实践观察中，发现青舌和紫舌很难完全分开，一般都是二者同时出现，只是出现的比例不同。所以合而论之，称为青紫舌。由于青主寒证，紫主热证，所以青紫舌既可主寒证，又可主热证。

青紫舌多是由于血液运行不畅所引起的，根据舌体的青紫程度，即可辨别寒热之证。如果青紫舌以青为主，则是寒证的表现，多是由淡白舌发展而来的，其病因与淡白舌相同，只是血行瘀滞更严重罢了；如果青紫舌以紫色为主，表现为绛紫、深紫，则是热证，多是由红绛舌发展而来的，其形成原因与红绛舌相同，只是此时的热邪已过于深重，影响到了血液的运行。

此外，青紫舌还是瘀血的征象。如果老年人出现青紫舌，则表明各脏腑组织器官的功能渐趋衰退，气血生化不足，血液运行不畅，应注意化瘀。

- 紫绛舌：是热极的表现，说明患者处于外感热病发展的严重阶段，一般是由于热邪深入血分或热毒太重所引起的，通常情况下，都是两者兼而有之。

● 紫晦舌：是肝肾阴竭的征象，说明患者处于病情危重阶段，预后极其不良，一般是由于热邪消灼肝血肾精或是重病久病之后人体的精血消耗殆尽所导致的。

● 淡白青紫舌：是血行瘀阻的表现，一般是由于阳虚里寒或痰饮、水湿内停所造成的。

按照现代医学的观点，青紫舌的形成与以下11种因素有关。

● 年龄：随着年龄的增长，血管退行性变化的程度越来越明显，出现血管动脉硬化的概率也比较高。因此老年人比较容易出现青紫舌。

● 病种：青紫舌的形成与心脏的功能障碍密切相关，因此心血管系统疾病的患者比较容易出现青紫舌。

● 缺氧：缺氧可造成肺循环障碍，还原血红蛋白增高，也可能出现青紫舌。

● 发热：在发热且缺氧的情况下，会造成静脉瘀血，血液的黏稠度改变，出现青紫舌。

● 红细胞数量：当血液中的红细胞浓度增高的时候，即可使静脉血变为青紫色，出现青紫舌。

● 饮酒：长期酗酒，可使周围的血管扩张，心跳加快，肺循环增快，氧合血红蛋白降低，从而形成青紫舌。

● 疼痛：慢性神经性血管紧张性头痛、痛经、急性阑尾炎、急性胆囊炎等病症患者，均可能出现青紫舌的现象。

● 色素沉着：肾上腺皮质功能减退症、皮肌炎、慢性肝病等病症均可导致色素在舌上沉着，从而形成青紫舌。

● 病理性肿大及肿块：病理性肿大及肿块可导致门静脉系统瘀血，形成青紫舌。

● 出血：舌体出血也可使舌上出现瘀斑、瘀点，形成青紫舌。

● 血中寒冷凝集素：血中寒冷凝集素增多，就会使人对寒冷特别敏感，血液流动缓慢，就很容易造成瘀血而形成青紫舌。

舌苔肥厚

舌面上有一层薄薄的苔垢，即为舌苔。中医学认为舌苔是由于胃气与邪气结合上蒸至舌面而形成的。吴坤安说：“舌之有苔，犹地之有苔。地之苔，湿气上泛而生；舌之苔，胃蒸脾湿上潮而生，故曰苔。”通过观察舌苔的厚薄，我们就可以判断病情的轻重深浅。章虚谷说：“舌本通心脾之气血……脾胃为中土，邪入则生苔，如地上生草也。若光滑如镜，则胃无生发之气，如不毛之地，其土枯矣；胃有生气，而邪入之，其苔即长厚，如草根之得秽浊而长发也，故可验病之虚实寒热，邪之浅深轻重也。”

如果舌苔紧密厚实，布满了整个舌面，且无法透过舌苔看见苔下的舌质，这就是舌苔肥厚的表现。舌苔肥厚是邪气过盛、体内有积滞的表现，是病情较重的征象。根据舌苔颜色的差异，可将厚苔分为白厚苔和黄厚苔两种。

● 白厚苔：白厚苔是阴寒之邪入里，或内有寒湿、寒痰积滞的表现。一般是由于饮食过多，营养过剩，脾胃消化功能不良所造成的；也可能是寒邪侵袭脾胃，运化功能失常而引起的。舌苔越厚，则病邪越深，病情也就越重。

● 黄厚苔：黄厚苔是体内的湿痰与热交阻，气血不畅的表现，属实热证。一般是由于代谢失常，体内的垃圾堆积所造成的；也可能是肠胃产生逆蠕动，导致胆汁返流而形成的。此外，患有细菌感染性疾病的患者，也可能使大量的产色细菌在舌体繁殖，导致舌苔变黄，形成黄厚苔。舌苔越厚，则表示病邪越重，苔色越黄，则表示热毒越深。

如果透过舌苔能看见舌质，就是薄苔。薄苔也可以分为薄白苔和薄黄苔两种。

● 薄白苔：薄白苔是正常的舌苔状态，是胃气充足，内脏功能正常的表现。在病理上，多是由感受风寒或风热所引起的，但此时正处于疾病的初始阶段，病情较轻，尚未伤及脏腑。

● 薄黄苔：薄黄苔是实热证初期的病理表现。一般是由于感受风热之邪所引起的；也可见于脏腑热证的病情轻浅阶段。薄黄苔是病位表浅的征象。

薄苔与厚苔是舌苔的两种形态，一般来说，薄苔表示病情较轻，厚苔则表示病情较重。《辨舌指南·辨舌之苔垢》曰："苔垢薄者，形气不足，苔垢厚者，病气有余。苔薄者，表邪初见，苔厚者，里滞已深……平人舌中常有薄苔者，胃中之生气也，《诊家直诀》云：凡舌苔以均薄有根为吉，白而厚者，湿中热也，忽厚忽薄者，在轻病为肺气有权，在困病为肾气将熄也。"

薄苔和厚苔是可以相互转化的。如果舌苔由薄变厚，则说明邪气渐盛，病情加重；如果舌苔由厚变薄，则表示正气胜邪，病情好转。但是如果厚苔突然消退，且没有新生的舌苔出现，则是体内正不抵邪的表现，甚至可能是胃气已绝的征象；如果薄苔骤然变厚，则是体内的邪气亢盛并迅速深入脏腑的表现。

舌苔润、燥、糙、滑

苔质干湿适中，舌面润泽，即为润苔；舌质干燥，无津液，即为燥苔。通过观察舌苔的润燥，我们就可以了解体内津液的盈亏及其输布情况。《辨舌指南》曰："滋润者其常，燥涩者其变，润泽为津液未伤，燥涩为津液已耗。湿证舌润，热证舌燥，此理之常也。"

润苔是正常的舌苔表现，是病邪并未伤及津液，体内的水液代谢情况良好的表现，多见于健康或患病初期的人群。而燥苔则是津液已伤的表现，一般是由高热、大汗、腹泻、感受温燥邪气或服用了温热类的药物而使体内的水分丧失过多，津液不足造成的，通常可伴有口唇干裂、咽喉肿痛、大便秘结等症状。另外，舌苔干燥还可能是津液输布障碍的表现，常是由于体内的阳气被阴气节制而无法上荣舌面所造成的，通常伴有口干、腹胀等症状。

舌苔干燥再结合其他舌象，可以反映很多疾病。《辨舌指南》中说："若舌苔干，如雪者，脾热也。舌赤明润，苔厚燥涩者，形气病气俱有余……嘉约翰云：大抵初起白苔，而后干燥，或粗，或硬，渐变黑色者，重也。”如果舌苔干燥且呈黄色，多是胃热炽盛，损伤津液的表现；如果舌苔干燥且呈黑色，则多是热极阴伤所导致的。如果舌苔干燥色黑而且有刺，则是热极而津液枯竭的征象。

糙苔一般表现为苔质粗糙干燥，津液全无，是热盛伤阴的重证。糙苔多是由燥苔发展而来的，同是伤津的表现，只是程度更深而已。但是也有苔质粗糙但不干燥的现象，这通常是由于秽浊盘踞在中焦脾胃而形成的，要注意区别。

如果舌面上的水分过多，望之水滑，即为滑苔。滑苔是寒湿重证的表现，一般是由于三焦阳气衰少，无法温化水液，致使水湿聚集，上泛于舌而造成的，多见于肺、肾、脾阳虚而水湿痰饮内停者。

在《辨舌指南》中，有关滑苔的详细记载：“滑苔者，主寒主湿也，有因外寒而滑者，有因内痰而滑者。全舌淡白，滑嫩无点无罅缝无余苔者，虚寒痰凝也；如邪初入里，全舌白滑而浮腻者，寒滞中宫，胃阳衰也，若全舌白而有点、花罅裂、积沙等苔者，真热假寒也；白滑者，风寒湿也，滑而腻者，湿与痰也；滑腻而厚者，湿痰与寒也；惟薄白如无则虚寒也；但滑腻不白者，寒湿与痰也；两条滑腻者，非内停湿食，即痰饮停胃也；白浮滑薄苔，刮去即还者，太阳表证受寒邪也；白浮滑而带腻带涨，刮之有净有不净者，邪在半表半里少阳证也。”

舌苔泛白

薄白苔是正常的舌苔状态，所以舌苔泛白也是比较常见的一种现象，通常是病情较轻的表现，预后较好，常见于患病的初期和疾病的康复期。白苔主表证和寒证，但在某些特殊的情况下，也主热证。其他的苔色均是由白苔转化而成的。《史氏重订敖氏伤寒金镜录·白苔舌》有云：“白色为寒，表证有之，里证有之，而虚证实证亦有之。凡风寒湿邪，初中皮腠，即为白苔。寒湿本系阴邪，白为凉象，故舌苔白色。”

除了我们前面所讲过的薄白苔、白厚苔和白滑苔，舌苔泛白的情况还有以下几种。

- 白沙苔：通常表现为舌苔白厚，且干燥粗糙如沙石，颗粒较大。白沙苔是津液暴伤的表现，一般是由于邪热过盛，入里迅速，舌苔尚未转黄而里热已炽所引起的。
- 白腻苔：通常表现为舌面上的苔质颗粒极为细密，苔色白。白腻苔是体内有湿邪的征象，一般是由于湿邪内停，遏止阳气使其不能伸展所造成的，外感或内生都可产生此舌象。
- 积粉苔：通常表现为舌面上布满如白粉般的厚腻白苔。积粉苔是毒热内盛的表现，一般是由于外感秽浊不正之气所形成的，多见于急性传染病或内脏的化脓感染等病症患者。

● 雪花苔：通常表现为舌面上积满了如雪花般的舌苔。雪花苔是脾阳竭绝的征象，一般是由于脾阳衰微，使得寒湿凝滞中焦所引起的，是病情危重的信号。

● 白霉苔：多是胃肾阴虚，湿毒蒸熏所引起的，《辨舌指南》曰：“舌与满口生白衣如霉苔，或生糜点者，胃体腐败也。”

《察舌辨证新法》中关于白苔所反映的病症，有过系统的阐述：“薄白如米饮敷舌，此伤寒、中寒之初候也；无表症状见者，饮食停膈上也。”“白如豆浆敷舌，此白而滑润，伤寒、中寒、湿邪、痰饮等病也，以脉诊分别之；但薄白不润泽、舌质不甚红者，伤燥表证也。白而厚如豆腐脑敷舌，痰热证也；白而疏如米粉铺红，伤热、伤暑处传之候也。白如粟米成颗粒，此乃热邪在气分也。白如银色，谓光亮如银，此热证误补之变苔也。白如旱烟灰色，不问润燥，皆热证误燥之变苔也；白如银锭底，谓有孔如银锭底式，此热证误补误燥，津液已伤，元气欲陷，邪将深入之候也。白如豆腐渣堆舌，此热证误燥，腐滞积滞胃中，欲作下症也；如中心开裂，则为虚极反似实证之候，当补气，须以脉诊分别之。”

现代舌诊的研究表明，白苔可见于以下病症患者。

1. 白苔除了可见于正常、健康的人群以外，还可见于表证的初期或疾病的恢复期。由于机体的病理变化并不明显，所以舌苔的变化也接近正常舌苔。可见于青春期甲状腺肿大、外伤、早期的乳腺癌、上呼吸道感染、急性支气管炎、肺炎的早期等。

2. 白苔可见于体内有水湿停留或痰饮的患者。此种情况一般表现为白苔肥厚而腻，由于气管内过多的痰液浸软了舌头的角化细胞，使细胞肿胀不易脱落，再加上舌组织细胞水肿和淋巴回流障碍，造成舌面上角化细胞堆积，形成厚腻的白苔。可见于肝硬化腹水、渗出性胸膜炎、营养不良性水肿、慢性肾炎等。

3. 白苔可见于各种慢性炎症感染。此种情况一般表现为薄白腻苔，当病症发作时，舌苔可迅速变黄或变红。可见于慢性盆腔炎、慢性肾盂肾炎、结核性脑膜炎、骨关节结核等。

舌苔泛黄

黄苔是由白苔发展而成的，是病已入里，邪已化热的表现，黄色越深，热邪就越甚。黄苔主里证和热证，但在某些情况下，也可主表证和虚寒证。《舌苔统志》曰：“黄为中土之色，舌上苔黄，乃土郁之变征也。经云：土郁则夺之，是故黄苔为热实者多。”《史氏重订敖氏伤寒金镜录·黄苔舌》曰：“凡表证如风热暑燥、皆有黄舌。惟伤寒由表入里，传至阳明之府，其舌必黄，由深转浅……盖以白苔主表，黄苔主里，太阳主表，阳明主里。”

《察舌辨证新法》中有关黄苔的详细论述：“正黄色，为胃土正色，为温病始传之候，其为湿热、温热，当以脉之滑涩、有力无力，分别用药。老黄色，为胃中阳气旺盛之候；若厚腐雄起，此胃中饮食消化腐浊之气上达之候，为显热化热之始，为温热传入中焦阳明之候。黄如炒枳壳色，为胃阳盛极、阳亢阴虚之候……黄黑相间，如锅焦黄色，摸之棘手，看之不泽，为胃中津液焦灼，口燥舌干之候。嫩黄色，由白而变为黄，为嫩黄色，此为用药当，胃阳初醒之候，吉兆也，为饮食消化腐浊初升也。牙黄色，胃中腐浊之气始升也。牙黄无孔，谓之腻苔，中焦有痰也。黄如粟米染着，颗粒分明，此为胃阳太旺，胃热之候。黄如虎斑纹，气血两燔之候。”

除了前文提到的薄黄苔和黄厚苔，舌苔泛黄的情况还有以下几种。

- 黄燥苔：通常表现为舌苔干燥且颗粒粗糙，苔呈黄色。这是脏腑热邪亢盛，病邪入里伤及津液的表现，多见于大便秘结、高热或胆囊炎、阑尾炎等炎症的急发期。
- 焦黄苔：通常表现为苔色焦黄，苔质干裂粗糙，多是由黄燥苔发展而成的。其病因与黄燥苔相同，只是程度更深而已。
- 黄腻苔：通常表现为舌苔紧密细腻，与舌质紧密相连，苔呈黄色。黄腻苔是湿热壅滞的表现，是湿证和热证共同作用而形成的，多见于胃炎、肝炎、胆囊炎等消化系统疾病。黄色深，黏腻重，是热重于湿的征象；黄色浅，黏腻轻，则是湿重于热的征象。
- 黄滑苔：通常表现为舌苔淡黄，舌体胖嫩，苔质厚而细腻。黄滑苔是虚寒化热的表现，多见于阳气亏虚或脾胃功能失调等。

此外，舌苔泛黄还可能是脾胃病变所引起的。由于舌为脾之外候，苔乃胃气之熏蒸，因此舌苔的变化可以反映脾胃的健康状况。前文讲过，脾胃的本色为黄色，黄色主脾胃之病。当脾胃发生病变的时候，舌苔也会出现泛黄的现象。

现代舌诊的研究表明，黄苔可见于以下几种病症的患者。

- 炎症感染：由于舌黏膜表面聚集了大量的细菌和炎症渗出物，它们附着在延长的舌丝状乳头上，因而使舌苔变为黄色，可见于各种急性病和急性传染病。
- 发热：由于温度升高，体液的消耗增大，唾液的分泌就会相对减少，造成口腔干燥，使炎症渗出物和微生物在舌上停留、繁殖，导致舌苔变为黄色。
- 消化道功能紊乱：消化道功能紊乱的患者，可产生二氧化硫等硫化物，上溢至舌的丝状乳头，沉积而形成黄苔。

舌苔泛灰和泛黑

舌苔泛灰多见于慢性病或病程较长的患者，是白苔或黄苔向黑苔过渡的状态。《舌鉴辨正》曰：“灰色不列五色，乃色之不正也。舌见灰色，病概非轻，均里证，无表证，有实热证，无虚寒证，有邪热传里，有时疫流行证，郁积停胸证，蓄血如狂证，其证不一。”一般来说，舌苔灰白是寒湿或湿浊困阻的表现，舌苔灰黄则是郁热伤津的征象。

舌苔泛黑多是重病的表现，表明了病情的复杂性和严重性。黑苔多是由于感染、高热或毒素刺激等因素造成的。《四诊抉微·黑苔舌》有云：“舌鉴云，舌见黑苔，最为危候，表证皆无此舌，如两感一二日间，见之必死。若白苔上中心渐渐黑者，是伤寒邪热传里之候，红舌上渐渐黑者，乃瘟疫传变，坏证将至也。盖舌色本赤，今见黑色，乃水来克火，水极似火，或过炭黑之理，然有纯黑黑晕，有刺，有膈瓣，有红瓣底黑者，大抵尖黑尤其根黑最重，如全黑者，总神丹亦难疗也。”

苔色呈浅黑的时候即为灰苔，苔色呈深灰的时候即为黑苔，有“灰为黑之渐，黑为灰之极”的说法。在主病上，二者也有相通之处，有“灰为黑之轻，黑为灰之重”的说法。所以灰苔与黑苔通常可以相提并论，放在一起来加以说明。《辨舌指南》曰：“灰色脾经，灰色苔者，即黑苔之轻也。如以青黄和入黑中，则为灰色也，当与黑苔同治。”由于灰黑苔的情况比较复杂，所以在实际的观察中，还要结合苔质的润燥程度、舌色、舌质等情况综合加以分析。

● 焦黑干燥苔：这是实热极盛，燔灼焚焰所导致的。

● 白腻灰黑苔：这是虚寒夹湿的表现，多见于脾阳不振，水饮内停的病变。

● 舌灰唇焦：多是中焦有浊积的表现。

● 舌苔灰色重晕：这是温病热毒传遍三阴的表现。

● 黑苔薄滑：这是阳虚之极的征象，多是由于寒痰浊秽，凝聚中宫所引起的。

● 黑苔起芒刺：这是邪热已甚，伤及脏腑的表现，通常伴有胸腹胀满且按之疼痛的症状，此时应马上救治，如延误了治疗时间，可能危及性命。

此外，吸烟过多的人也可能出现灰黑苔的情况，要注意加以区分。体内瘀血也可能出现舌苔灰黑的现象，但并不是病情危重的表现。

现代医学认为，黑苔是由以下几种原因造成的。

● 感染：肺炎、肾盂肾炎、化脓性扁桃体炎、病毒性脑炎、化脓性骨髓炎、坏疽性阑尾炎、盆腔炎以及败血症等炎症感染，均可导致舌苔出现灰黑的现象。

● 高热：高热也可导致黑苔的出现，发热的时间越长，出现黑苔的概率就越大，一般在高热退去后，黑苔也会随之消失。

● 胃肠功能紊乱：胃肠功能紊乱可能是机体中毒的症状之一，可使口腔中唾液的 pH 值降低，丝状乳头的角质突起延长，很容易被微生物染成黑色。如果肠胃功能得到改善，黑苔也会随之消失。

● 霉菌感染：由于使用了大量的广谱抗生素，使某些霉菌大量繁殖，将苔色染黑。

● 中枢神经系统失调：多是由于精神过度紧张引起的。由于中枢神经系统失调，使口腔内的酸度增加，这样就会为产色霉菌的生长提供条件，从而形成黑苔。

● 某些危重的患者：由于体质极度衰弱，免疫功能紊乱，使霉菌大量生长，腐败的细菌可产生硫化氢，并与血红蛋白中的铁相结合，形成硫化铁沉淀，使舌苔变为黑色，多见于慢性病的内脏衰竭期。

● 口腔卫生不良：由于不注意口腔卫生，使舌乳头的角质过长，并有利于霉菌的生长，从而形成黑苔。

舌脉曲张

舌脉指的是舌下的两根静脉，通过观察舌脉的变化来诊断和治疗疾病，在我国历史上由来已久。早在晋代由葛洪所著的《肘后备急方》中就有用其来治疗房黄等疾病的记载；到了隋朝，巢元方又将舌脉用于对疾病的诊断，在《诸病源候论》和《五色黄候》中均有论述。另外，孙思邈在《千金药方》中还将刺舌下大脉出血的治法用于治疗舌卒肿。

虽说古代便有关于舌脉的记载，但是真正将舌脉诊法发展起来是在最近这十年。通过观察舌头的颜色、长短和充盈情况，来协助诊断各种疾病，无论在临床观察方面，还是在病理研究方面，都取得了很大的进展。目前，舌脉诊法已成为中医舌诊中一个重要的组成部分。

中医学认为，舌脉与心脏和肝脏有密切的关系，当身体内部有淤积或痰湿存在时，就会导致脉道不利，引起舌脉的变化。舌脉曲张是瘀血症的体现，多是由心脏的功能障碍导致的。我们知道，心主血脉，当心脏的射血功能受到影响时，就会导致血液循环减弱，引起静脉瘀血，压力增高，从而出现舌脉曲张的现象。因此，我们也可以通过舌下静脉曲张的程度来推断心脏功能，尤其是右心脏功能不全的程度。

另外，舌脉曲张还可能是由于以下因素造成的。

● 肝脏功能失调：由于肝主疏泄，有调畅气机，调节情志的功能，所以当肝脏功能失调时，就会影响人的情绪和体内气机的疏导，出现气滞血瘀的现象，造成舌脉曲张。

● 肺功能失调：由于肺主气，司呼吸，有推动血液运行的作用，所以当肺功能失调的时候，就会影响血液的运行，出现舌脉曲张的现象，并伴有胸闷、气急等症状。

● 缺乏维生素C：维生素C缺乏，可影响静脉压升高后舌腹面毛细血管扩张后的恢复，长期下去即可导致舌脉曲张。

● 肿瘤：肿瘤也可引起舌脉曲张，据统计，癌症患者舌脉曲张的发生率可达49.7%。

舌脉曲张的同时，还会伴有静脉颜色的改变。不同的颜色代表疾病的不同时期，颜色越深，病情就越重。以肝病为例，正常的舌下静脉是淡紫色的，如果呈紫色，说明肝细胞已经发生病理性的变化，只是此时变化还不明显，尚未影响到肝脏功能；随着病情的进一步发展，静脉颜色会变为深紫色，此时患者多已携带上了乙肝病毒，舌脉曲张的程度越大，携带病毒的时间就越长；如果静脉颜色呈紫褐色，则说明病情已经十分严重，如不及时治疗并加以调养，数月内即可毙命，多见于慢性重症肝炎、肝硬化腹水以及门静脉高压的患者。

味觉异常

人有了嗅觉，就可以闻出食物的气味；有了味觉，才能够尝出食物的味道。所以自古就有“鼻闻香臭，舌尝五味”的说法。舌是重要的味觉器官，可以辨别酸、甜、苦、辣、咸等多种味道。如果味觉出现了异常，多是由某些脏腑病变所引起的。

味觉异常是指在未进食，也无其他外界刺激的时候，舌上所出现的异常味觉或其他感觉。味觉异常主要表现在以下几个方面。

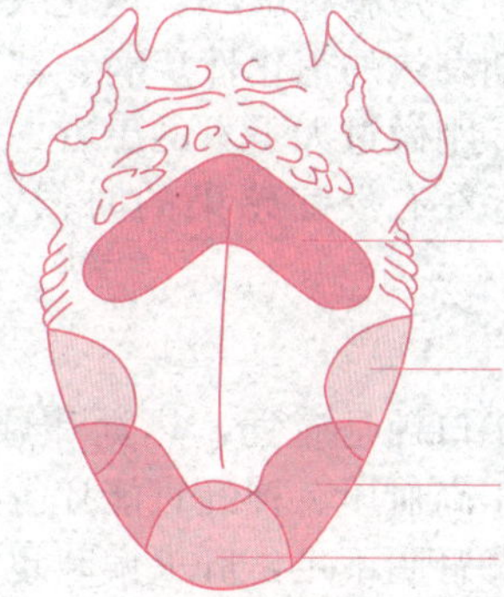

舌头各部位的味觉差异

◆苦

①多是肝胆热盛所致，与胆汁排泄失常有关。如《内经》上记载：“肝气热，则胆泻口苦。”现代医学则认为，口苦是急性炎症的表现，多见于慢性肝病、肝硬化、慢性胆囊炎、胆结石等病症患者。

②肠胃热证也是导致口苦的主要因素，多见于慢性胃炎的患者，特别是萎缩性胃炎患者。经常进食燥热的食物，也会加重肠胃负担而产生口苦的感觉。

③癌症患者由于甜味起点阈升高而苦味起点阈下降，因此在吃甜食的时候也会感到口苦。

④经常熬夜或抽烟的人，早上起来会出现口苦的现象。

◆甜

①多是脾胃失常引起的。由于过食了辛辣肥甘厚味的食物或外感湿热，在脾胃中蕴结，与谷气相抟就会上蒸于口，出现口甜的现象。

②消化系统功能紊乱可导致各种酶的分泌异常，使唾液中的淀粉酶含量增加，从而出现口甜的现象。

③糖尿病患者由于血糖升高，唾液内的糖分也会随之升高，因此会感到口甜。

◆咸

①多是肾虚寒引起的，中医认为，咸是肾的本味，多见于肾阴不足，肾火上浮的神经官能症或慢性咽喉炎急性发作的患者。

②脾虚湿盛也可导致口咸。由于脾虚而不能制水，使水反侮土所形成的。

◆酸

①多是肝胃不和或肝有郁火而引起的。中医认为，“肝热则口酸”“脾胃气弱，木乘土位而口酸”。

②胃酸过多也可导致口酸，多见于胃炎或消化道溃疡的患者。

③脾胃虚弱或暴饮暴食者，也会因为食化艰难，浊气上泛于舌而出现口酸

的现象。

◆淡

①多是脾胃虚弱、运化失调而引起的，多见于消化系统疾病、内分泌疾病或长期发热的消化性疾病、营养不良等病症的患者。

②刚做过大手术的患者，也会出现食欲不振而口淡的现象。

③在有炎症感染的时候，也会有口淡的感觉，多出现在疾病的初起或消退期。

◆辣

①口辣是痛觉、热觉和咸味的综合，多是肺热壅盛或胃火上炎所引起的，多见于高血压、神经官能症等疾病的患者。

②肾阴不足，肝火偏旺也是导致口辣的主要因素。

◆涩

①多是由燥热伤津引起的。

②中医学认为是脾肾衰败，气血瘀结的表现。

③处于癌症后期的患者，由于消化系统功能失调，各种酶的分泌功能也会降低，因此也会出现口涩的现象。

④患有严重的神经官能症或烦躁通宵失眠者，由于唾液的分泌受到暂时性的限制，因此也会有口涩的感觉。

◆腻

①多是由于湿浊、痰饮等邪气停滞中焦，中阳被困所导致的。

②经常食用过量的肥肉或糖类也可影响脾胃的消化功能，出现口腻的现象。

◆麻

①多是由于血虚、痰盛或肝风内动所引起的。

②某些毒性药物，如果服用不当，也会出现口舌麻木的现象。

知识链接

味　蕾

味蕾是味觉的感受器，舌头之所以能分辨味道，就是因为在舌上面分布着众多的味蕾。正常的成年人约有一万多个味蕾，绝大多数都分布在舌乳头上，口腔腭和咽等部位也分布着少量的味蕾。如果味蕾受到损伤，会使味觉的灵敏度降低，产生味觉障碍。通常情况下，随着年龄的增长，舌头上的味蕾约有2/3会逐渐萎缩，味觉功能也会逐渐下降。但是某些疾病也可以干扰味蕾的味觉功能，导致味蕾发生感受偏差和失灵。如口腔手术、三叉神经病变、急性感染、消化系统和内分泌系统疾患、营养不良或长期服用某种药物等均可导致味蕾功能失常，造成味觉障碍。日常生活中，我们要多吃新鲜的水果和蔬菜，补充维生素C，多做口腔运动，保护味蕾，延缓味蕾的老化。

黑毛舌

如果你舌头颜色黑黑的，但之前并没有舔过甘草泡泡糖等，那么这可能是一种形象地称为黑毛舌（医学上称为黑舌病）疾病的表现。

黑毛舌为丝状乳头增生和角化过度，加上产生色素的细菌或真菌作用，局部色素增加，使舌质表面呈黑色或棕灰色，一般无症状。本病多见于中年，原因不明，一般不需治疗。

黑毛样病变最初在舌后伸面，以后向前向两侧发展。色泽从黄色到棕灰色、黑色不等，少数病人感到局部不适。经过缓慢，可持续数月甚至数年不退。

黑毛舌也可能是吸烟、嚼烟或者口腔卫生不好的表现。过度使用漱口水漱口也会导致黑毛舌。

另外，黑毛舌也可能是对抗生素或者注入碱式水杨酸铋等含铋胃药的反应。接受放疗或者化疗治疗头颈部肿瘤的患者有时也会出现黑毛舌。黑毛舌还可能是糖尿病控制不良的信号。

还有一种情况是，当精神处于高度紧张的状态时，也会出现黑毛舌。例如，怀疑自己患癌的“恐癌症”病人，舌苔也可能变黑，舌根部苔很厚甚至像毛发那样由后向前倾倒，等到检查后排除了癌肿，思想顾虑解除了，常可以无药而愈，黑苔自然消失。专家解释说，这是因为在精神紧张时，口腔内酸度增加，有利于霉菌的生长。

白毛舌

你可曾照镜子时惊恐地发现自己的舌头变成白色的了？这可能只不过是牙膏残留在舌头上了，或者是对某些含过氧化物的漱口水的反应。

漱口水作为清洁口腔卫生的保健用品，逐渐受到大家的青睐。漱口水的种类很多，不同的漱口水有不同的功效，适用于不同人群：含有氟离子的漱口水主要针对有龋齿、牙齿矫正配戴矫正器的人群；防治牙齿菌斑的漱口水主要针对有牙龈炎、牙石牙垢、牙周炎、牙髓炎的人群；防牙齿过敏的漱口水主要针对牙齿受到刺激、产生过敏的人群；对于使用口腔疾病治疗类漱口水的朋友应首先在医生的建议下才可以使用。每种治疗类的漱口水功效也不一样。因此在选择漱口水时，最好咨询专业人士的建议。

此外，舌头变成白色也可能是贫血、感冒的表现。白毛舌更可能是最近曾经发热过的表现，也可能是吸烟、用口呼吸的证据，甚至可能说明饮食中纤维素的含量太低了。

过于光滑的舌

人大多希望自己拥有如簧的巧舌，不过舌头光滑可不一定说明伶牙俐齿。也有可能是缺乏了某种营养元素。

如果舌头光滑而苍白，有可能是几种严重营养不良中任意一种的信号，如缺乏叶酸、维生素 B_{12} 或者缺钙。由于营养不良，舌头失去了粗糙的覆盖物，变得脆弱，甚至可能会缩小。

光滑的红舌头可能是恶性贫血的健康警示。恶性贫血是维生素 B_{12} 缺乏而导致的一种常见贫血症，很容易治愈。光滑的红舌头也可能是吸收障碍综合征的信号，这是一种身体不能吸收足够营养物质的肠道疾病。

如果舌头上只有一小块是光滑的，呈现红色或者白色，那么有可能是患上了正中菱形舌炎。正中菱形舌炎是舌炎的一种，是发生于舌盲孔前、舌背中线区（即人字沟前方）的菱形或似菱形的、圆形或椭圆形的无乳头病损，其直径约 1 厘米，颜色微红，与周围组织有明显的界限；有时局部呈结节状，触之较硬，但基底部较软，这块光秃秃的部分看起来像块钻石或者呈菱形，可能很平，也可能高出来，完全没有舌乳头和味蕾；通常位于舌头的中央到后部，可能很小，也可能覆盖几乎半个舌头。正中菱形舌炎并不常见，医学上也称为中央性舌乳头萎缩，男性比女性多发。

患有正中菱形舌炎的人有时会出现吻痕，即由于舌头上的光滑区摩擦软腭而形成的红色、疼痛的斑块。这些斑块容易被误认为是癌，其实它们不是癌。不过，这些部位容易感染念珠菌。

舌下脉络异常

正常人舌下位于舌系带两侧各有一条纵行的大络脉，称为舌下络脉。也叫“瘀络”，舌下面的黏膜正中线形成一条连于口腔底的明显皱襞，叫舌系带，舌系带两侧，透过黏膜可见有浅蓝色的舌静脉，中医称谓舌下络脉，或称舌脉。

正常人舌脉隐现可见，直径不超过 2.7 厘米，其长度不超过舌尖至舌下肉阜连线的 3/5。颜色暗红，脉络无怒张、紧束、弯曲、增生，排列有序。绝大多数为单支，极少有双支出现。望舌下络脉主要应观察其长度、形态、色泽、粗细、舌下小血络等变化。望舌下络脉的方法是：让病人张口，将舌体向上腭方向翘起，舌尖轻抵上腭，勿用力太过，使舌体自然放松，舌下络脉充分显露。首先观察舌系带两侧大络脉的长短、粗细、颜色，有无怒张、弯曲等异常改变，然后观察周围细小络脉的颜色、形态有无异常。

舌下络脉异常及其临床意义如下：

舌下络脉短而细，周围小络脉不明显，舌色偏淡者，多属气血不足，脉络不充。舌下络脉粗胀，或呈青紫、绛、绛紫、紫黑色，或舌下细小络脉呈暗红色或紫色网络，或舌下络脉曲张如紫色珠子状大小不等的结节等改变，皆为血瘀的征象。其形成原因可有气滞、寒凝、热郁、痰湿、气虚、阳虚等，需结合其他症状综合分析。舌下络脉的变化，有时会早于舌色变化，因此，舌下络脉是分析气血运行情况的重要依据。

舌歪斜

正常人伸舌出来时，舌尖应正对鼻尖，有些人在伸舌后，舌头往往不能居于正中线，舌头伸出时，舌尖偏向一侧，或左或右，称为偏歪舌。

当出现舌歪斜，病侧的舌肌往往会觉得麻痹，无力收缩，稍一伸长，舌体就两侧不均而偏歪，所以左侧舌肌麻痹时舌尖就向左，右侧舌肌麻痹则舌尖偏向右。

偏歪舌多由风邪作祟，致气血不畅、营养不调所致，最常见于一些脑血管病人，如脑血栓、脑栓塞。在进行一段时间康复治疗，如针灸后，这种情况可基本甚至完全消失。若属局部性疾病，如舌下神经受压迫损伤或面神经麻痹等引起，治疗上往往有一定的难度。

此外，舌部肿瘤与舌下神经受损也会引起舌歪斜，且会同时伴有舌萎缩。不明原因的舌歪斜，应提高警惕，不排除颅内的病变。

剥　苔

舌苔全部或部分剥落的苔质称为剥苔。全部剥落，而且不复生，全舌面光洁如镜，称为光剥舌，又称镜面舌、光莹舌，主阴津枯竭，胃气将绝。

若舌质淡红而光莹无苔，为脾胃损伤，气血两亏已极；若舌红绛而光莹，为胃肾阴液枯竭，水涸火炎的危候。若舌苔剥落不全，剥落处光滑无苔，余处斑驳残存界限明显的舌苔，称花剥苔，主胃之气阴两伤。若花剥苔兼见腻苔，多为痰浊未除，正气已伤。

若舌苔不规则的大片脱落，边缘厚苔界限清楚，形似地图，称地图舌，儿童多见，与阴虚体质有关。若剥脱处不光滑，似有新生颗粒的称类剥苔，为久病气血两虚。类剥苔易剥易续生，故形状多变。地图舌则以剥苔经常转移为特征。

剥苔多见于儿童，久病体虚，或过敏体质。由于脾胃虚弱，消化功能减退，造成营养不良，同时又出现抵抗力差，容易感染发热，以及慢性病长期低热，或其他慢性消耗性疾病导致胃气损伤，津血不足，所以舌苔部分剥落。

舌质偏淡，属气血两虚。气血两虚的患者，脏腑生理功能减退，同时缺少各种腺体分泌物、蛋白质、维生素、微量元素、盐类等舌苔生长所需的物质，而且口腔酸碱度不稳定，影响舌苔膜丝状乳头生长，所以新苔难以续生。过敏体质者容易出现黏膜水肿，故舌苔边缘高突如框。舌中部苔增厚，是由脾胃功能减退，代谢产物增多等原因所致，中医称为“脾虚生湿”。

从舌下部发现疾病

舌下部隐藏着许多健康信号，不可忽视。

1. 舌下主络、支络隐约不见显露，舌下组织瘦薄而干燥，尤以伞襞部最为明显，舌面无明显改变的，为患有长期低热的肺结核信号。

2. 舌下络脉曲张Ⅱ度以上，提示可能患有慢性阻塞性肺气肿、肺源性心脏病。

3. 舌下络脉见浅蓝色或淡红色改变，形态细小而短浅，小络脉则无多大改变的，提示患了慢性消耗性疾病、虚损劳症、消化不良、脘腹隐痛、久泻久痢以及妇女宫寒不孕、功能性子宫出血、月经不调、痛经、闭经、带下等症。

4. 舌下色青而脉络不见怒张，为肺源性心脏病出现心力衰竭信号。舌下两侧边缘见青色改变，提示患了胆绞痛。

5. 小儿舌系带两侧见有米黄色赘生物的，提示患了小儿肠道蛔虫症。

6. 舌下瘀斑见紫褐色或暗紫色改变的，提示患了慢性胆囊炎，或胆石症长期不愈；瘀斑见紫黑、紫蓝色或鲜红色改变的，提示患了早期肝癌。

第十章

头发："血液"与"激素"充足的健康征象

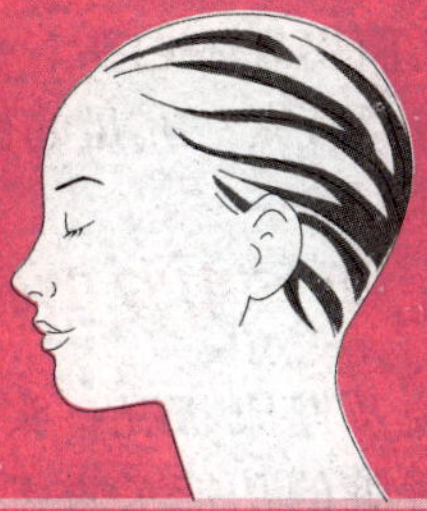

头发的健康与体内的血液质量和血液循环有着密切的关系。中医有“发乃血之余”的说法，将头发看成是人体毛细血管的延伸。如果人体内的血液不足，头发就得不到血液的供养，发丝就会变得很脆弱；如果血液被污染或血液循环不畅，也会造成发质变差。

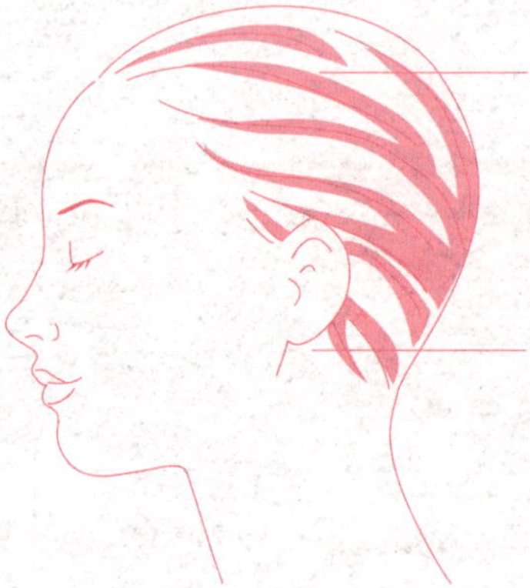
发质
头发变细
少年秃
落发过多
少白头
头发出现卷曲
分叉、断裂过多
头皮的状态
头皮屑过多
头皮松软缺乏弹性
头发易出现的异常现象

另外，头发的健康还与激素的分泌密切相关。女性激素或男性激素的分泌都是由肾脏所控制的，由于精血同源，因此中医也有“肾者其华在发”的说法。如果肾脏衰弱，就会使激素分泌不足，从而出现少白头、头发突然变稀疏或掉发等症状。因此，我们说头发是“血液”与“激素”充足的健康征象。

发质变细、头发出现卷曲

发质是指头发的粗细、软硬及健康状况，头发的健康与肾脏的健康是密切相关的。随着人年龄的增长，肾脏的功能会逐渐衰弱，人体内的激素分泌也会逐渐减少，因此人的发质也会变得越来越细。你也许已经注意到老年人的发质都比较细，这就是肾脏功能减弱的表现。

也有一些青年人会出现发质变细的现象，这多是因为贫血或肾脏功能障碍造成的。贫血的人由于体内的血液不足，无法供给头发所需的营养，所以会使发质变细；而出现肾脏功能障碍的患者，由于激素分泌不足，也会出现发质变细的现象。另外，一些不良的生活习惯也会造成发质变细，如吸烟、熬夜、压力过大、过度性行为等。

发质变细会导致头发出现卷曲，由于体内的血液与激素分泌不足，所以会造成头发营养不良而出现卷曲的现象。有很多卷发都是先天形成的，这是正常的生理现象，对人的健康没有影响，也很难改变；也有的卷发是后天的人为因素造成的，如暴晒、染发、烫发或过度使用吹风机的热风等。

除了肾脏外，头发与其他内脏的关系也是十分密切的。人的五脏六腑本身就是一个有机的整体，肾脏发生了病变，其他内脏的生理功能也会受到影响。因此，当心、肝、脾、肺出现功能障碍时，也可能造成发质变细或卷曲。

小贴士

染发有害身体健康

染发有害身体健康，可以肯定地说，只要采用传统的化学染发剂，就有毒素存在。有些人在染发的时候会出现过敏的现象，这其实是中毒的一种外在症状。染发过敏并不可怕，出现过敏后一般人都会停止染发或减少染发的次数，这样毒素就会相对减少。可怕的是染发不过敏，表面也没有症状反应，有些人频繁染发，就会使毒素蓄积。有研究表明，染发剂中含20多种有害的化学物质，通过人体透皮吸收1%，就有可能诱发皮肤癌、膀胱癌、肾癌、淋巴癌、白血病等疾病。有结果显示，经常使用化学染发剂的人比常人患病的危险性要高3.8倍。体内蓄积的化学毒素就像是化学反应堆，一旦发生反应后果严重。

● 心脏病变：中医学认为，心主血脉，由于心气的鼓动，血液才能不断流入血脉，形成血液循环，提供全身的营养。现代医学也认为心脏搏动是血液运行的动力。因此，如果人的心脏功能失调，就会造成血液循环障碍，影响头发的健康生长。

● 肝脏病变：肝具有调畅气机和藏血的功能。血液充足，头发得以滋养，自然健康亮泽。如果肝脏功能出现障碍，则会使脏腑气血不调，肝的藏血功能失常，从而出现肝血不足的现象。所以肝血病变也会影响头发的健康。

● 脾脏病变：脾为气血生化之根源，是人的后天之本。所以脾气旺盛则气血充足，相反如脾气虚弱则气血不足，血液不足就会使头发无法健康生长。

● 肺脏病变：肺主气，主呼吸，主皮毛。肺气充盛则皮毛润泽，肺气虚弱则皮毛憔悴。《难经·二十四难》中指出："肺气弗营，则皮毛焦，皮毛焦则津减去……津去者……则批枯毛抑。"由此也可看出肺对于头发的重要性。

脱发过多、少年秃

头发的生长和脱落都是正常的生理现象。在正常的情况下，所有的头发都不是同步生长的，大约有90%以上的头发在生长，而10%以下的头发则在脱落。每根头发的寿命一般为4～6年，正常人平均每天都要脱落20～100根头发，这是正常的生理现象。只要头发的生长与脱落保持相对的平衡，就无须介意每天脱落的那几十根头发。但是如果脱发过多，甚至出现了秃顶的现象，那就要引起我们的注意了。

造成脱发的原因有很多种，主要表现在以下几个方面。

1. 洗头的时候出现大量的脱发或睡觉醒来时在枕头上发现大量的脱发，这多是肾脏虚弱或营养失调所导致的贫血症状。

2. 斑秃性脱发，也称鬼剃头，通常表现为头发忽然成片成片地脱落，露出光亮的头皮，多是由于精神过度紧张，情志不畅，化生内热使血热偏盛，热盛生风而令头发失于濡养所造成的。

3. 脂溢性脱发，可分为干性和油性两种。油性通常表现为头皮上有较厚的油脂分泌，头发光亮，稀疏而细，有痒感；干性则表现为头发干燥无光泽，不分泌油脂，且有大量的头皮屑，头皮瘙痒。脂溢性脱发一般是由于遗传或内分泌功能紊乱所造成的。

4. 药物性脱发，一些癌症患者在接受化疗时，也会出现严重的脱发现象。

5. 营养性脱发，由于摄取的蛋白质过少，使头发的生长受到抑制；低脂和无脂都可能引起脱发，而过多的摄入脂肪也会影响头发的生长；维生素A、维生素B、铁、锌、铜的缺乏都可能导致头发的脱落。

6. 物理性脱发，由于空气中的污染物堵塞毛囊或是有害辐射所引起的脱发。

7. 化学性脱发，由于有害的化学物质对头皮组织、毛囊细胞的损害所造成的，多见于刺激性强的染发剂、烫发剂以及劣质的洗发水等。

8. 颈椎病也可引起脱发，这是因为偏突的颈椎压迫了神经根，从而造成了头部神经的营养障碍，由于头发的营养不足，就会出现脱发的现象。

小贴士

主食摄取不足可导致脱发

中医学一直提倡，健康的饮食要“五谷为充，五果为养”，也就是说，人每天都必须要摄取一定的主食和水果。但是现在很多人为了保持身材而不吃主食，也有些人整天忙于应酬，以酒茶来代替主食，这样做对健康是非常不利的。中医认为五谷可以补肾，肾气足则头发多，如果主食的摄取量过少，势必导致肾气的衰弱，进而引起脱发。此外，如果主食摄取的过少，那么进食的肉类就会增多，肉食摄取过多是导致脂溢性脱发的重要原因之一。为了我们的头发健康，一定要保证每天都摄取一定量的主食，另外，还可以摄入一些补肾、养血、生发的食物，如芝麻、核桃、大枣等，对防治脱发有很好的效果。

少年秃是男性常见的一种脱发病，多是先天遗传的，一般是由于雄性激素分泌过多所导致的。通常是由两个额角开始逐渐向上秃，脱发的形式呈M形或V形。这种脱发如果继续发展，只需一两年的时间便可使人出现未老先衰的样子。除了先天遗传，饮食习惯也可能造成少年秃。如果长期以牛奶或肉类等动物性脂肪为主食，男性的激素作用增强，就会使头发根部的脂肪增加，过量的皮脂也会导致头发的枯竭。这就是西方的男性比较容易出现少年秃的原因。

少白头

由于地区和民族的不同，头发的颜色也是各不相同的，这主要是由头发里面所含的微量元素决定的。当铜、铁和黑色素的含量相等时，头发即表现为黑色；当镍的含量增多时，头发即表现为灰白色；当头发中以微量元素钛为主要成分时，即表现为金黄色；当头发中以微量元素钼为主要成分时，即表现为红褐色；当头发中以微量元素铜和铁为主要成分时，即表现为红棕色；当头发中含有过多的微量元素铜时，即表现为绿色。

随着年龄的增长，头发会逐渐变白，这是头发正常老化的结果。通常情况下，人在三四十岁的时候开始在两鬓出现白发，到 50 岁的时候，头上的白发将会占到一半左右。但是有些年轻人，甚至在少年时期就出现了白头发，这就是少白头，这种情况多是病理原因造成的。

少白头即指青少年时期头发过早的变白，西医称之为早老性白发病。少白头的病因十分复杂，可能是先天遗传的，也可能是后天形成的。中医学认为少白头是由于肝肾不足，气血亏损所导致的，西医学则认为少白头的发生与精神因素、营养不良、内分泌障碍以及全身的慢性消耗性疾病有关。先天遗传的少白头一般不易治愈，但后天形成的少白头只要找到病因，就可以得到明显的改善。

小贴士

白头发不要轻易拔

白头发最好不要随意乱拔，因为拔掉后会伤害发根，如果拔的过多很可能会导致皮囊炎。所以出现了白头发最好不要拔，如果是先天遗传的，一般很难改变；如果是后天形成的，只要消除病因，就可以有效抑制白头发的出现。有些人说白头发不能拔，拔了一根长十根，其实这是毫无科学根据的，不可迷信，但是拔头发确实对头皮有害，所以不要乱拔。

造成少白头的原因主要有以下几种。

- 肝肾不足：由于身体比较虚弱，肝肾不足，就会使精血虚弱，头发得不到充分的滋养，因而出现少白头的现象。
- 肝脾失调：由于过度忧虑或情志不畅使肝脾失调，头发失去濡养而形成少白头。在法国大革命时期被砍头的法国国王路易十四及其王妃，就曾因为过度恐惧和忧虑而一夜之间白了头。
- 心虚证：由于过度劳神伤血，也可使头发发白，且伴有心慌、失眠、记忆力减退等症状。
- 先天遗传：由于遗传基因突变导致机体的酪氨酸代谢途径全部或局部受阻所形成的，我们熟知的白化病即是如此。
- 疾病：很多疾病也都伴有少白头的现象，如晚期的肺结核、恶性贫血、甲状腺功能亢进、严重的胃肠疾患等。

为了防止少白头的过早出现，我们在饮食上要注意调养。要多摄取以下食物。

- 含铁和铜的食物：如动物肝脏、黑木耳、海带、蛋类、大豆、虾蟹类、硬果类等。
- B族维生素：缺乏维生素 B_1、维生素 B_2 和维生素 B_6 也是造成少白头的重要原因，因此在日常的饮食中要注意 B 族维生素的摄入，如谷类、豆类、干果类、奶类和绿叶蔬菜等。

● 含酪氨酸的食物：酪氨酸是黑色素形成的基础，因此缺少了酪氨酸也会造成少白头，含酪氨酸的食物有鸡肉、瘦牛肉、瘦猪肉、兔肉以及鱼等。

分叉与断裂

当头发长到一定长度时，发梢就会出现分叉断裂的现象。这是由于头发没有得到及时的修剪，头皮的油脂代谢紊乱，影响了头发的健康，从而出现了头发分叉断裂的现象。除此之外，头发的分叉断裂还与很多因素有关，如营养不良、紫外线、化学物质的伤害、睡眠不足、长期吸烟等。

头发分叉与断裂大多出现在女性身上，这与女性的生理期有很大的关系。处于生理期的女性，由于体内的女性激素增加，因此可使头发变得更加乌黑亮泽。但是，生理期过多的失血，还会使身体处于接近贫血的状态，因而使发质变得很脆弱，容易出现分叉与断裂的现象。所以如果突然感到发质变差，很可能是贫血的前兆，要多注意补血。因为生理期女性发质比较脆弱，所以在此期间不要烫发、染发，最好也不要洗头发。

小贴士

离子烫可造成头发分叉断裂

离子烫虽然给爱美的女性带来了暂时的美感，但是却也伤害了头发。头发表面的毛鳞片具有保护头发和输送养分的功能，而离子烫的原理却是将毛鳞片从头发的表面剥落，失去毛鳞片的发质就会变得很脆弱，很容易出现分叉断裂的现象。所以做过离子烫的朋友一定要注意头发的保养，及时为头发补充水分及其所需要的养分，以防头发分叉断裂。

要预防头发分叉断裂，可从以下几个方面做起。

● 保持头发的营养和滋润：如果体内的营养供应不及时，就会导致发根的油脂分泌不足，发梢得不到滋润，就会变得很干枯，从而出现分叉断裂的现象。所以我们一定要注意增加营养，多吃一些牛奶、海藻、新鲜的水果以及蔬菜等营养头发的食物。

● 选择合适的洗发水：不要选择清洁剂成分过重或碱性过强的洗发水，以免使头发失去油脂而分叉断裂，应选择适合自己发质的洗发水，并在洗发后使用护发素。

● 定期修剪头发：当头发出现分叉的时候不要自己动手剪，这样很容易伤害头发构造，而且很快还会有新的分叉长出来，正确的做法是定期到理发店修剪头发，一般以6～10周为宜，这样可以有效预防头发分叉与断裂。

● 避免化学伤害：烫发、染发、漂发等都可对头发造成化学伤害，使头发出现分叉断裂，所以要尽量避免对头发进行过多的化学处理。

● 减少紫外线照射：头发长期暴露于阳光下可导致头皮和内部细胞发生结

构性的变化，造成黑色素的分解，且分解最容易在发梢处加剧，因此很容易使发梢分叉断裂，所以我们在户外活动的时候，不仅要注意对皮肤的保护，还要注意对头发的保护，最好戴上帽子，并在户外活动结束后马上清洗头发。

● 尽量少用吹风机：由于吹风机的温度过高，所以也很容易造成头发分叉断裂，尤其在头发潮湿的时候，更要避免使用吹风机，如果一定要用，尽量把温度调低，或把头发擦至半干再用。

头皮屑

头皮屑是新陈代谢的结果，是由于皮肤的角质层不断的脱落而产生的。如果头皮屑过多，就会造成毛孔堵塞，容易使细菌增殖，刺激头皮从而出现头痒的症状。头皮屑的增多一般是由于脾胃虚弱所导致的，与人的体质有关。

头皮屑可以分为油性和干性两种。比较常见的是干性头皮屑，一般是由于营养失调所引起的贫血症状，也可能是由于体内的水分不足所引起的，通常表现为糠状、灰白色的细小磷屑散落在头发间；油性头皮屑多见于中老年人，一般是由于肥胖或糖尿病使体内的脂肪燃烧速度减慢，废物堆积在体内所引起的，是油脂分泌过度的表现，通常在上面附有厚薄不一的痂皮。

小贴士

天天洗头不会使头皮屑增多

很多人都误以为天天洗头会使头皮屑增多，实际上，天天洗头不但不会使头皮屑增多，反而还有益头发健康。我们前面已经讲过了头皮屑的形成与洗头没有什么必然的联系。相反，如果头发清洗不干净，却有可能产生头皮屑。由于现在的环境污染越来越严重，我们的头发又暴露在外面，每天都要经受各种污染的考验，而且头发纤密浓厚，很容易藏污纳垢。如果不能及时地清除这些污垢，就会有损头发健康，所以应该天天洗头。

头皮屑还可能是由于以下几种原因造成的。

● 血热证：由于体内的血液过于燥热，也可使头皮屑增多，头皮发痒，而且头发还比较容易脱落。

● 皮屑芽孢菌：皮屑芽孢菌是一种类似酵母菌的真菌，正常情况下对人没有影响，但是某些人会忽然失去对它的抵抗力，使皮脂分泌旺盛而产生头皮屑。

● 洗发水：有些劣质的洗发水脱脂力不强，用它来洗头也可导致头皮屑的出现，另外，如果洗发水没冲干净，也可能引起头皮屑。

● 饮食习惯：经常喝酒或经常食用刺激性食物的人比较容易出现头皮屑。

● 生活压力：压力过大，过度疲劳或精神过度紧张都可导致头皮屑的产生。

头皮屑虽然很让人头疼，但是只要注意平时的生活饮食习惯，是可以有效防止头皮屑出现的。我们可以采取以下方法来预防头皮屑。

● 养成常梳头的好习惯：《安乐诗》曰："发是血之余，一日一次梳，通血脉，散风湿。"孙思邈说："发多栉，祛风明目，头发梳百度，不死之道也。"从古至今讲究养生之道的人都很重视梳头，梳头有助于促进血液循环，减少头皮屑和脱发。而且现代医学认为，梳头还有美容和保健大脑的功效。

● 用温水洗头：水温过热会刺激头皮的油脂分泌，水温过冷会使毛孔收缩，无法将污垢清洗干净，所以最好选用温水洗头。

● 勤换洗发水：洗发水对头发的清洁只是暂时性的，一旦头皮适应了这种洗发水，那么它也就会失去效果，所以要每隔一段时间换一种洗发水，一般以7天为一个适应期，可以买两瓶洗发水轮流使用。

● 多吃含锌的食物：如糙米、猪肉、牛肉、羊肉、鸡蛋等。

● 改掉不良的饮食习惯：少吃甜食，头发属碱性，甜食属酸性，进食过多的甜食，会使得体内的酸碱失去平衡，加速头皮的生长；此外，还要少吃辛辣、油腻或煎炸的食物，戒掉烟酒。

头皮松软少弹性

头皮是头发健康生长的基础，为头发提供所需的营养。要想拥有一头健康、亮丽的秀发，保持头皮的健康是必不可少的。有人将头皮比作土壤，将头发比作生长在上面的植物，二者之间是密不可分的，只有肥沃的土壤才能培育出茁壮的植物。如果头皮出现了问题，会直接导致头发出现一连串问题。

正常、健康的头皮状态应该是略呈青绿色的，头皮下面聚集着众多的汗腺和皮脂腺，最外层是皮脂膜和正常的有益菌，可抵御外界的侵袭。而且健康的头皮都是紧绷有弹性的，如果感觉头皮松软且缺少弹性，可能是体内出现了水肿或是有多余的脂肪囤积所造成的。体内的水肿现象大多是由于肾脏或肠胃功能衰弱，使体内的水分代谢不良所造成的。另外，饮酒过量也可造成体内水肿。一些做过脑外伤手术的人，也可能出现头皮松软少弹性的症状。

头皮松软少弹性是头皮不健康的表现之一，另外，头皮的不健康还表现为头皮屑、头皮发痒、头皮发紧、头皮油腻等现象。日常生活中，我们要注意保护头皮的健康，这样才有利于头发的健康生长。头皮的日常保健可从以下几个方面着手。

● 保持头皮的酸碱平衡：头皮也是皮肤的一部分，有自身的酸碱平衡值，一旦这个平衡值遭到破坏，就会使头皮变得很脆弱，无法抵御外界的侵袭。日常生活中，要注意洗发水的选择，劣质洗发水是破坏头皮酸碱平衡的罪魁祸首，所以在选择洗发水的时候一定要慎重。

● 保证头皮的自由呼吸：头皮也需要呼吸，不要长时间戴帽子，要给头皮自由呼吸的机会，这样才能促进头皮的健康。

● 别把洗发水直接倒在头皮上：没有起沫的洗发水对头皮是有危害的，所以不要将洗发水直接倒在头皮上，正确的做法是先将洗发水倒在手中，搓起沫后再揉搓头发。

男性秃发

男性秃发，在医学上称为雄激素性脱发，没有任何可担心的，至少在医学上没有什么可担心的。这是雄激素过多造成的一种遗传状况。（女性也有雄激素，不过量比较少。）不过，最近的一项关于45岁左右的男人与男性型脱发的研究发现，与没有脱发的男性相比，那些前额秃发的男性患冠心病的风险只略高一些。那些头顶秃（叫作地中海秃）的男性患冠心病的风险则要明显高于不脱发的同龄男性。秃发的面积越大，患冠心病的风险越大。那些秃顶且胆固醇水平高或者血压高的男性患冠心病的风险最大。

秃发分先天性秃发与后天性秃发两种。先天性秃发可能为常染色体显性遗传，有家族史，有近亲结婚史。

先天性秃发在临床上较少见，可分为全身性与局部性。患者出生时全身或局部（如头皮、眉部）无毛发。有的出生时毛发正常，6个月以后开始脱毛，形成秃发，有的是全身毛发发育不良、稀少，缺少正常毛发所具有的长度、强度和色泽。这类病人一般不会恢复，只有极少数的患者到青春期可以恢复。患者除毛发脱落以外，常还会合并有其他先天性异常，如指甲、牙齿、骨骼的发育缺陷或畸形。

后天性秃发包括各种因素引起的秃发，如斑秃、脂溢性秃发等。脂溢性秃发最多见，可能与脂代谢异常有关。

斑秃：斑秃是一种局部的、不规则的斑状秃发，常常骤然发生。它的特点是，发生病变的地方（亦即时发生斑秃的地方），头皮没有任何炎症或异常的现象，患者常常没用自觉症状，都是在无意中发现的。斑秃的形状有圆形或椭圆形或不规则的形状，秃发区边缘的头根部较松动，很容易拔起。斑秃的病程可持续数月至数年，大多能自行痊愈，但是也有一些会反复发作。

早秃：未到年老即已秃顶，称为早秃，多发生于男性青壮年，脑力劳动者。其特点是从前额两侧开始脱发，然后逐步向头顶延伸，头发渐渐变得稀少而纤细，秃发区往往只剩下一片均匀、稀疏、细软的头皮，头发常有微痒的感觉。

脂溢性脱发：又称男性型脱发，俗称秃顶。多发生于男性青壮年，患者平时头皮往往油腻发亮，发质枯干，有大量头皮屑、脱皮，常有痒感。脂溢性秃发的特点是：前额两侧头顶的头发对称地变得稀疏而幼细。患者由于毛囊萎缩，常致永久性秃发，药物无效。

应根据病因采取相应的措施治疗：

1. 去除可能引起脱发的诱发因素，如精神紧张、睡眠不好等。
2. 注意劳逸结合，经常进行适当的户外活动，愉快的心情利于毛发的生长。
3. 根据秃发性质，遵医嘱外用适当药物。
4. 斑秃病人外用药后可在秃发区轻轻按摩数分钟。
5. 脂溢性脱发病人应忌食油腻、肥肉，多食水果、蔬菜及服维生素类药物。

发色异常

正常情况下，黄种人的头发多为黑色或黑褐色，发色黑润而有光泽，是人体健康的标志，中医认为是精血充足、肾气充盛的表现，毛发中的黑色素越多头发则越黑。

而在生活中我们的头发有时会出现发色异常的情况，主要包括以下几种：

白发：人到中老年后，头发出现斑白或全白，属于正常的生理现象，并非病态。青年人的头发早白，则有可能是因为动脉硬化、结核病、贫血、胃肠病等疾病引起；白发还常见于斑秃、白癜风等。

红发：有少数黄种人的头发略呈棕红色，属于正常现象。如果头发由黑色变成红色或者红褐色，则有可能是因为铅、砷中毒引起。

黄发：头发发黄，而且干枯稀疏，一般为身体虚弱的表现，久病体弱或营养不良，都会引起头发变黄、稀疏干枯，多因为精血不充足所致，是不健康的信号。

黑发：虽然黑发是黄种人特有的发色，但如果头发过黑，也属于不正常现象。如果头发突然变得过黑，或以前不太黑突然变黑，则提示身体某些部位有肿瘤的威胁。

所以，头发颜色异常，应当注意观察，并结合身体的其他征兆，进行必要的检查，尽早了解身体状况，及时采取应对措施。

要想让自己的头发乌健康且乌黑亮丽，在饮食中要注意多摄取含铁和铜较多的食物。动物肝脏、蛋类、大豆、芝麻酱、海带、黑木耳等含铁量较高；含铜多的食物有动物肝、肾、虾蟹类、干豆类和坚果类。富含B族维生素的谷类、豆类、干果类、动物内脏类、蛋类和叶菜类食物也要多吃，因为缺乏B族维生素也会导致发质变差。黑色素的形成，是由酪氨酸酶氧化而成，所以还应当多吃一些酪氨酸含量丰富的食物，如鸡肉、瘦牛肉、瘦猪肉、兔肉、鱼类和坚果类。

斑　秃

斑秃是脱发症中的一种，一般指头皮上出现片状、圆形脱发，可能仅仅出现一小块，更有可能一片或者多片脱发，事先并没有什么明显征兆。

多数斑秃症出现者，在发病前，往往曾经有过度的劳累或精神过度紧张等不良刺激史，引发因素有可能自工作疲劳、压力过大、家庭不和睦、情绪抑郁、过度悲伤等。

如果这些不良刺激因素仍然持续存在，局部小块的脱发斑片则有可能继续增多、扩大，甚至连成大片，严重者还可能使头发全部脱落。在排除精神、生活起居等致病因素后，多数人能自我恢复正常，在脱发区再生出新的头发来。进入恢复期，新生出来的头发显得纤细、柔软，而且是灰白色，逐渐变黑变粗，最终恢复正常。然而，这种较顽固的脱发，一旦发生，常常会再度复发，能持续数月之久。

斑秃患者在生活中首先要积极尝试以消除紧张心理，防止患者烦躁、悲观或动怒，要调节情绪，保持乐观舒畅的心情，这样就可控制疾病的发展，有利于疾病的康复。在生活中要注意以下几点：

1. 夏季要戴遮阳帽或撑遮阳伞，以防紫外线直接照射头皮，于斑秃防治不利。

2. 洗头、洗澡不宜过勤。洗头时，可以用双手指指肚摩擦头皮，避免用指甲搔抓，以免损伤发根。不要用碱性强的洗发用品。洗头完毕时，一定不要让头发残留洗发液。

3. 理发时，尽量少染发、烫发及使用电吹风吹头发，如确有必要使用电吹风时，一般将头发吹至八分干即可。

4. 生活要有规律，注意劳逸结合，不要经常熬夜，保证足够的睡眠时间对斑秃防治有利。

饮食调养对斑秃患者也十分有益，具体如下：

1. 应少吃辛辣刺激性食物，少喝或不喝浓茶与咖啡，以免影响休息与睡眠，使脱发加重。

2. 补充富含维生素的食物，以促进毛发再生。含维生素 B_1 丰富的食物有各种粗粮、花生、黄豆及豆制品、猪瘦肉、蛋黄及动物内脏等；含维生素 B_2 丰富的食物有动物内脏（肝心肾）、蛋黄、豆制品、花生、葵花子、核桃仁、新鲜蔬菜、蘑菇类、粗粮等。

3. 补充富含蛋白质的食物，以利于毛发再生。含蛋白质丰富的食物有蛋类、乳类、鱼类、鸡肉、猪瘦肉、牛肉、兔肉、豆制品、芝麻、花生等。

下面介绍几种治疗斑秃的中药配方，以供参考：

养血补血方：如神应养真丹加减，由地熟、当归、女贞子、菟丝子、羌活等养血、补肾、去风药物组成。少数服药后如觉口干等反应，加用六味地黄丸或胆草泻肝丸。

滋补肝肾方：熟地、当归、巴戟肉、肉苁蓉、熟女贞、桑葚子、羌活、赤勺、白勺、丹参各 12 克，川芎、荆芥各 10 克，对青少年病程短、脱发区少者效果尤佳。

养阴凉血方：生地、女贞子、泽泻、山楂、黄芩、白芷、桑叶各 9 克，首乌、旱莲草各 24 克，龙胆草、黄蘖各 6 克，丹皮 12 克。

绿头发

亚洲人正常的头发应该是黑色或者偏黑色，如果头发发黄倒还可以理解，但如果头发变成了绿色那是怎么回事呢？

头发之所以会呈现不同的颜色，是由色素细胞产生的色素颗粒决定的，色素颗粒来源于毛乳头的色素细胞。而色素颗粒的颜色，又同它所含有的微量元素有关。锌与黑色素的产生有关，锌是人体必不可少的营养素，所以处于生长发育的青少年，营养充足，头发总是乌黑光亮的。当然黑色头发的色素颗粒还含有钢、钴、铁；有人发现，金发女郎发中的锌含量比棕色发低，它还含有钛；红棕色发除铜的含量较多外还含有钴；赤褐色头发含有钼；当头发中镍的含量增多，锰含量低时，就会变成灰白色；绿色头发则含有过多的铜。

若头发颜色呈绿色，可能是因为你最近常游泳，且游泳池里加氯过多了，或者是水管中的铜渗入游泳池的水中。实际上，在以前，绿色的头发在炼铜和黄铜工人中是相当常见的。

如果近期没有游泳，而你的头发呈海绿色，那可能说明你喜欢用含氯的清洁剂清洗浴缸。如果这两点都不是，那么就有可能是过多地接触汞的迹象，这个问题就比较严重了，过量的汞会影响人体的神经、肌肉、感觉和认知。

如果头发颜色变绿，可以用柠檬汁或者醋洗头发，这样有助于头发恢复到原来的自然颜色。

条纹发

条纹发叫作旗帜征，即有几束头发褪色或者没有色素。

条纹发的条纹通常是黄色、灰白色或者浅红色，往往是严重营养不良的危险信号，如严重缺乏蛋白质或者铁。尽管条纹发在不发达国家更为常见一些，不过在世界各地，生活贫困地区的孩子都有可能表现出旗帜征。

条纹发还可能是溃疡性结肠炎的表现，这是一种局限于结肠黏膜及黏膜下层的炎症。病位多在乙状结肠和直肠，也可延伸至降结肠，甚至整个结肠。病理漫长，常反复发作。本病见于任何人，但 20～30 岁患者最多见。

消耗蛋白质的其他疾病或状况也会引发条纹发，如肠易综合征或者大范围肠手术。它也可能是神经性厌食症的证据，神经性厌食症属于饮食失调，这样的患者所摄入的蛋白质会被消耗光。

想要改善条纹发，进而彻底改善自己的发质，从而拥有乌黑亮丽的头发可以从改善饮食做起，芝麻是公认的护发食材，对改善发质有很好的作用。

芝麻酱含丰富的铁、钙、蛋白质及不饱和脂肪酸——亚油酸，这在其他食品中是少见的。据统计：芝麻酱每 100 克含铁为 58 毫克，比猪肝含量高出 1 倍，比鸡蛋黄的铁含量高出 7 倍。如果每天吃一汤匙芝麻酱（约 10 克），可摄入铁 5.8 毫克，对防治缺铁性贫血有一定作用。

芝麻酱含蛋白质也高，每 100 克含 21 克，高于鸡蛋和瘦牛肉，经常吃芝麻酱，也不失为补充蛋白质的可靠途径之一。

第十一章
体质的自我检测与改善

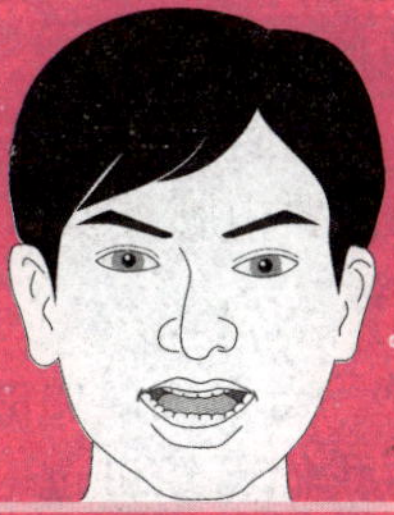

在第1章，我们已经介绍过人的体质有阴阳之分，并介绍了不同体质的养生方法。根据人的内脏健康程度的不同也可以将人的体质划分为5种内脏类型。本章将着重介绍这5种内脏类型的主要特征以及不同内脏类型的处方笺，告诉大家怎样进行体质的自我检测并着手改善。

你是哪种内脏类型的人

人的体内有五脏（心、肝、脾、肺、肾）之分，而人的体质也可以根据体内各脏器的健康状况分为5种，即心型、肝型、脾型、肺型和肾型。每一种类型的人，其所对应类型的内脏就相对较弱。例如，心型的人其心脏就比较虚弱，在改善体质时可以从加强心脏的功能入手。

但是前文已经讲过了，五脏是一个有机的整体，它们之间存在着必然的联系，没有哪一个脏器是单独存在的。五脏之间是相生相克的，也就是说，你不可能只有一个脏器衰弱，而其他脏器完全正常。换言之，你不可能只属于一种内脏类型，而可能是2种或3种。下面我们会逐一介绍各种内脏类型的特点，你可以与其相对照，并判断自己的主要内脏类型以及与自己相关的内脏类型。

◆心型

心型的人是心脏虚弱的征象。当心脏虚弱时，可出现许多外部症状，有的直接在脸上便可以看出。在前面我们已经讲过一些通过观脸所推测出来的心脏病变，在这里我们再将其系统的归纳一下。如果你经常出现以下症状，那么就很可能是心脏的健康出了问题。

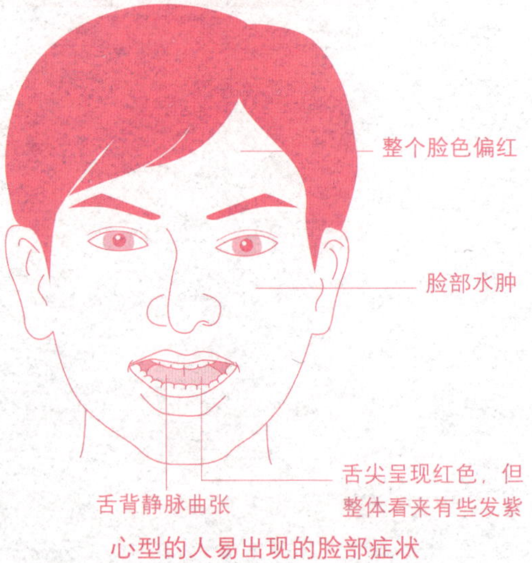

心型的人易出现的脸部症状

● 水肿：由于心主血脉，可以带动体内的血液循环，为身体的各个器官输送养分和水分，所以当心脏虚弱时，就会使血液循环受到影响，导致体内的水分失调，从而出现水肿的现象。水肿可表现为前文讲过的脸部水肿，也可表现为手脚的异常肿胀。

● 脸部、舌头发红：红色是心脏的本色，因此出现红色一般都代表心脏的病变。当心脏的功能亢奋时，就会使血液充满头部，从而使脸部以及舌头呈现出红色的状态。

● 舌背静脉曲张：静脉曲张是瘀血的表现。当心脏出现功能障碍时，可直接影响血液循环，造成血液循环障碍，从而使静脉瘀血，压力升高而出现舌背静脉曲张的现象。另外，由于肝脏与心脏具有相生关系，因此当肝脏功能失调时，也会使血液净化不全，从而导致静脉曲张。

● 心悸、气喘、胸闷、出汗：当心脏衰弱时，心脏的张力也会减弱，身体各个器官的养分供应不上，所以只要稍微活动一下，就会出现心悸、气喘、胸闷、出汗等症状，而且由于心脏的活动力降低，人也特别容易感到疲劳。

● 失眠、健忘：当心脏营养失调时，会使体内的体液减少，从而出现贫血的症状，贫血会引起体内的血液循环障碍，导致大脑供养不足，进而出现失眠、健忘的症状。由此可见，心脏的营养失调可造成脑部障碍，严重者甚至会出现痴呆和语言障碍。

◆肝型

肝型的人是肝脏虚弱的征象。肝脏具有净化血液的功能，肝血可支持身体的所有活动。中医学有“眼睛来自肝血，而得以见到万物；手指来自肝血，而能够抓取东西”的说法。肝脏的病变也有诸多表现，我们可以通过下面的症状来判断。

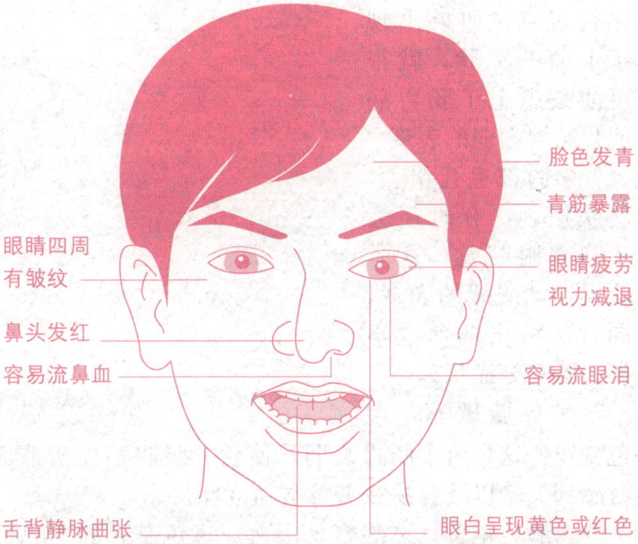

肝型的人易出现的脸部症状

● 眼睛疲劳、视力减退，且在眼睛的四周出现皱纹：肝开窍于眼，当肝脏发生病变时，眼睛最容易受到影响，几乎所有的眼部症状都与肝脏有关。因此，当肝脏功能下降时，眼睛就会表现为容易疲劳、视力减退以及在眼睛的四周出现皱纹等现象。

● 健忘：前文讲过心脏营养失调可引起脑部障碍，同样，肝脏如果供血不足，也会造成血液无法输送到脑部，影响大脑的判断力，从而出现健忘的症状。

● 眼白呈黄色：肝与胆互为表里，相互影响，相互牵制，因此当肝脏功能异常时，也会使胆囊受到影响，胆汁外泄到血液之中，即可使眼白部分变成黄色。

● 失眠、多梦、情绪波动较大：这是肝脏处于紧张状态的表现，一般都是由于压力过大或精神过度紧张导致肝部郁火所造成的。另外，肝脏在紧张状态还可引起流鼻血以及眼睛充血等症状。

● 脸色发青、青筋暴露：青色是肝脏的本色，所以出现青色一般都可反映肝脏的病变。当肝脏净化血液的功能降低时，就会使血液中充满人体中的废物，从而使脸色发青，青筋暴露。此外，我们前面提到的舌背静脉曲张也是肝脏净血功能障碍的一种表现。

● 食欲不稳定、反复便秘及下痢：由于肝脏与肠胃具有相克的关系，因此当肝脏紧张时，就会促进肠胃的蠕动，使人的食欲大增，同时还会出现反复便秘及下痢的症状。

◆脾型

脾型也就是肠胃型，是肠胃虚弱的征象。肠胃是人体接收、消化食物的主要器官，是人的后天之根本。肠胃病在现实生活中比较多见，如果出现了下面的症状，就很可能是患上了肠胃病或是肠胃虚弱的表现。

● 脸部毛孔粗大，皮肤松弛，有时还会半睁着眼睡觉：这是肠胃蠕动减缓的表现，同时还可出现食欲不振、肠鸣等症状。

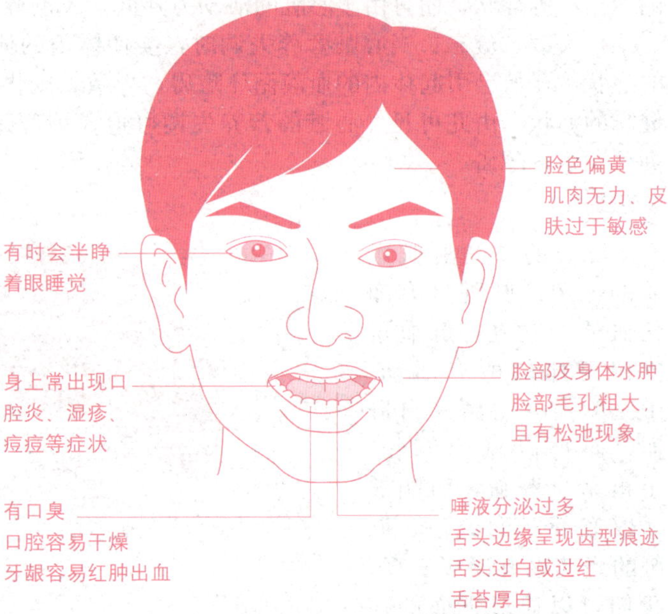

脾型的人易出现的脸部症状

● 皮肤敏感，舌色变浅：这是由于肠胃衰弱，使营养吸收不佳所造成的，通常还会有突然站立时感到头晕以及容易疲劳等贫血症状。

● 脸色偏黄，牙龈容易出血：黄色是脾的本色，所以出现黄色一般都可反映肠胃的病变。由于肠胃不能正常工作，而使食物的消化吸收效率降低，营养供应不足，因而出现贫血的症状，且血液中的红细胞数量减少，从而使脸色偏黄。另外，由于营养不良，血管也会变得比较脆弱，容易出血。

● 舌苔厚白：这是由于肠胃过冷而形成的，当体温过低或是水分摄取过多时，会使舌苔变白增厚，且有畏寒的症状出现。

● 外表偏瘦或虚胖：肠胃不好的人由于吸收不到充分的营养，所以一般都比较消瘦，但是也有一些人因为体内的水分调控失常，因而出现水肿而表现为虚胖的外形。

● 嘴角长痘、口腔炎、口干、口臭：一般都是由胃火引起的，通常表现为食欲大增，但由于此时的胃壁比较干燥，所以不要大量进食。

◆肺型

肺型的人不仅是肺脏虚弱的征象，而且也是其他呼吸器官虚弱的表现。肺是主要的呼吸器官，有宣发肃降的功能。由于肺开窍于鼻，所以肺的病变大多都表现在鼻子上。如果你的鼻子经常出现毛病，那很可能表示你的肺脏不太健康。肺型的人可出现以下几种症状。

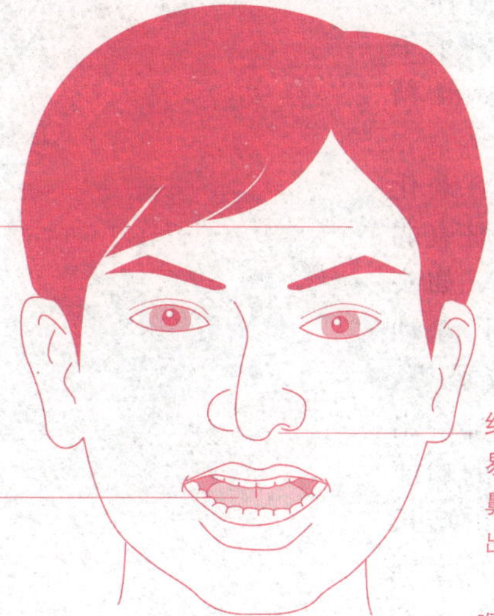

肺型的人易出现的脸部症状

● 脸色苍白：肺的本色为白色，所以出现白色一般都可反映肺部的病变。由于肺与皮肤都属于呼吸系统，所以如果肺部功能下降，也同样会导致皮肤的功能下降，从而使黑色素的生成速率降低，出现脸色苍白的现象。

● 鼻子及两颊容易长痘：由于肺与大肠互为表里，肺比较衰弱的时候，大肠也会变得比较虚弱，因此很容易出现便秘的症状，而使毒素滞留体内，引发鼻子及两颊长痘。

● 经常鼻塞或流鼻涕：这是呼吸系统障碍的表现，且鼻涕的形态不同，所反映的病症也不同。前文已做过详细的说明，这里不再赘述。如果患者经常用口呼吸，则是典型的鼻炎症状。

● 经常感冒、容易生湿疹：肺脏虚弱的人一般都比较容易感冒，且肺部虚弱可连带着皮肤也变得比较虚弱，所以会经常出现湿疹等过敏性皮炎的症状。

◆肾型

肾型的人是肾脏虚弱的征象。肾被称为人的先天之根本，掌控着人从出生到死亡的活动，是储藏生命能量的脏器。如果一个人的肾气衰竭，那么也是大限将至的表现。肾脏虚弱可表现在以下几个方面。

● 脸色发黑：黑色是肾脏的本色，因此出现黑色，一般都可反映肾脏的病变。如果肾脏发生了病变，就会使肾脏的过滤功能受到影响，体内的废物排不出去，使色素在脸上沉着，出现脸色发黑的现象。

● 水肿：由于肾脏过度衰弱，使体内的水分代谢失常，体内的水分过多，即可造成眼睑水肿、舌体水肿以及全身水肿的现象，且通常都表现为体温较低，尤其是腰部以下，出现此症状的人特别怕冷。

● 舌头偏红，舌苔过薄，头部发热：这很可能是肾功能严重衰退的表现，此时病人多表现为容易疲劳，且体力不易恢复，到了午后，体温会稍稍偏高。

● 老化：老化现象也是肾脏衰弱的一种体现，如头发变白、牙齿动摇、精力减退等，这是每个人都会出现的，肾脏的功能会随着年龄的增长而逐渐衰弱，直到肾气衰竭而生命终止。但是如果人在40岁以前就出现了这些现象，则被称之为早衰，是肾脏提前衰弱的表现。

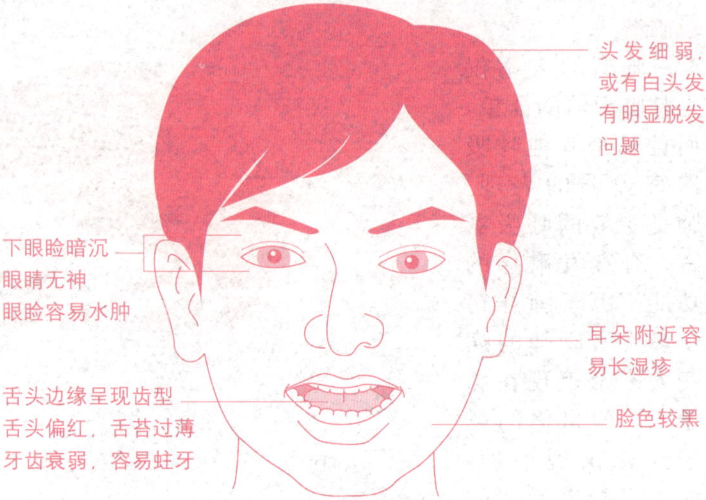

肾型的人易出现的脸部症状

不同内脏类型的调养方法

与自身症状相符最多的即主要的内脏类型，应当重点加以调养，其他偶有相符的，可作为附加内脏类型，在日常生活中适当调养。五种内脏类型代表五种内脏的虚弱，在调养时也各有重点。不同的内脏类型有不同的调养方法，但都可以从日常的饮食和生活习惯中加以调整，下面将五种调养方法分别加以说明，以供参考。

◆心型的调养方法

心型的调养方法主要在于调养心脏。在饮食上，首先要避免进食过咸的食物，《黄帝内经》曰："心之合脉也……多食咸，则脉凝位而变色。""味过于咸……心气抑。"由此可见过咸的食物对心脏是具有负面影响的，食盐过多可加重心脏的负担，容易引起高血压等疾病，所以在生活中要控制食盐的摄取量；其次还要少吃脂肪多的食物，因为过多的脂肪可导致脂肪心或动脉硬化，最好选用一些能降血脂的食物，如大豆、蘑菇、大蒜、洋葱等。此外，红色的食物有清血的功效，可以滋补心脏，如胡萝卜、番茄、西瓜、猪心、红豆、草莓等都有很好的补心功效；绿茶、动物肝脏等苦味食物也可以促进粪便和尿液的排泄，有助于降低体内的热量，对心脏有利。

在生活习惯上，心脏虚弱的人不要做剧烈运动，因为剧烈运动会加重心脏负担，有损心脏的健康。但可以选择一些轻微的运动，如慢跑、散步等，这些运动可以促进血液循环，帮助虚弱的心脏恢复正常。另外，一定要保证充足的睡眠和休息时间，不要让心脏过度劳累。吃饭时不要吃得过饱，以免加重心脏负担，可采用少吃多餐的方式。

一般来说，夏季是心气最易耗伤的季节，所以在夏季要特别注意心脏的健康问题。由于天气炎热，体内的火气也比较大，所以应该吃一些番茄、黄瓜等降温的食物。此外，寒冷的天气也会使血管收缩而加重心脏的负担，所以在冬季也要特别注意。

◆肝型的调养方法

肝型的调养方法主要在于调养肝脏。在饮食上，要多吃温补阳气的食物，如葱、姜、蒜、韭菜等，还要多吃蛤蜊、猪肝等具有补血功效的食物。此外，还要多吃黄绿色的蔬菜，如菠菜、芹菜、花椰菜等，柠檬、柑橘等酸味食物也可以活化肝脏，消除身体的疲劳以及精神上的压力。要少吃性寒的食物，如黄瓜、茭白、莲藕等。

在生活习惯上，要注意控制自己的情绪，尽量避免生气或激动，以免使肝脏的负担过重，可通过深呼吸的方式让自己的心情平静下来。此外，还要保证充足的睡眠，以免使肝脏过于疲劳，使其净化血液的功能受到影响。肝脏虚弱的人还要注意最好不要喝酒，尤其是已经罹患肝病的人，更应彻底戒酒。

一般来说，春季是肝脏活动最旺盛的时期，因此在春季要特别注意肝脏的保养。由于春季是万物复苏的季节，人体的活动力和新陈代谢能力也比较旺盛，因此肝脏的工作量也就比较大，所以要特别注意休息，减轻肝脏的负荷量。春季可多吃一些野菜，如芥菜、蒲公英、车前草、榆钱等，自然健康，营养美味。

◆脾型的调养方法

脾型的调养方法主要在于调养肠胃。在饮食上，要多吃黄色的食物，如南瓜、番薯、柿子、玉米、大豆、香蕉等。此外，蜂蜜、苹果等甜食也对肠胃很有帮助。少吃有刺激性和难于消化的食物，如酸辣、油炸、干硬和黏性大的食物，生冷的食物也要尽量少吃。同时要注意饮食规律，不可暴饮暴食。

在生活习惯上，要注意保持心情的愉快。当人有心事时，会使胃液的分泌及胃的活动停止，在吃饭的时候想事情更是造成消化不良的罪魁祸首。所以要拥有健康的肠胃，保持乐观、积极的心态是非常重要的。此外，我们还必须意识到，肠胃疾病多属慢性病，要长期调养方可见效。实验证明，咀嚼可以改善肠胃功能，吃饭的时候细嚼慢咽，有利于食物的消化吸收，有益于肠胃健康。

一般来说，梅雨季节时肠胃特别容易虚弱，因此要特别注意调养。由于梅雨季节的空气湿度大，体内的水分难以蒸发，使肠胃的蠕动受到抑制。此外，由于湿润的环境有利于细菌的滋长，所以很容易引起食物中毒。在梅雨季节，要特别注意饮食卫生，而且不要摄取过多的水分。

◆肺型的调养方法

肺型的调养方法主要在于调养肺脏。在饮食上，以清淡的食物为主，远离烟酒，多吃白色的食物，如萝卜、马铃薯、洋葱、白芝麻等，其所含有的丰富的食物纤维可促进大肠蠕动，使排便顺畅。此外，辣椒、葱、蒜等辣味食物，也可以促进排汗，增强皮肤的抵抗力，但是注意一定要适量。

在生活习惯上，大口地呼吸新鲜空气是保养肺部的最佳方法。每天坚持几次深呼吸有助于增强肺部功能，延缓肺脏的衰老，尤其是在早上空气清新的时候做深呼吸，更是可以强化呼吸器官。此外，慢跑或者是摩擦皮肤也可以适当地刺激呼吸器官，帮助其强化呼吸功能。所以肺脏虚弱的人可以选择在清晨外出锻炼，以增强肺部功能，但是在天气寒冷、干冷或干燥的时候，最好戴上口罩，以免伤及喉咙。

秋天是呼吸器官最容易受损的季节，所以要特别注意调养。由于秋季天气寒冷干燥，使呼吸器官的黏膜也变得干燥，很容易引起呼吸系统疾病，因此一定要保持所处环境的湿润。此外，由于气温下降，也会使得体温降低，肺脏虚弱的人要特别注意防寒保暖。

◆肾型的调养方法

肾型的调养方法主要在于调养肾脏。在饮食上，要多吃黑色的食物，如黑豆、山药、牡蛎、海藻、海参、鱿鱼等。随着年龄的增长，我们的身体会逐渐倾向阴性，而黑色的食物具有补血的功效，可以为阴性体质加温，防止老化，是长寿的良药。

在生活习惯上，要注意适度的运动，尤其是腰腿部的运动，以强壮筋骨，促进营养物质的吸收，使肾气得到巩固，还要注意性生活的合理适度，不要勉强放纵。此外，充足的睡眠是恢复精气神的重要保障，所以一定要保证充足的睡眠。

天气寒冷的时候肾脏比较容易虚弱，所以在冬季要特别注意保护肾脏。由于肾脏是全身能量的来源，遇冷是肾脏的大敌，所以在天气寒冷的时候一定要多穿些衣服以防止能量的消散。

面诊是中医常用的诊病手段之一，即通过观察面部各个部位的色泽、形态变化，以获得人体内脏生理和病理信息，诊断疾病。面诊方法独特、疗效灵验、经济安全、易学易用，在“就医难，看病贵”的今天，学会面诊可以让你省去经常跑医院的麻烦，更节省许多不必要的医疗费用。